Isometrisches Krafttraining

Allgemeine Hinweise:

ARTJOM MAIER

ISOMETRISCHES KRAFT TRAINING

DER WEG ZU **MEHR STÄRKE**

Meyer & Meyer Verlag

Isometrisches Krafttraining

Bibliografische Information der Deutschen Bibliothek
Die Deutsche Bibliothek verzeichnet diese Publikation in der Deutschen Nationalbibliografie; detaillierte bibliografische Details sind im Internet über <https://www.dnb.de> abrufbar.

2. überarbeitete Auflage 2024
Auckland, Beirut, Dubai, Hägendorf, Hongkong, Indianapolis, Kairo, Kapstadt, Manila, Maidenhead, Neu-Delhi, Singapur, Sydney, Teheran, Wien
Member of the World Sport Publishers' Association (WSPA)
Gesamtherstellung: Print Consult GmbH, München

FSC www.fsc.org MIX Papier | Fördert gute Waldnutzung FSC® C084279

ISBN 978-3-8403-7937-6
E-Mail: verlag@m-m-sports.com
www.dersportverlag.de

Inhalt

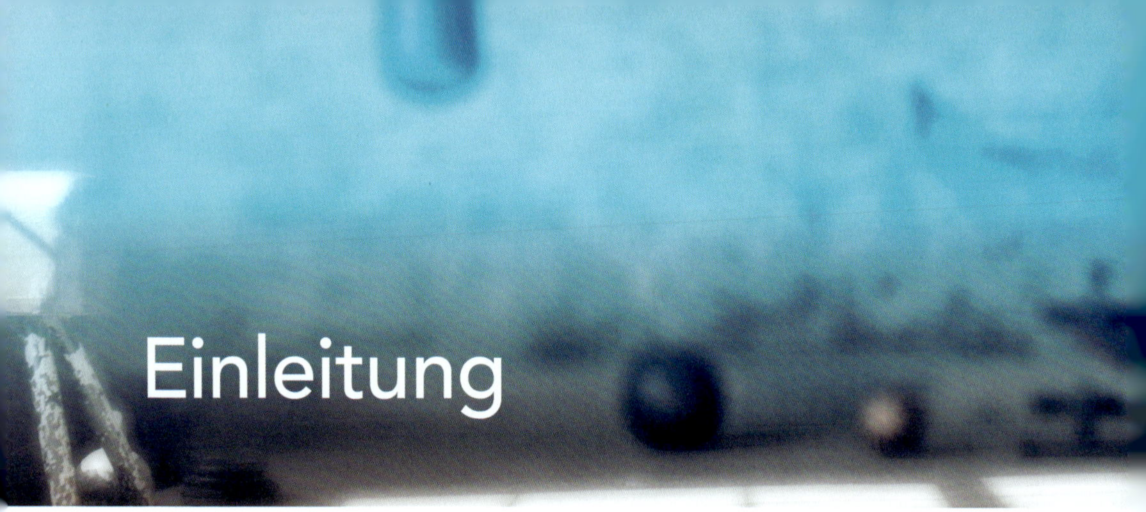

Einleitung

Es ist schon eine Weile her, dass ich das erste Mal vom isometrischen Training gehört habe. Es wurde irgendwie im Zusammenhang mit den *Strongmen* längst vergangener Tage erwähnt und schien für mich damals eine Art „Missing Link" in die modernen Trainingssysteme zu sein. Natürlich gab es eine Zeit, in der das isometrische Training relativ populär war und als eine Wunderpille zum Starksein verkauft wurde.

Solchen Versprechungen stehe ich persönlich eher kritisch gegenüber. Es gibt eigentlich immer einen Hype um irgendwelche Fitnessmethoden, dabei handelt es sich jedoch oft um geschickte Marketingstrategien. Alles, was schnellen Erfolg ohne Mühe verspricht, fällt in diese Kategorie. Andererseits schafft selbst das beste Marketing es nicht, etwas offensichtlich Ineffektives beliebt zu machen. Denn an jeder Methode findet man letztlich doch etwas Sinnvolles.

Meine Frage war, zu welcher Kategorie gehört isometrisches Training nun. Zu etwas, was die Zeit eigentlich nicht wert ist oder ist da doch etwas dran? Anfangs, nachdem ich einige uralte Bücher zu dem Thema gelesen habe, in denen ein solches Training in den Himmel gelobt wurde, war ich von der Methode ziemlich begeistert. Doch nach einigen Trainingsversuchen hat sich die Begeisterung gelegt. Das lag zum Teil daran, dass beim isometrischen Training nicht nur die Muskeln, sondern auch die Sehnen trainiert werden, und das Training dieser ist langwieriger.

Nach einiger Zeit kam schließlich die Begeisterung für diese Methode wieder zurück, auch wenn nicht mehr ganz so euphorisch wie am Anfang. Die Ergebnisse haben mich überzeugt. Man kann mithilfe der isometrischen Methode wirklich stärker werden, aber das Training ist ziemlich hart. Alleine der mentale Aspekt, zu trainieren, ohne sich zu bewegen, ist eine große geistige Anstrengung. Plötzlich ist man mit seinen Gedanken alleine und muss schauen, dass sie einen nicht überzeugen, die Übung abzubrechen.

Je intensiver ich mich mit dem isometrischen Training beschäftigt habe, desto mehr habe ich es in anderen Systemen entdeckt. Oft in Systemen, die bereits viele Jahrhunderte überdauert haben. Yoga, Kung-Fu, Qigong, aber auch alle möglichen Arten des Tanzes, gleichgültig, ob klassisch, wie Bharatanatyam oder eher modern wie Break Dance, beinhalten Elemente in sich, die man durchaus als isometrisches Training bezeichnen kann.

Das statische Halten bestimmter Posen ist dort ein fester Bestandteil des Trainings. Und jeder Trainierende ist mit dieser Art des Trainings durchaus vertraut, mehr noch, sieht die Notwendigkeit des isometrischen Trainings, um Fortschritte zu machen.

Kurz nach der Fertigstellung dieses Buches habe ich an einem Wing-Chun-Seminar teilgenommen, das ein Großmeister dieser Kampfkunst gegeben hat, der extra aus China angereist war. Was mich zunächst überraschte, war, dass er gleich in der ersten Trainingsstunde uns in einer unbequemen Wing-Chun-Pose über drei Minuten lang verharren ließ.

Als ich so in der Pose dastand und der Schweiß mir die Stirn runterlief, musste ich lächeln. Ein Großmeister mit jahrzehntelanger Erfahrung als Trainer und Kung-Fu-Praktizierender setzt auf das isometrische Training. Für mich war es eine Art Bestätigung für dieses Buch.

In diesem Buch finden Sie eine Einführung zum Thema. Ich möchte Ihnen das System so erklären, dass Sie es verstehen und es auf Ihre eigenen Bedürfnisse zurechtschneidern können. Die in diesem Buch beschriebenen Übungen stellen nur die Spitze des Eisbergs dar. Doch bin ich sicher, dass Sie nach der Lektüre des Buches in der Lage sein werden, die isometrische Methode in Ihren Alltag oder in Ihr Training einzubauen und gegebenenfalls an Ihren Trainingsplan anpassen und modifizieren können.

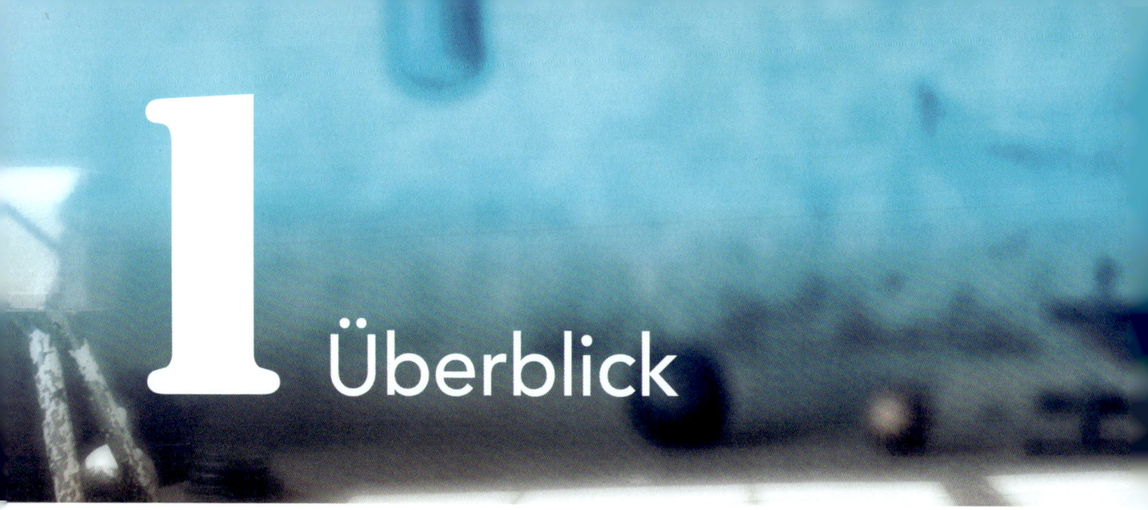

1 Überblick

1.1 Gleich lang

Isometrisches Training, was genau soll das eigentlich sein? Wer das vorliegende Buch in die Hand genommen hat, kann sich darunter wahrscheinlich schon etwas vorstellen und selbst wenn nicht, so betreibt der Leser genau in diesem Moment eine Art isometrisches Training, vorausgesetzt, er hält das Buch in seinen Händen.

Der Begriff *Isometrik* setzt sich aus zwei griechischen Wörtchen zusammen. *Iso* bedeutet *gleich*, und *Metrik* steht für das *Maß* (wie in Meter). Wörtlich übersetzt, heißt Isometrik, etwa *gleichen Maßes* oder *gleich lang*. Nun hört sich das erst mal nicht besonders vielsagend an. Doch wenn wir uns genauer mit den Kontraktionsarten, also den potenziell möglichen Arten, wie sich ein Muskel zusammenziehen kann, beschäftigen, wird das Ganze schon etwas verständlicher.

Generell unterscheidet man drei Kontraktionsarten:

Dynamisch

1. **Isotonisch:** Dabei verändert sich die Länge unseres Muskels, ohne eine Änderung der Kraft/Spannung über einen bestimmten Zeitraum (z. B. wenn wir bloß unsere Hand heben oder ein Blatt Papier wegschieben).
2. **Auxotonisch:** Die Kraft/Spannung und die Länge des Muskels ändern sich innerhalb eines bestimmten Zeitraums.

Statisch

3. **Isometrisch:** Dabei entwickelt der Muskel Kraft/Spannung, ohne jedoch seine Länge zu verändern. Im Klartext: Wir spannen einen Muskel an, aber bewegen ihn nicht.

Es ist ja so, wenn wir beispielsweise eine Kiste anheben möchten, gibt das Gehirn einen entsprechenden Befehl an die Muskeln. Die Muskeln erzeugen durch das Zusammenziehen, also eine Veränderung der Länge, ihre Kraft und leiten diese durch die Sehnen an die Knochen. Eine Bewegung entsteht.

Wenn wir also Arbeit verrichten, verkürzt sich der beanspruchte Muskel. Beim isometrischen Training verändert der Muskel aber nur seine Spannung, jedoch nicht seine Länge, die Länge des Muskels bleibt gleich: isometrisch. Deswegen wird isometrisches Training auch als *statisches Training* bezeichnet, Training ohne Bewegung.

Wenn Sie jetzt also in der Buchhandlung sitzen oder das Buch gerade mit der Post bekommen haben, es aus dem Päckchen ausgepackt haben und es in Ihren Händen halten, machen Sie schon eine einfache Art isometrisches Training!

Isometrisches Training = angespannter Muskel – Bewegung

1.2 Eingliederung in ein System

Wenn wir alle Möglichkeiten betrachten, die es gibt, um den menschlichen Körper zu trainieren, verlieren wir schnell den Überblick. Es gibt einfach zu viele verschiedene Sportarten und anscheinend hat jede ihre besonderen Trainingsmethoden und Philosophien. Wenn wir jedoch einmal genauer hinsehen, werden wir feststellen, dass jeder Mensch gleich ist. Jeder hat zwei Beine und zwei Arme, einen Rücken und nur einen Kopf.

Das bedeutet eigentlich nur, dass im Prinzip die möglichen Trainingsarten doch ziemlich begrenzt sind. Bevor sich jetzt jemand lautstark meldet, lassen Sie mich erklären, was genau ich meine: Im Grunde können wir nur die folgenden körperlichen Möglichkeiten trainieren und weiterentwickeln:

1. körperliche Kraft,
2. Ausdauer,
3. Flexibilität,
4. Geschicklichkeit und Koordination,
5. Balance bzw. Gleichgewicht sowie
6. Sprünge (dazu zähle ich auch Salti).

Als siebten Punkt könnte man noch Qigong aufführen, da sich Qigongtechniken positiv auf die inneren Organe eines Menschen auswirken. Wenn man sich all diese Eigenschaften durch Training angeeignet hat, besitzt man einen Körper, ein Fundament, worauf man alles andere schnell aufbauen kann. Wer bereits stark, ausdauernd, gut gedehnt ist und keine Probleme mit der Koordination hat; wer darüber hinaus noch über einen guten

Gleichgewichtssinn verfügt und weit und hoch springen kann, braucht nur ein wenig die gewünschte Sportart betreffendes spezielles Training, um in fast jeder Sportart gut zu sein.

Ich möchte hier nur ein Beispiel nennen, jemanden, den die meisten hoffentlich gut kennen: Jackie Chan. 10 Jahre lang hat er sich die oben aufgeführten Eigenschaften auf einer Schule für Peking-Oper antrainiert und ist zu einem Ausnahmeathleten geworden. Jeden Tag stand Krafttraining auf dem Programm, ganz viel Wert wurde dabei auf die Beine gelegt, zum Beispiel durch Stehen im Reiterstand (chinesisch *Mabu*), eine Kung-Fu-Stellung, die man auch als isometrische Übung verwenden kann.

Auch Joggen (Ausdauer), Stretching (Flexibilität) und Kung-Fu-Formen (Geschicklichkeit, Koordination) waren an der Tagesordnung, genauso wie Handstand (Kraft und Gleichgewicht) und verschiedene akrobatische Übungen. Dank diesem Fundament, welches er in der Schule aufgebaut hat, ist er nicht nur in diversen Kampfkünsten begabt, sondern ist auch in eigentlich jeder Sportart ziemlich schnell ein Profi (wie er in einem Interview selbst sagte), zum Beispiel erlernte er innerhalb von Wochen Billard und Bowling und war darin ziemlich gut. Auch Fußball oder Turnen war für ihn kein Problem (siehe seine Filme).

Was will ich Ihnen aber damit sagen? Nun, zum einen möchte ich Sie ermutigen, gleichgültig, welche Sportart Sie betreiben, Ihren ganzen Körper zu trainieren. So werden Sie einfach besser. Auch wenn es auf den ersten Blick nicht so aussehen mag. Wozu sollte ein Baseballspieler Training mit Gewichten betreiben? Doch genau das hat Gerald Perry, ein Profibaseballer, gemacht. Und zwar ließ er sich dazu nicht von irgendwem trainieren, sondern vom achtfachen Mr. Olympia, Lee Haney. Schließlich sah er, dass das Gewichtstraining einen Beitrag zu seiner Karriere leistete. Solche Beispiele gibt es massenhaft.

Zum anderen möchte ich, dass sich jeder bewusst macht, wo in diesem System das isometrische Training einzuordnen ist und zwar, wen überrascht es, bei Punkt eins, dem körperlichen Krafttraining. Ja, es ist nicht überraschend und doch sollte man es mal gelesen haben, denn im Training ist es äußerst wichtig, zu wissen, was man gerade macht. Ein Erfolg ist nur dann gegeben, wenn man mit den Gedanken 100 % dabei ist. Alles andere ist nur Zeitverschwendung.

Besonders im isometrischen Training ist das Training wirklich, wie es so schön heißt, reine Kopfsache: Stichwort Mind-Muscle-Connection, die Verbindung zwischen Körper und Geist, aber dazu später mehr. Interessant ist auch, dass das isometrische Training nicht nur den Muskel trainiert, sondern auch die Sehnen und zwar ganz ohne gefährliche Belastungen. Ein *Strongman* aus schon längst vergangenen Tagen, Alexander Zass, der um die 80 kg wog, betonte, dass starke Sehnen wichtig seien, um stark zu sein, nicht große Muskeln. Zass trainierte häufig mit isometrischer Kontraktion.

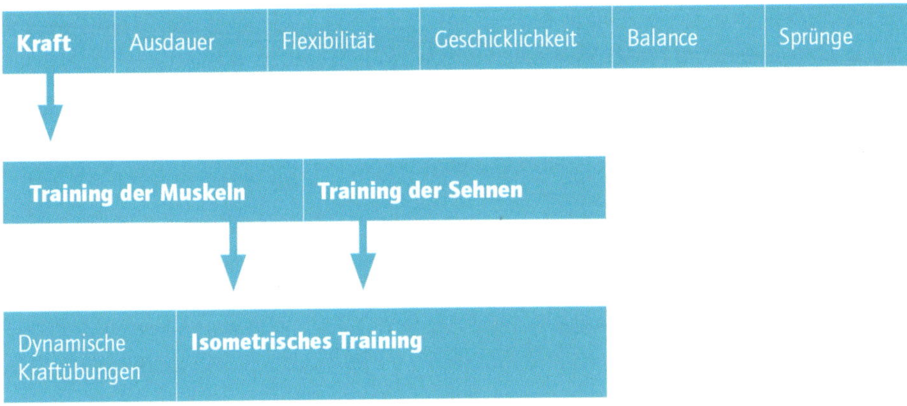

Abb. 1

1.3 Isometrisches Training – ein geschichtlicher Überblick

Wenn man vom isometrischen Training spricht, so wird es einem oft als eine neue Methode verkauft. Dabei hat diese Methode schon eine sehr lange Geschichte, nur wurde sie nie als System benutzt. Diese Geschichte reicht eigentlich fast zu den Anfängen des bewussten methodischen körperlichen Trainings.

Warum haben Menschen überhaupt angefangen, ihren Körper zu trainieren? Meiner Meinung nach hatte das zwei Hauptursachen. Die einen haben für den Kampf (Soldaten, Gladiatoren) trainiert, und die anderen, um ihre Gesundheit zu stärken (Ärzte, Yogis). Oft werden beide Komponenten vermischt, besonders die Krieger in China trainierten auch oft Qigong, um ihre Gesundheit zu stärken. In vielen dieser Trainingsmethoden, sei es Kung-Fu, Qigong oder Yoga, trifft man immer wieder auch auf isometrische Übungen. Schauen wir uns einige geschichtliche Stationen dieser Methode näher an:

1.3.1 Kung-Fu

Der chinesische Begriff *Kung-Fu* bedeutet eigentlich in etwa, dass man eine Kunst durch lange, geduldige Arbeit zu meistern versucht bzw. gemeistert hat. Der Begriff ist nicht unmittelbar auf Kampfkunst bezogen. Die Kampfkunst wurde früher in China als *Quan Yong* bezeichnet, später, nach der Revolution im Jahre 1911/12, sagte man *Guoshu* dazu und heute ist der Begriff *Wushu* verbreitet. Es gibt so viele Bezeichnungen dafür, weil *Wushu* kein Kampfstil, sondern ein Begriff ist, der alle chinesischen Kampfkünste miteinschließt.

Die Kampfkunst hat in China eine lange Tradition. Während der Han-Dynastie (202 v. Chr. - 220 n. Chr.) scheint es schon einige Systeme gegeben zu haben, die von den Soldaten trainiert und angewendet wurden. Eine wichtige Rolle in der Entwicklung der Kampfkünste in ganz Asien nimmt der sagenumwobene *Shaolin-Tempel* ein. Dort wurde das Training der Kampfkunst intensiv betrieben.

Angefangen hat es eigentlich damit, dass die Mönche trainiert haben, um einfach fitter zu sein, um so die langen Meditationszeiten besser auszuhalten. Später wurde immer mehr trainiert, und da unter den Mönchen auch Ex-Soldaten waren, entwickelte sich der *Shaolin-Tempel* immer weiter in den Kampfkünsten. Die Mönche waren nun in der Lage, ihren Tempel gegen Banditen zu verteidigen und halfen auch hin und wieder der Armee, beispielsweise japanische Piraten, die an den Küsten plünderten und mordeten, zu vertreiben.

Im Laufe der Jahrhunderte des Kampfkunsttrainings entwickelten die chinesischen Meister ihre eigenen Trainingsmethoden und optimierten diese fortwährend. Eine sehr beliebte Methode, um Kraft zu entwickeln, war das isometrische Training. Darauf wurde sogar mehr Wert gelegt, als auf das Training mit Gewichten, welches auch bekannt war. Mit der Zeit stellten sich einige Methoden als besser heraus als andere, und isometrisches Training wurde (und wird bis heute) in fast jedem Stil angewendet.

Zum Kraftaufbau hat man im *Wushu* folgende Übungen als sehr effektiv befunden:

1. Training mit dem eigenen Körpergewicht, vor allem Liegestütze, Handstandliegestütz, Klettern und einige einfache Übungen mit Gewichten.
2. Handstand, tiefe Stände während des Trainings, besonders *Mabu* (tiefer Reiterstand), *Goldene Brücke*.

Die unter Punkt zwei angeführten Übungen sind beinahe in jedem Kung-Fu-Stil von großer Bedeutung und sie sind allesamt isometrisch.

Vorhin hatten wir bereits Jackie Chan als Beispiel, nun ist seine Person wieder von Interesse, genauer ein Film mit/von ihm. 1979 drehten er und sein Kollege Yuen Woo Ping den Film, der Jackie zum Durchbruch verhalf. Manche kennen ihn vielleicht noch: *Drunken Master* (deutsch: *Sie nannten ihn Knochenbrecher*).

Sowohl Yuen Woo Ping als auch Jackie Chan sind beide in den chinesischen Kampfkünsten zu Hause. So enthält dieser Film viele traditionelle und authentische Trainingsmethoden des Kung-Fu. Ganz am Anfang des Films steht Jackie Chans Charakter in der wichtigsten Kung-Fu-Stellung überhaupt, nämlich dem schon erwähnten *Mabu*, oder zu Deutsch Reiterstand, weil er an einen Reiter auf einem Pferd erinnert. Früher standen die Kung-Fu-Adepten eine sehr lange Zeit in dieser Stellung, oft über die Dauer, die ein Räucherstäbchen braucht, um abzubrennen (15-30 Minuten).

Man sieht im Film auch, wie eine Reihe Schüler eine Form (*Taolu*) vormacht und der Trainer sie immer wieder anhalten lässt und die verschiedenen Stellungen korrigiert. Eine sehr beliebte Methode in China. Da das Kung-Fu in sehr tiefen Ständen trainiert wird, erfordert es praktisch bei jeder Bewegung eine große Anstrengung, um sie über längere Zeit zu halten. Das wissen die Meister und lassen die Schüler nicht nur dann haltmachen, wenn sie bei irgendwem in der Gruppe einen Fehler sehen.

Später im Film wird auch die *Goldene Brücke* gezeigt. Jackie legt sich zwischen zwei Balken, auf dem einen Balken sind die Füße, auf dem anderen die Schultern, und sein Meister setzt sich noch zusätzlich auf seinen Bauch! Eine Superübung aus dem isometrischen Arsenal, um die Körperspannung und die Bauch- und Rückenmuskeln zu stärken. Nicht gezeigt wird der Handstand. Jedoch schrieb Jackie in seiner Biografie, dass sein Meister ihn und seine Mitschüler den Handstand bis zu einer halben Stunde halten ließ ...

Doch zum echten Kung-Fu gehört noch eine weitere Komponente, das *Qigong*.

1.3.2 Qigong

Nicht jeder, der *Qigong* macht, trainiert Kung-Fu. Doch jeder, der traditionelles Kung-Fu macht, trainiert auch *Qigong*. *Qigong* bedeutet die Arbeit mit dem *Qi*, der *Lebensenergie*. Jedoch ist das im Allgemeinen weniger mysteriös, als es die meisten annehmen. Zu *Qigong* gehören beispielsweise oft Massagetechniken und die Arbeit mit dem Atem, oft auch isometrische Übungen.

Man kann *Qigong* wie folgt unterteilen: Es gibt *Qigong* in der Medizin, in der Kampfkunst und es gibt einige spirituelle bzw. geistige Übungen. Die isometrischen Übungen findet man meist im medizinischen Bereich. Hier ist das Ziel, das *Yin* und *Yang* im Körper in Harmonie zu halten. Wird diese Harmonie gestört, entstehen Krankheiten.

Qigong wird sowohl präventiv als auch als Heilungsmaßnahme eingesetzt. Meist werden dann isometrische zusammen mit dynamischen Techniken und Massagen kombiniert (z. B. im *Ba Duan Jin*, einer beliebten *Qigongform*). Doch gibt es auch *Qigongstile*, die fast nur isometrisch trainiert werden, so steht man beispielsweise in *Zhan Zhuang* oft bis zu 30 Minuten bewegungslos da. Der Unterschied zu anderen isometrischen Übungen und *Qigong/Zhan Zhuang* ist, dass man die Muskeln nicht bewusst anspannt, sondern entspannt. Man muss in diesen schwierigen Posen verharren und sich vorstellen, dass es ganz leicht ist.

Die Theorie dahinter ist einfach. Wenn man sich verspannt, blockiert man den *Qifluss*, was eigentlich nicht wünschenswert ist. Doch im *Zhan Zhuang* nimmt man diese Posen ein, blockiert sanft seinen *Qifluss* und wenn man nachher entspannt, fließt das *Qi* automatisch auch dorthin, wo es am meisten gebraucht wird und sonst vielleicht nicht hinkommt. So entsteht Harmonie im Körper und Krankheiten werden vermieden.

Es gibt noch viele weitere verschiedene Erklärungsversuche zur Funktionsweise von *Qigongübungen*, wer sich dafür interessiert, kann mehr aus Fachbüchern erfahren. Für unseren kurzen Exkurs genügt aber das eben Erwähnte.

1.3.3 Yoga

In der indischen Philosophie des Yoga kennt man auch viele isometrische Übungen. *Yoga* ist ein ganzes Lebenskonzept, das nicht nur die im Westen so bekannten Posen beinhaltet. Yoga lehrt beispielsweise selbstloses, richtiges Handeln oder auch Meditation. Die Übungen, die man heute vor dem geistigen Auge hat, wenn man das Wort *Yoga* hört, heißen *Asanas* und sind bloß ein Teil des Systems. Der Zweck dieser Übungen ist im weitesten Sinne, wie beim *Qigong*, die Förderung der Gesundheit.

Was den Kampfkünstlern der Handstand ist, ist den Yogis der Kopfstand. Der Kopfstand hat eine Reihe positiver Eigenschaften für die Gesundheit. So stärkt man den Nacken und durch das Stehen auf dem Kopf können sich die Venen in den Beinen entspannen. Der Kreislauf normalisiert sich, die Nase wird frei und der Oberkörper wird leicht mit Blut und Nährstoffen versorgt. Jedoch sollten gerade Anfänger nie länger als eine Minute im Kopfstand verharren, da sonst zu viel Blut in Richtung Kopf fließt.

Yoga kennt eine Reihe isometrischer Übungen, doch die Übungen werden, wieder wie im Qigong, meist mit dynamischen Übungen und dem Atmen kombiniert.

1.3.4 Isometrisches Training im Westen

a) Kraftsport

Wenn man sich für das isometrische Training interessiert, kommt man an Alexander Zass einfach nicht vorbei. Meistens wird er als der „Erfinder" dieser Methode genannt. Alexander Zass (1888-1962) war ein russischer *Strongman*. Besser bekannt ist er unter seinem Künstlernamen *The Amazing Samson*.

Mit seinem Training hat er schon in einem sehr frühen Alter angefangen. Damals nahm ihn sein Vater mit in den Zirkus, wo er zum ersten Mal die *Strongmen* ihre Fähigkeiten zur Schau stellen sah. Davon war er so beeindruckt, dass er selbst den Wunsch entwickelte, stark zu sein. Anfangs bestand sein Training aus Klettern, mit seinen Hunden zu ringen und Äste auseinanderzubrechen. Als er dann ins Teenageralter kam, hat er, motiviert von Zeitschriften von Eugen Sandow, angefangen, mit Gewichten zu trainieren.

Schon bald merkte er, dass er der stärkste Mann in der ganzen Umgebung war. Als es dann Zeit für ihn war, sich für einen Beruf zu entscheiden, wurde er von seinem Vater nach Orenburg auf eine Berufsschule geschickt. Doch dort angekommen, ist er heimlich einer Zirkustruppe beigetreten. Früher war das eine der wenigen Möglichkeiten, mit der Demonstration von physischer Kraft etwas Geld zu verdienen. Es gab noch keine sportlichen Wettkämpfe o. Ä., bei welchen die Athleten gutes Geld verdienen konnten. So wurde Alexander Zass im ganzen Land für seine Kraft bekannt, doch als der Erste Weltkrieg ausbrach, wurde er natürlich vom Militär rekrutiert und geriet in Kriegsgefangenschaft.

Aber ein Leben in Arbeitslagern war nichts für ihn. Er schaffte es mehrmals, zu fliehen, wurde jedoch nach einigen Tagen wieder geschnappt. Schließlich steckte man ihn nicht mehr in ein Arbeitslager, sondern in eine Gefängniszelle. Und hier hat er die isometrische Methode „entwickelt". Er bemerkte, dass seine Kräfte nachließen und sein physisches Erscheinungsbild, auf welches er stolz war, langsam dahinschwand, und er wollte etwas dagegen tun. Wegen Platzmangel und keinem Zugang zu Trainingsgeräten waren isometrische Übungen seine einzige und logische Wahl.

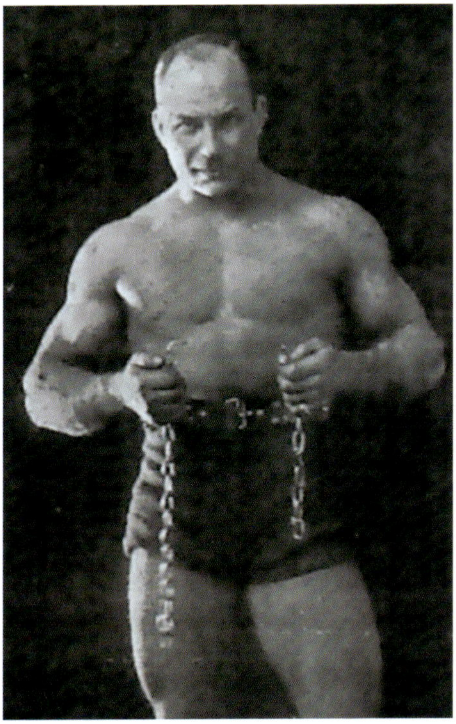

Letztlich hat er aber das Kunststück fertig gebracht, auch aus diesem Gefängnis zu fliehen: Er schaffte es, die Gitterstäbe vor seinem Fenster zu verbiegen, schwamm über einen Wassergraben, um dann mithilfe eines Seils aus Bettlacken und einem der Gitterstäbe, welchen er zu einem Haken verbogen hatte, über die Mauer zu klettern und im Wald zu verschwinden.

Zass ist sicher nicht der Erfinder der isometrischen Methode allgemein, aber er ist derjenige, der diese Methode für den Westen entdeckt hat. Außerdem hat er die Methode ergänzt. Während im Osten die isometrischen Übungen mit dem eigenen Körpergewicht trainiert wurden, trainierte Zass mit Geräten, genauer mit Ketten. Seine Methode beruht darauf, die Ketten in verschiedenen Positionen mit aller Kraft auseinanderzuziehen.

Wie er darauf kam, ist nach einer logischen Überlegung ganz klar. Zass hatte nämlich bei seiner Arbeit im Zirkus zur Demonstration seiner Kraft oft Ketten zerrissen. Zu seinen weiteren Fähigkeiten zählte auch die im Kapitel über Kung-Fu erwähnte *Goldene Brücke*.

Nur, dass er sich nicht einfach zwischen zwei Stühle legte, nein, für einen *Strongman* wäre das nichts. Lieber ließ er auf sich noch einen 500 kg schweren Stein legen und seine Assistenten sollten darauf hämmern.

Isometrische Übungen waren also immer ein Teil seines Trainings, sowohl bei seinen Auftritten als auch im stillen Kämmerchen. Zass war sich sicher, dass solche Übungen die Sehnen stärkten. Seiner Meinung nach brauchte man sehr starke Sehnen, um wirklich stark zu sein. Eine weitere Rolle spielten, laut Zass, gesunde Organe, frische Luft und Sonne auf der Haut: ein kluger Mann.

Bob Hoffman war Mitte des 20. Jahrhunderts der Mann, der mit dem isometrischen Training eng verbunden wurde. Er war selbst ein *Strongman* und trainierte zusätzlich noch die Olympiamannschaft der USA im Powerlifting. Dabei verwendete er eine Menge an isometrischen Übungen. Mit seinen unkonventionellen Trainingstheorien konnte er sich schließlich ein Vermögen aufbauen und ein anderer berühmter Mann wurde auf sein System aufmerksam: Bruce Lee.

Bruce Lee studierte alles über die verschiedenen Trainingsmethoden, was er in die Finger bekommen konnte. So hatte er eine beachtliche Kollektion an Büchern und Zeitschriften. Er war immer auf der Suche nach den besten Trainingsmethoden, die so einfach wie möglich waren und doch extrem effektiv. Die Erfolge von Bob Hoffman machten ihn neugierig und schließlich nahm er ein isometrisches Programm in sein Training auf, welches er über Jahre hinweg ausübte.

Bob Hoffmans Programm unterschied sich nicht wesentlich vom Programm, nach dem Zass trainierte. Hoffman ließ seine Athleten auch mit Ketten trainieren, jedoch entwickelte er Übungen, die den Anforderungen der Gewichtheber entsprachen.

b) Bodybuilding

Der allererste Bodybuildingwettbewerb wurde Ende des 19. Jahrhunderts von Eugen Sandow veranstaltet; er gab somit den Startschuss für diesen Sport. Sandow, dessen bürgerlicher Name Friedrich Wilhelm Müller war, wurde 1867 in Königsberg geboren und gilt allgemein als einer derjenigen, die Bodybuilding als Sport begründeten. Er ist neben Steve Reeves und Arnold Schwarzenegger der bekannteste Bodybuilder und machte den Sport massentauglich.

Wie die meisten wissen werden, steht im Bodybuilding, im Gegensatz zum Kraftsport, das Erscheinungsbild des Athleten im Mittelpunkt. Ziel ist es, sich einen ästhetischen Körper aufzubauen. Die Muskeln sollen zu ihrem vollen Potenzial entwickelt werden und symmetrisch sein, der Fettanteil soll gering gehalten werden. Um einen Champion zu bestimmen, gibt es das *Posing*. Beim Posing wird der Athlet von einer erfahrenen Jury beurteilt und es werden Punkte vergeben. Die höchste Auszeichnung ist die des *Mr. Olympia*, dort werden nur die Besten der Besten zugelassen.

Um zu gewinnen, muss man aber nicht „bloß" gut gebaut sein, man muss sich auch zu präsentieren wissen. Deshalb üben professionelle Bodybuilder das *Posing* bis zu zwei Stunden am Tag. So haben die Bodybuilder eine neue Art des isometrischen Trainings erschaffen, denn die Posen werden oft so lange gehalten, bis die Jury „weiter" sagt. Das kann dann bis zu acht Sekunden dauern. Die Richter brauchen ja schließlich Zeit, um jeden Kandidaten zu prüfen.

Die Bodybuilder haben aber schon längst begriffen, dass das *Posing* ein sehr nützliches Instrument ist und nicht bloß lästig, denn durch *Posing* stellten sie fest, dass die Kontrolle über die Muskeln besser wurde und dass die Muskeln definierter erschienen. Oft ist es ja so, dass bei einem angehenden Bodybuilder der Bizeps am schnellsten wächst. Das liegt sicherlich zum Teil am *Posing*. Der Anfänger läuft am Spiegel vorbei und spannt seinen Bizeps an, um zu prüfen, ob er schon größer ist. Er hält die Pose und versucht, ihn durch Anspannung noch größer zu machen. Die Folge: isometrisches Training mit all seinen Vorteilen.

Durch die Anspannung erhält der Oberarm die Nährstoffe, die mit dem Blut angeschwemmt werden, er lernt, seinen Bizeps zu isolieren und kann ihn somit besser beim späteren Gewichtstraining spüren und er lenkt zusätzlich seine Aufmerksamkeit dahin, so bleibt er am Ball.

c) Calisthenics

Erst seit einigen Jahren hat sich das *Calisthenics* oder *Street Workout* zu einer etablierten Sportart entwickelt. Seit 2011 gibt es auch Weltmeisterschaften. Angefangen hat das alles auf den Straßen der ärmeren Viertel, auf denen Jugendliche sich fit halten wollten, sich aber keine Mitgliedschaft in einem Fitnessclub leisten konnten. Man trainierte einfach mit dem, was da war, und das waren der eigene Körper und einige Klimmzugstangen auf dem Bolzplatz.

Klimmzug und Liegestütz waren schnell gelernt, um das Training abwechslungsreich zu halten, wurden Elemente aus dem Turnen übernommen.

Viele der Übungen, die heute trainiert werden, sind isometrischer Art. So misst man sich darin, wer die *Human Flag* länger halten kann und wer seinen Körper, nur an der Stange abstützend, oder hängend parallel zum Boden, halten kann. Auf diese Weise wurden mithilfe der *Calisthenics* ein paar extrem fitte Athleten geformt, die an die Grenzen des Menschenmöglichen gehen.

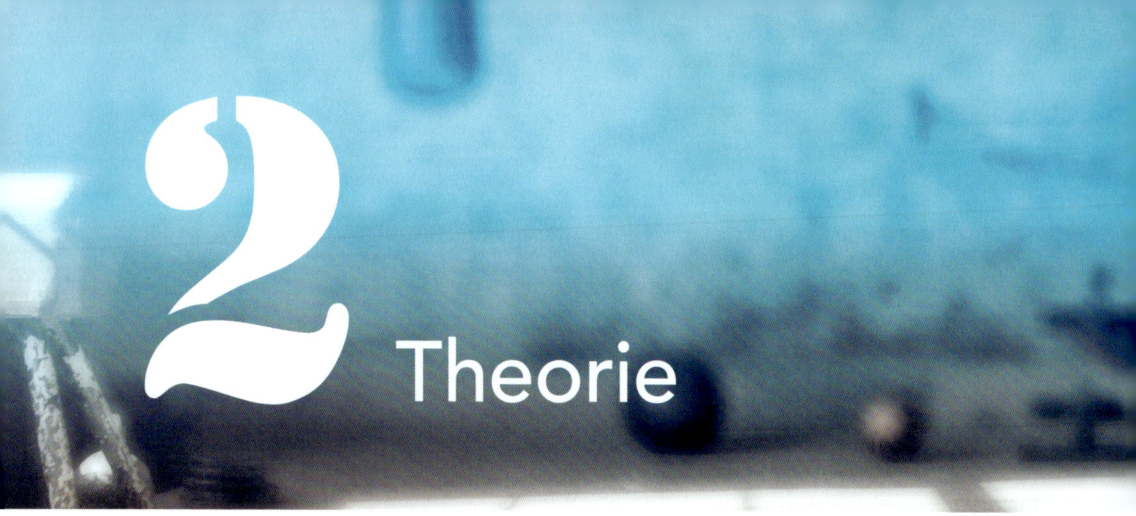

2 Theorie

2.1 Unseren Körper verstehen – oder warum wir stärker werden

Unser Körper ist ein Wunder der Natur und er ist Teil der Natur. Und, in der Natur wird nichts verschwendet. In der Natur gibt es nichts umsonst, alles, was existiert, hat auch einen Sinn, jede Pflanze und jede noch so kleine Mücke. Wenn man Vögel aus seinem Garten vertreibt, wird man dafür viele Insekten haben, da sie keinen „Feind" mehr haben, doch irgendwann wird die Natur diesen Missstand erkennen und ein anderes Tier wird sich auf die Insekten spezialisieren. In der Natur strebt alles nach Harmonie.

Genauso verhält es sich auch mit unserem Körper. Gerät irgendetwas aus der Balance, werden wir krank. Aber, wenn man es genau nimmt, werden wir nicht krank, sondern wir werden gesund! Nun, meistens jedenfalls. Wir sagen oft, wenn man Fieber hat, ist man krank, jedoch ist Fieber eine Funktion des Immunsystems, d. h., Fieber ist keine Krankheit, es ist eine Abwehrfunktion des Körpers. Hat der Körper Fieber, ist er im Begriff, gesund zu werden. Das Immunsystem stellt somit die Balance wieder her und wird sogar noch stärker.

Bei den Muskeln ist es ähnlich. Im Grunde will sich der Körper nicht anstrengen. Er läuft immer, soweit es geht, auf Sparflamme. Wenn man einen langen Spaziergang macht, merkt man schon nach etwa einer halben Stunde, dass man müde wird, doch das heißt noch lange nichts! Wenn es sein müsste, könnte man noch fünf weitere Stunden oder mehr laufen. „Ich kann nicht", heißt oft „ich will nicht".

Wenn wir eine Hantel in die Hand nehmen und den Körper zwingen, damit 10 Wiederholungen zu machen, wird er wegen der ungewöhnlichen Anstrengung müde. Wird man das öfters wiederholen, merkt er, dass die Arbeit ihn, in seinem momentanen Zustand, überfordert und er versucht, eine Balance herzustellen. Und wie macht er das? Ganz einfach, er wächst! Regelmäßiges Krafttraining führt zu einer Querschnittsvergrößerung der beanspruchten Muskelfasern. Damit will uns der Körper das Leben leicht machen. Er passt sich an, indem er größer wird.

2.2 Isometrisches Training – der Weg zu mehr Kraft

Je schwerer die Gewichte sind, die der Muskel bewegen muss, desto größer wird er, denn Kraft hat auch immer etwas mit Masse zu tun. Doch beim isometrischen Training hebt man nichts, keine Gewichte. Wie kann man da stärker werden? Man hat ja nicht einmal die Möglichkeit, die Intensität zu steigern, indem man schwerere Gewichte nimmt. Die gute Nachricht für alle, die stärker werden möchten, ohne Muskelmasse aufzubauen, ist, dass das isometrische Training genau das ermöglicht.

Doch bevor der nächste angehende *Mr. Universe* das Buch zur Seite legt, isometrisches Training kann man auch nutzen, um Muskelmasse aufzubauen. Jeder weiß ja, wer muskulöser sein will, muss ganz einfach stärker werden und durch isometrisches Training wird man es. Wie genau das gehen soll, werden wir später sehen. Jetzt möchte ich Ihnen zeigen, wie isometrisches Training funktioniert und was genau Sie sich davon erhoffen können.

Haben Sie schon mal Ihre Zeit im Internet mit dem Anschauen von mehr oder weniger sinnlosen Videos verbracht? Haben Sie? Hier noch so eine Aufgabe: Suchen Sie mal nach Videos, in denen Bodybuilder Armdrücken gegen professionelle Armwrestler machen. Was Sie sehen werden, ist, dass der Armwrestler, obwohl meist nicht so massiv wie der Bodybuilder, das Match für sich entscheidet. Doch wie kann das sein? Der Durchmesser des Muskels hat doch direkte Auswirkung auf die Kraft und der Bodybuilder hat doch immer zumindest den größeren Bizeps.

Klar, da gibt es die Technik und die Erfahrung des Armwrestlers, doch der entscheidende Unterschied ist das Training. Während das Training eines Bodybuilders oft explosiv ist, trainiert der Armwrestler viel isometrisch. Sagen wir mal, der Bodybuilder macht Bizeps Curls (Armbeugen mit einer Langhantelstange). Er beugt seine Arme und bringt das Gewicht relativ leicht nach oben, bis zu einem gewissen Punkt, der kurz bevor Unterarm und Oberarm im 90°-Winkel sind, erreicht wird. Dann wird es richtig anstrengend. Doch ist man an diesem anstrengenden Punkt vorbei, fühlt sich das Gewicht nicht mehr so schwer an. Wenn man an diesem Punkt, sagen wir nach 10 Wiederholungen, nicht mehr (bei richtiger Ausführung) vorbeikommt, hört man mit der Übung auf.

Wie sieht es bei dem Armwrestler aus? Bizeps Curls? Nee, er hängt sich lieber an eine Klimmzugstange und zwar mit nur einem Arm, der etwa 90° (Unterarm zu Oberarm) gebeugt ist, also der schwierigste Teil bei den Bizeps Curls. Und er hängt einfach so da! Solange er kann. Danach geht er hin und macht Armdrücken, doch auch das ist keine dynamische Bewegung. Er drückt und drückt und erst nach einer Weile kann etwas passieren, einer der Teilnehmer hat keine Kraft mehr ...

Was das uns sagt, ist, dass der Bodybuilder stark ist, jedoch gebraucht er seine maximale Kraft nur für einige Sekunden innerhalb einer ganzen Trainingseinheit. Der Armwrestler dagegen kann lange Zeit seine Maximalkraft aufrechterhalten. Wenn der Bodybuilder nicht innerhalb der ersten 2-3 Sekunden gewinnt, wird er es auch später nicht schaffen. Seine Kraft lässt nach und er verliert.

(Nur am Rande, ein „normaler" Mensch wird gegen einen massiveren, schwereren Gegner das Match eher nicht gewinnen.)

Doch ich will Sie nicht mit theoretischen Überlegungen langweilen. Ich kann Ihnen all das, was ich gesagt habe, auch beweisen. Dazu brauchen Sie nur eine Personenwaage. Ach ja, bevor Sie jetzt ins Bad oder Schlafzimmer rennen, sage ich Ihnen gleich, wie Sie meine Theorie testen können:

Nehmen Sie die Waage vom Boden und halten Sie sie vor Ihrem Körper. Drücken Sie die Waage jetzt mit Ihren beiden Händen zusammen und sehen Sie auf die Anzeigetafel. Sagen wir, sie zeigt 100 kg. Das heißt, Sie drücken die Waage mit 100 kg zusammen. Aber lassen Sie nicht gleich los. Drücken Sie weiterhin, so stark Sie nur können. Was passiert jetzt? Schon nach einer Sekunde zeigt die Waage nur noch 95 kg und nach fünf Sekunden sind es nur noch 90!

Wie Sie sehen, können Sie Ihre Maximalkraft nicht länger als eine einzige Sekunde aufrechterhalten. Wenn Sie jedoch jeden zweiten Tag hingehen und die Waage 10 Sekunden lang zusammenpressen, werden Sie bald feststellen, dass Sie die 95 kg plötzlich fünf Sekunden lang halten können.

Isometrisches Training ist also eine Methode, mit der man lernen kann, seine Maximalkraft über eine lange Zeitspanne aufrechtzuerhalten.

Wie das funktioniert, möchte ich Ihnen auch noch kurz erklären. Ein Muskel besteht bekanntlich aus Muskelfasern. Wenn wir diese Muskelfasern kontrahieren, entwickeln wir Kraft, doch ist es nicht möglich, alle Muskelfasern auf einmal zu kontrahieren. Selbst unter Einnahme von Dopingmitteln oder sogar unter Todesangst erreicht man Werte unter 90 %. Für gewöhnlich liegt der Höchstwert bei maximal 70 %. Dies geschieht aus Schutz gegen Muskelversagen, denn wenn die einen Muskelfasern ermüden, übernehmen andere die Arbeit. Durch isometrisches Training wird die Koordination unter den Muskelfasern verbessert und man lernt, mehr Muskelfasern zu aktivieren.

*Isometrisches Training = maximale Muskelkraft * Zeit*

2.3 Kraftausdauer

Ebenfalls lässt sich das isometrische Training dafür einsetzen, um die *Kraftausdauer* zu verbessern. Unter diesem Begriff verstehen die Sportwissenschaftler einen Widerstand des Organismus gegen Ermüdung bei lang anhaltenden Belastungen, die viel Kraft erfordern. Aus dem Bodybuilding kennen wir es so: Trainiert man mit schweren Gewichten und wenigen Wiederholungszahlen, baut man seine Kraft/Maximalkraft auf. Trainiert man im Bereich zwischen 15-50 Wiederholungen, so trainiert man die Kraftausdauer. Dabei ist jedoch nicht die Wiederholungszahl wichtig, sondern die Reizdauer. Der Unterschied zu reinem Ausdauertraining besteht darin, dass beim Kraftausdauertraining der Muskel mit bis zu 60 % der Maximalkraft arbeitet, und daher viel Energie braucht.

Sie werden in diesem Buch zweierlei Arten von Übungen finden, diejenigen, die die Dauer Ihrer Maximalkraft erhöhen können und die, welche Ihre Kraftausdauer verbessern werden. Alle Übungen, die Sie länger als 30 Sekunden halten können, verbessern Ihre Kraftausdauer. (In der Trainingswissenschaft wird eine Reizdauer von mindestens 60 Sekunden empfohlen, um die Kraftausdauer zu trainieren. Jedoch gilt dies eher für dynamisch ausgeführte Übungen. Ich schlage die 30 Sekunden also als einen Startpunkt vor, um sich hochzuarbeiten.) Halten Sie also am besten bei solchen Übungen eine Stoppuhr bereit und versuchen Sie, bei Übungen, die Sie für sehr wichtig erachten, immer länger die isometrische Spannung zu halten.

Isometrische Spannung über 30 Sekunden = Verbesserung der Kraftausdauer

2.4 Mind-Muscle-Connection

Der Grad der Verbindung zwischen dem Körper und dem Geist (englisch mind-muscle-connection), ist das, was einen Anfänger zu einem Profi macht. Ein Trainer würde dazu vielleicht auch *intra-* und *intermuskuläre Koordination* sagen.

Das erste Mal habe ich davon bei Arnold Schwarzenegger gehört. Er ist der Überzeugung, dass der Geist das wichtigste Glied zum Erfolg ist. Unter *Mind-Muscle-Connection* versteht man eine mentale Verbindung zwischen dem momentan beanspruchten Muskel und den Gedanken, sprich, man ist vollkommen auf den Muskel konzentriert. Das fängt an mit dem Fühlen des Muskels und endet sogar beim Visualisieren eines gewünschten Erfolgs.

Arnold Schwarzenegger visualisierte (also stellte sich im Kopf bildlich vor), dass seine Muskeln überdimensional groß sind. Auch Sylvester Stallone kannte das Geheimnis und sagte bei jeder Wiederholung, die er machte, zu seinen Muskeln: „Wachse." Wenn man eine Bewegung macht, liegt der Ursprung dafür im Kopf. Wenn man dazu Kraft braucht, kontrahieren die Muskeln durch chemische Prozesse, was auch auf einen Befehl im Gehirn zurückzuführen ist.

Und wenn man sich konzentriert, kann man sich sammeln und mehr Kraft aufbringen, indem man mehr Muskelfasern zum Kontrahieren bringt. Das ist der Grund, warum Profisportler vor einem Wettkampf zu einer Art Zen-Mönch mutieren und praktisch nicht ansprechbar sind. Sie gehen die Bewegungen im Geiste durch und „erklären" den Muskeln, wie sie zu reagieren haben. Ganz besonders, wenn es darum geht, Kraft zu zeigen, neigen die Athleten dazu, Stunden vor dem Gewicht zu „meditieren", deshalb hat man bei Powerliftingwettbewerben eine bestimmte Zeitspanne, in der man den Versuch starten muss. Andernfalls würden manche Athleten ewig vor dem Gewicht stehen, bis sie es heben.

Ganz wichtig ist die *Mind-Muscle-Connection* im Bodybuilding. Das Ziel der Bodybuilder ist, jeden Muskel im Körper maximal zu entwickeln, natürlich müssen die Muskeln auch symmetrisch und gut definiert sein. Um das zu erreichen, isoliert man im Bodybuilding die verschiedenen Muskeln, wie Brust, Bizeps, Trizeps etc. Doch um die Muskulatur isolieren zu können, muss man

a) wissen, wo die Muskeln sind und wie sie in etwa aussehen und

b) sie fühlen, man muss fühlen, wie die Brust beispielsweise beim Bankdrücken arbeitet.

Denn sonst ist die Übung nur halb so effektiv, weil beim Bankdrücken auch der Trizeps und Deltamuskeln beansprucht werden. Durch die extreme Kontrolle über die Muskulatur kann der Bodybuilder den Trizeps und die Deltamuskeln weitgehend „ausschalten" und so die Brust die ganze Arbeit machen lassen. Im Grunde kann man sagen, die *Mind-Muscle-Connection* besteht aus einer extrem guten Körperwahrnehmung und einer sehr guten Konzentrationsfähigkeit.

Auch Tänzer brauchen eine gute *Mind-Muscle-Connection*, um die ausgefallenen Choreografien elegant ausführen zu können. So etwas wie *Robot Dance* kann man sonst gar nicht richtig gut rüberbringen.

Doch wie kann man den Grad der *Mind-Muscle-Connection* steigern? Das Wichtigste hierbei ist natürlich sehr viel Übung. Fortwährendes Wiederholen der Bewegungsmuster, bis sie einem in Fleisch und Blut übergegangen sind, unabhängig von der Sportart. Eine Hilfe bieten auch Meditationsübungen oder eben das isometrische Training.

Es gibt viele isometrische Übungen, bei denen man sich auf einen bestimmten Muskel oder eine Muskelgruppe konzentriert. Da man aber ohne Gewichte arbeitet, besteht keine Gefahr, dass das Gewicht nicht bewältigt werden kann. Um ein Gewicht zu bewegen, braucht es ebenfalls Konzentration, die man im Fall des isometrischen Trainings voll und ganz auf das Isolieren der Muskeln lenken kann.

Isometrische Übungen steigern die Konzentrationsfähigkeit.

Umgekehrt gilt dasselbe:
Eine gute Konzentrationsfähigkeit verbessert die Qualität eines jeden Trainings.

2.5 Der geistige Aspekt

Das Training des Körpers hat auch immer mit dem *Training des Geistes* zu tun. Es ist unser Geist, unsere Art zu denken, die sich dafür entscheidet, sich mit dem Training zu beschäftigen. Am Anfang steht immer ein Gedanke. Manchmal ist es zwar der Körper, der einem sagt: Komm, ich möchte mich bewegen, ich verkomme langsam! Aber es liegt an uns, nicht am Körper, ob wir uns dann tatsächlich bewegen. Geben wir dem Körper wirklich diesen Befehl?

Des Weiteren ist es wieder der Geist, der sagt, dass man jetzt regelmäßig trainieren wird. Man versucht, keine Trainingseinheit zu verpassen und wird dadurch viel disziplinierter. Es kommt vor, dass der Körper uns mitteilen möchte, dass er nicht trainieren will, wir sind müde, hatten einen langen Arbeitstag und müssen uns noch um den Haushalt kümmern. Doch unser Geist lässt nicht mehr locker. Wir ziehen uns um und fangen mit dem Training an. Tag für Tag.

Irgendwann sagt der Körper, dass er die letzte Wiederholung nicht mehr schaffen kann. Dann ist es der Geist, der den festen Entschluss fasst, nicht nur eine Wiederholung, sondern noch zwei zu machen. Komme, was da wolle! Und siehe da, der Körper macht mit. Durch die Beharrlichkeit des Geistes passt sich der Körper allmählich den Trainingsbedingungen an, die ja wieder unser Geist oder hier der Intellekt schafft. Wir werden fitter, wir werden stärker, ausdauernder, flexibler, wir entwickeln uns weiter zu einer neuen Version unseres Selbst.

Das isometrische Training bietet zusätzlich noch etwas, was uns stärker werden lässt. Das ist die Ruhe. Wir müssen die isometrische Spannung teilweise ziemlich lange halten. Und das kann ganz schön hart sein für unseren Geist. Während man bei dynamischen Übungen den Geist durch die Bewegung ablenken kann, ist man beim isometrischen Training vollkommen seinen eigenen Gedanken ausgesetzt. Besonders am Anfang kann es ziemlich schwer sein, eine Pose für 30 Sekunden zu halten. Wir fangen an, einen Monolog darüber zu führen, ob wir vielleicht die Spannung schon lösen sollten, wir fragen uns, wie viel Zeit wohl schon seit Beginn der Übung vergangen ist oder jammern einfach nur im Geiste.

Noch schlimmer wird es, wenn nicht wir selbst uns quälen, sondern ein Trainer. In Asien ist es üblich, dass die Trainer der verschiedenen Künste die Schüler für unbestimmte Zeit in unbequemen Posen verharren lassen. Auch ich musste schon oft solche Torturen über mich ergehen lassen. Man steht in einem tiefen Kung-Fu-Stand oder nur auf einem Bein, der Trainer läuft an jedem Einzelnen in der Gruppe vorbei, korrigiert die Stellungen, stellt sich vor die Gruppe, schaut scheinbar gelangweilt durch die Gegend und in die von

Schmerz verzerrten Gesichter. Jeder hält still, bis einer seine Gedanken, seinen Monolog, in einem stöhnenden Klang materialisiert.

Doch es hilft nichts. Du kannst zwar jederzeit abbrechen, doch der Trainer quält dich nicht aus sadistischen Gründen. Er tut das nur für dich. Er will, dass du besser wirst, dass du Fortschritte erzielst und ist zufrieden, wenn du durchhältst. Dabei ist es wichtig, zu verstehen, dass jeder Gedanke ans Aufgeben dich Energie kostet. Man braucht wiederum auch nicht „ich schaffe das" oder sonstige motivierende Dinge zu denken. Denn auch das kostet Energie. Am besten hält man durch, wenn man sich lediglich darauf konzentriert, die Pose zu halten und zwar jetzt, und immer wieder jetzt.

Plötzlich stellt man fest, dass man jetzt, in diesem Moment, durchaus imstande ist, die Pose zu halten. Man kommt zur Ruhe und gewinnt an Energie, die benötigt wird. Je weniger störende Gedanken wir haben, desto mehr Kraft haben wir. Keiner denkt an die Steuererklärung während eines Satzes schwerer Kniebeugen. So sollte auch keiner an etwas anderes denken, während er einen Handstand an der Wand hält.

Hat man erst einmal diese Ruhe erreicht, so wird sie einen auch in schwierigen Lebenssituationen nicht verlassen. Wir konzentrieren uns auf die Aufgabe, die zu tun ist, statt zu jammern oder sich durch positives Denken zu motivieren. Wir halten durch und wir meistern schließlich die Situation.

Das isometrische Training ist keine angenehme Meditation. Es wird hart! Aber wir müssen lernen, die Ruhe zu bewahren. Aus dieser Ruhe heraus können wir schließlich Grenzen, die wir uns selbst setzen, erkennen und überschreiten.

2.6 Weitere Vorteile

Die Methode des isometrischen Trainings hat eine Reihe von weiteren Vorteilen, hier sind einige davon zusammengefasst:

Das isometrische Training ist gelenkschonend. Durch übermäßige oder auch falsche Bewegungen können unsere Gelenke verschleißen (interessanterweise auch bei Mangel an Bewegung - use it or lose it). Beim isometrischen Training wird der Muskel trainiert und gut durchblutet, was ihn mit Nährstoffen versorgt. Aber die Gelenke werden teilweise gar nicht bis wenig beansprucht (mit einigen wenigen Ausnahmen).

Das isometrische Training ist wenig zeitaufwendig. Eine isometrische Übung dauert meistens nicht länger als 10 Sekunden. Ausgenommen sind einige Posen, wie der Handstand, die man idealerweise über mehrere Minuten halten sollte. Auch die Pausen zwischen den Übungen sind deutlich kürzer als bei einem normalen Krafttraining (die liegen zwischen

5-10 Sekunden oder es gibt keine). Und viele, jedoch lange nicht alle Übungen kann man ohne vorheriges Aufwärmen durchführen (jedoch empfehle ich, sich immer aufzuwärmen, auch wenn es nur 30 Sekunden geht, sicher ist sicher).

So kann man innerhalb von 3-5 Minuten ein Ganzkörperworkout machen. Wie man am besten die isometrische Methode in sein bisheriges Training integriert, wird später noch ausführlich besprochen.

Das isometrische Training braucht wenig Platz, oft keine Hilfsmittel und ist manchmal sogar unsichtbar. Sie können die isometrischen Übungen praktisch überall machen. Beim Fahrradfahren könnten Sie das Lenkrad, so stark Sie können, zusammendrücken (unsichtbares Training). Sie können Ihre Schultern durch einen Handstand kräftigen (keine Hilfsmittel) und Sie können mithilfe einer tiefen Reiterstellung aus dem Kung-Fu auf nur einem Quadratmeter intensiv Ihre Beine kräftigen.

Das isometrische Training ist für jedermann geeignet, unabhängig vom Fitnesslevel. Die Übungen können Kranke, Hausfrauen und Männer, Hobby- und Profisportler ausführen. Die Übungsmöglichkeiten sind beinahe unerschöpflich. Die Übungen reichen somit von sehr einfach auszuführenden bis hin zu unmöglich erscheinenden. Hat man erst mal das Prinzip verstanden, kann man selbst auf seine eigenen Bedürfnisse angepasste Übungen kreieren.

Oft wird das isometrische Training auch bei der Rehabilitation eingesetzt. Es eignet sich hervorragend dafür, da es auch bettlägrige Patienten ausführen können und so ein massiver Abbau der Muskulatur verhindert werden kann. Zu den Therapiemöglichkeiten befragen Sie am besten Ihren Arzt.

2.7 Gefahren

Natürlich ist das isometrische Training nicht die Antwort auf alle Fragen. So kann durch falsch ausgeführte isometrische Übungen der Blutdruck steigen. Um dem entgegenzuwirken, achten Sie genau auf die Atmung beim Ausführen der Übungen. Bei jeder Kontraktion der Muskeln soll man stets langsam ausatmen. Man sollte während einer Übung nie die Luft anhalten.

Das isometrische Training ist eine relativ sichere Methode, was die Verletzungsgefahr während des Trainierens angeht. Wie schon erwähnt, kann man viele der Übungen, ohne sich vorher aufzuwärmen, machen, jedoch liegt hier auch die Tücke. Man ist leicht versucht, auch „schwierige" Übungen, wie den *L-Sit* oder die menschliche Flagge, die *Human Flag*, zu probieren, ohne sich vorher aufzuwärmen. Solche Übungen sind jedoch nicht ganz ungefährlich für die Gelenke und die Sehnen.

Ein weiterer Nachteil der isometrischen Herangehensweise könnte die fehlende Bewegung sein. Da man bei den Übungen regungslos ist, kann schnell Langweile aufkommen. Dagegen hilft nur eine hohe Konzentrationsfähigkeit und Motivation. Damit keine Langeweile beim Training aufkommt, empfiehlt es sich, das isometrische Training nicht als ein getrenntes Training anzusehen, sondern es in Ihr reguläres Training einzubauen. Ausgenommen sind natürlich Büro- oder Urlaubsprogramme. Wie man das isometrische Training am besten gestaltet, sehen wir später.

Der Blutdruck

Unter *Blutdruck* versteht man den Druck, der in unseren Gefäßen herrscht. Ein normaler Blutdruck liegt bei etwa 120/80 mmHg. Beim Krafttraining jeglicher Art steigt der Blutdruck jedoch akut an. Je intensiver die Belastung ist, desto höher steigt der Blutdruck. Für einen gesunden Menschen stellt das kein Problem dar. Sogar im Gegenteil: Wer Krafttraining betreibt, hat im Schnitt sehr gute Blutdruckwerte, da die Gefäße so trainiert werden.

Auch bei Herz-Kreislauf-Erkrankungen kann man im Grunde isometrische Übungen machen. Jedoch sollte man die Intensität niedrig halten und sehr bewusst auf die Atmung achten (also beim Üben nie den Atem anhalten). Unbedingt sollten Menschen, die Probleme mit Herz-Kreislauf-Erkrankungen haben, vor dem Durchführen irgendeines Programms aus dem vorliegenden Buch einen Arzt konsultieren.

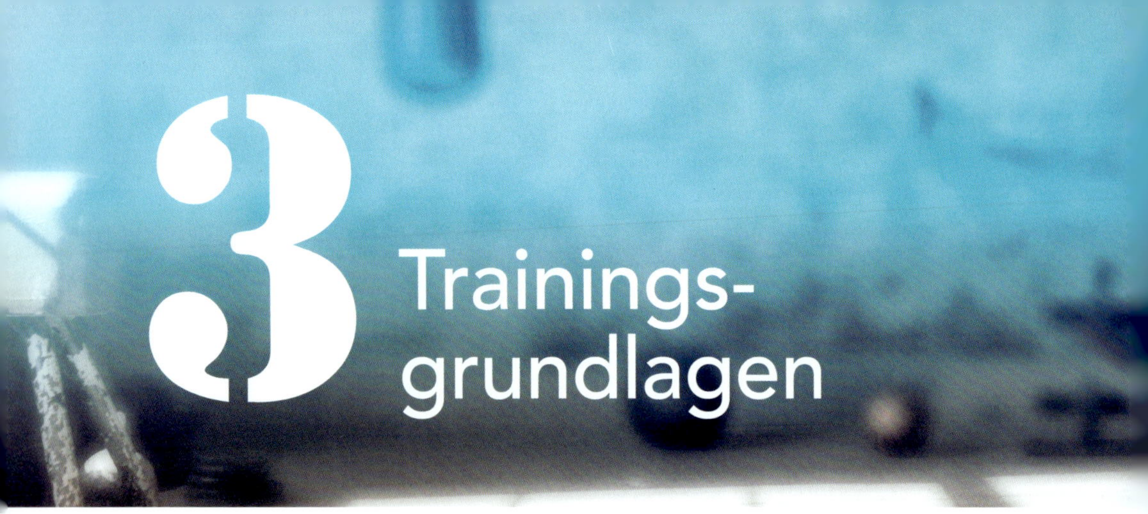

3 Trainingsgrundlagen

3.1 Drei Arten des isometrischen Trainings

Es gibt verschiedene Arten des isometrischen Trainings. Ich habe es in drei Varianten unterteilt und möchte Ihnen diese anhand je eines Beispiels erläutern.

1. **Posen halten:** Sprich, man hält eine bestimmte Pose über eine bestimmte Zeitdauer. Nehmen wir zum Beispiel den Handstand. Man stelle sich auf seine Hände und lehne sich dabei gegen eine Wand. Nun heißt es, diese Pose möglichst lange zu halten. Dies könnte durchaus Minuten in Anspruch nehmen. Man kann so die Deltamuskeln, den Trizeps und die Brustmuskeln trainieren.
2. **Ziehen oder Drücken:** Beispiel: Man befestigt ein Seil an einem stabilen Baum und zieht mit voller Kraft. Bei der Kraftausgabe atmet man aus, um keinen Bluthochdruck zu bekommen. Da man nicht in der Lage ist, seine ganze Kraft über Minuten zu verausgaben, arbeitet man hier mit 4-12 Sekunden. Das soll heißen, Sie kontrahieren Ihre Muskeln über 4-12 Sekunden bei gleichzeitigem Ausatmen. Eine Übung für den ganzen Körper.
3. **Gewichte halten:** Ein Gewicht in einer Position fixieren und es 4-12 Sekunden lang halten. Natürlich dabei langsam ausatmen. Niemals sollte im Sport der Atem angehalten werden! Beispiel: Man nehme eine Gewichtsscheibe und halte Sie für 4-12 Sekunden lang mit ausgestreckten Armen vor dem Körper. Eine Übung für die Deltamuskeln.

An- und Entspannen

Wenn Sie mit Übungen der zweiten Art arbeiten, so sollten Sie wissen, wie man richtig die Spannung im Muskel aufbaut und sie später wieder löst. Die Regel hierzu ist einfach:

Spannen Sie den Muskel langsam, nicht ruckartig an und entspannen Sie diesen genauso langsam. Etwa so wie beim Autofahren, wobei Sie Gang für Gang hochschalten.

3.2 Zwei Methoden des isometrischen Trainings

Neben den drei Arten, eine Übung durchzuführen, gibt es noch zwei Methoden:

1. die isometrische Maximalspannung bei langsamem Ausatmen 4-12 Sekunden halten. Dadurch trainieren wir, unsere Maximalkraft über einen längeren Zeitraum aufrechtzuerhalten.
2. die isometrische Spannung über mehrere Minuten halten. So steigern wir unsere Kraftausdauerwerte.

Wie lange Sie eine Übung halten müssen, wird bei der jeweiligen Übung separat erklärt.

3.3 Das Atmen

Beim Üben ist stets auf die richtige Atemtechnik zu achten. Der normale, gesunde Atemprozess läuft in etwa so ab: Wir atmen langsam ein, am höchsten Punkt, wenn die Lunge gefüllt ist, atmen wir, ohne den Atem anzuhalten, fließend wieder aus. Das Einatmen soll sich stufenlos in das Ausatmen verwandeln. Das Ausatmen soll auch langsam und stetig geschehen. Wenn wir den tiefsten Punkt erreicht haben, warten wir, bis der natürliche Atemreflex einsetzt, um wieder langsam und fließend einzuatmen.

Einatmen - fließender Übergang - ausatmen - kurze Pause - einatmen

Diesen natürlichen Atemzyklus möchten wir auch beim isometrischen Training beibehalten. Diese Art der Atmung bietet sich natürlich nur bei der ersten Methode (siehe oben) an. Ein Beispiel: Isometrischer Liegestütz, wir gehen in die Ausgangsposition des Liegestützes und atmen ein. Wir senken nun den Körper bis etwa 5 cm über dem Boden ab, halten diese Position 4-12 Sekunden und atmen aus. Während der natürlichen Atempause können Sie die Spannung entweder weiter halten und die Brustmuskeln intensiv anspannen.

Wenn Sie Übungen nach der zweiten Methode, also über mehrere Minuten, ausführen, atmen Sie ganz normal.

3.4 Anatomie

Um einen Muskel richtig und intensiv zu trainieren, muss man wissen, wo er sich befindet, was seine Funktion ist (Beugen oder Strecken), und ihn so im Körper lokalisieren. Machen Sie sich nun mit der Muskulatur des Menschen vertraut.

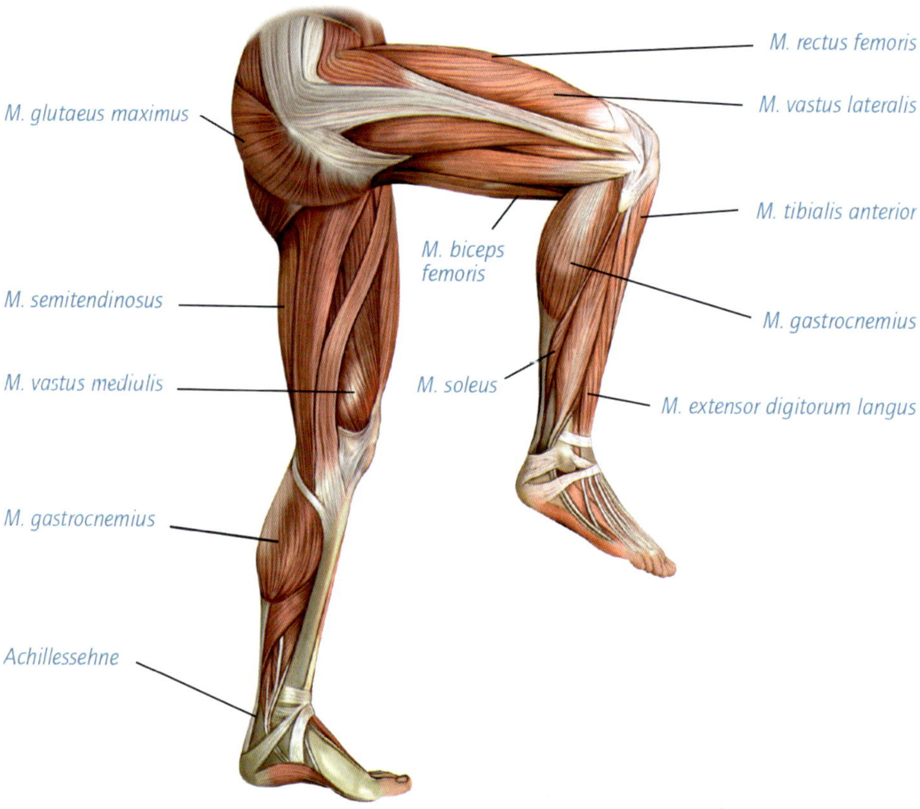

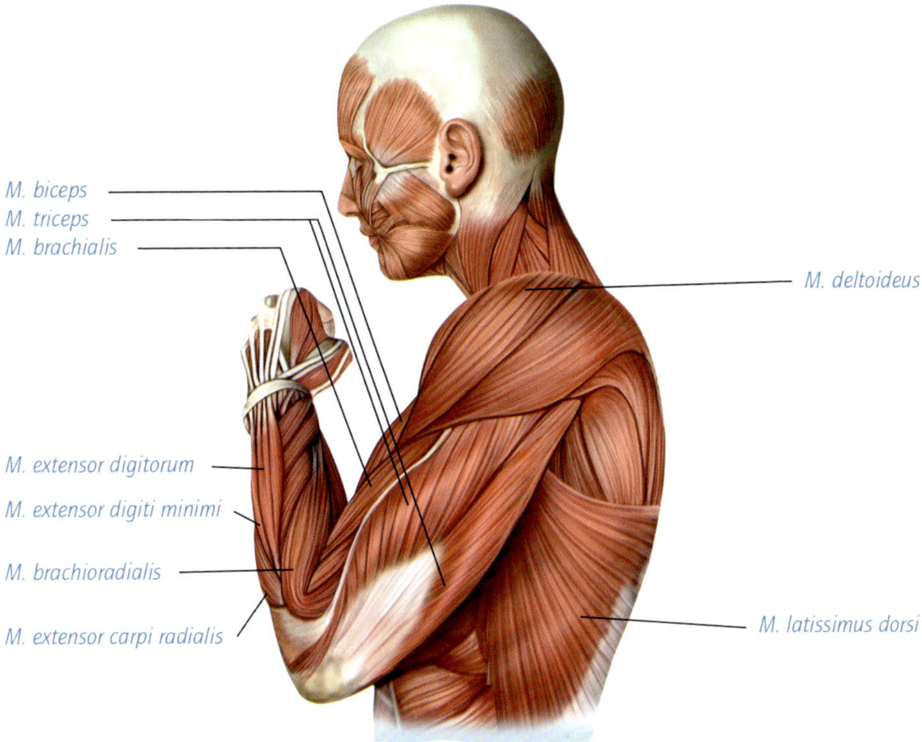
M. biceps
M. triceps
M. brachialis
M. deltoideus
M. extensor digitorum
M. extensor digiti minimi
M. brachioradialis
M. extensor carpi radialis
M. latissimus dorsi

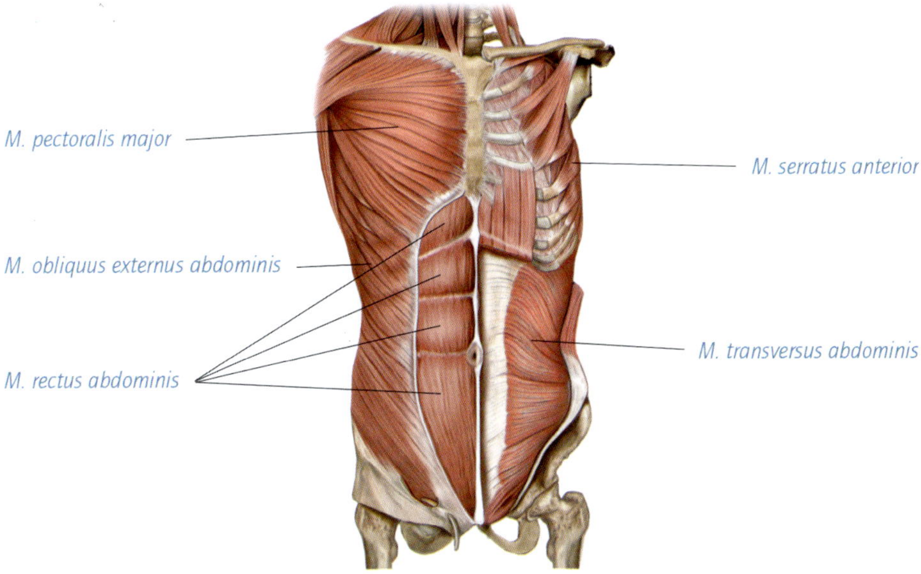
M. pectoralis major
M. serratus anterior
M. obliquus externus abdominis
M. rectus abdominis
M. transversus abdominis

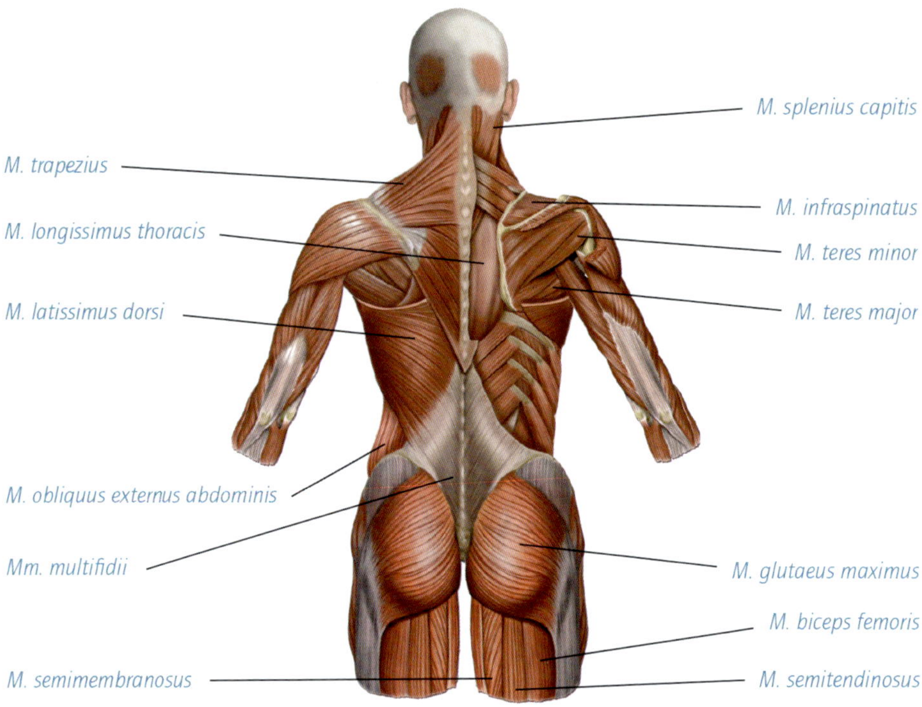
M. splenius capitis
M. trapezius
M. infraspinatus
M. longissimus thoracis
M. teres minor
M. latissimus dorsi
M. teres major
M. obliquus externus abdominis
Mm. multifidii
M. glutaeus maximus
M. biceps femoris
M. semimembranosus
M. semitendinosus

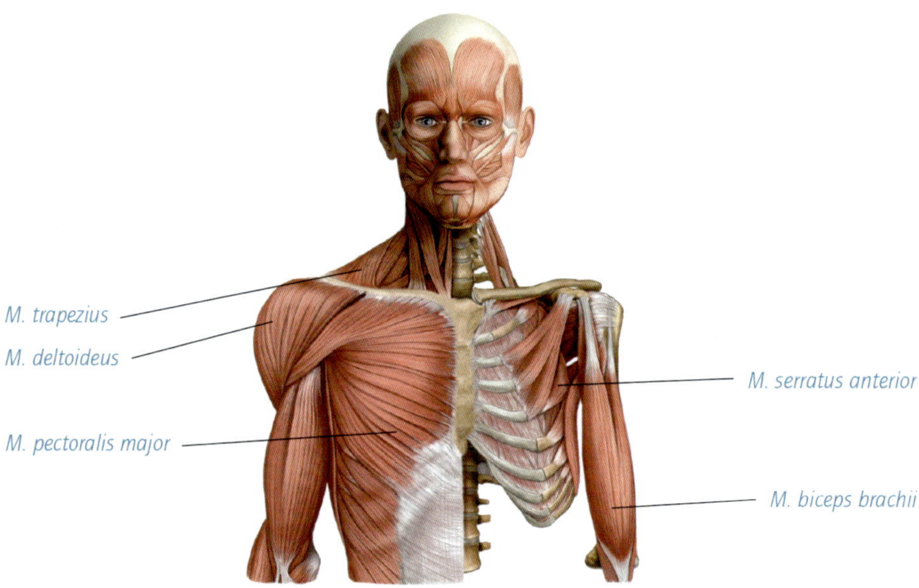
M. trapezius
M. deltoideus
M. serratus anterior
M. pectoralis major
M. biceps brachii

3.5 Das isometrische Training richtig einsetzen

Widmen wir uns jetzt der Frage, wie man die isometrische Methode in sein Training einbauen kann. Zunächst einmal sollte man sich im Klaren sein, dass isometrisches Training kein in sich geschlossenes System darstellt. Es ist eher ein Hilfsmittel, welches Ihnen helfen kann, Ihre sportlichen Leistungen zu verbessern oder ein Plateau zu überwinden. Doch trotzdem gibt es natürlich auch die Möglichkeit, ein ganzes Workout aus isometrischen Übungen zusammenzustellen. Daraus ergeben sich also zwei Einsatzarten.

Die erste ist, *man baut die isometrischen Übungen in sein ganz normales Training ein*. Und die zweite, *man kombiniert die verschiedenen Übungen zu einem eigenständigen Workout*.

Welche Methode man auswählt, hängt von zwei Fragen ab:

- Was ist das Ziel?
- Und wer ist der Trainierende?

Schauen wir uns nachfolgend an, wie man das isometrische Prinzip in sein normales Training einbauen kann.

3.5.1. Möglichkeit Nummer eins

Manchmal erreicht der Körper einfach eine Stelle, an der er nicht mehr weiterkommt. Es scheint keine Rolle zu spielen, was wir dann machen, wir kommen einfach nicht weiter. Ein Trainierender möchte besser beim Bankdrücken werden, doch irgendwie kommt er einfach nicht über ein bestimmtes Gewicht hinaus. Was kann man dann tun? Warum das so ist, kann viele Ursachen haben.

Eine wäre beispielsweise die, dass der Sportler „übermüdet" ist. Da könnte eine kurze Trainingspause und/oder ein Verringern der zu bewältigenden Last helfen, um weiterzukommen. Eine andere Ursache wäre die, dass der Sportler nur scheinbar nicht weiterkommt aufgrund von falscher Technik beim Bankdrücken. So kann es sein, dass er an einem Tag die Stange viel näher zur Brust führt als an einem anderen. Deshalb ist es besonders für Anfänger wichtig, auf die korrekte Ausführung der Übung zu achten.

Isometrisches Training kann bei solch einem „Plateau" wie folgt helfen: Man nehme die Langhantelstange mit dem üblichen Arbeitsgewicht und senke sie zur Brust. In der tiefsten, also schwierigsten Position halte man die Stange etwa 4-8 Sekunden, ohne die Luft anzuhalten, und drücke sie wieder hoch. Oft geht das nur mit der Unterstützung eines Partners oder eines Geräts, das den Sportler sichert, wie z. B. einem Power Rack. Was hier passiert, ist ganz einfach. Der Brustmuskel lernt, das Gewicht über eine längere Zeitspanne zu halten und es nicht explosionsartig wieder hochzudrücken. Er lernt, mit dem Gewicht „umzugehen".

Ein anderes Beispiel wäre jemand, der einen freistehenden Handstand lernen möchte. Gleichgültig, was er macht, immer kann der Sportler den Handstand nie länger als einige Sekunden halten. Hier gilt: den Handstand an der Wand üben. Schnell wird sich herausstellen, dass nicht das Gleichgewicht das Problem ist, sondern die fehlende Kraft in den Schultern, um das ganze Gewicht des Körpers zu halten. Wenn der Sportler nur 1-2 Minuten einen Handstand, an die Wand gelehnt, ohne Probleme halten kann, ist es ein Leichtes, beim freistehenden Handstand das Gleichgewicht zu finden.

Oft ist es nur ein kleiner Teil einer Bewegung oder einer Übung, die es einem unmöglich macht, voranzukommen. Wichtig ist, diesen Teil ausfindig zu machen und daran zu arbeiten, dann ist der Erfolg garantiert! Und genau hier kann das isometrische Training behilflich sein. Wie gesagt, es ist ein Hilfsmittel, kein Trainingssystem und auch keine Trainingsphilosophie. Es sollte sich dort in Ihr Training integrieren, wo es gebraucht wird.

Es gibt Übungen, die einem behilflich sein können, extreme Sachen, wie die *Human Flag* (welches zwar auch eine isometrische Übung darstellt, jedoch meist um ihrer selbst willen gelernt wird), zu lernen, Übungen, die beim Krafttraining helfen, Übungen, die die Ausdauer steigern, und und und, die Möglichkeiten sind zahlreich.

3.5.2 Möglichkeit Nummer zwei

Die isometrischen Übungen werden zu einer eigenständigen Trainingseinheit zusammengesetzt. Das ergibt jedoch nur Sinn, wenn man folgende Ziele damit verbindet:

- Man möchte sich über eine kürzere Zeitspanne fit halten und einen Abbau der Muskelmasse verhindern (verletzungsbedingte Ausfälle des Trainings, Urlaub, Zeitmangel o. Ä.).
- Als Gesunderhaltungsmaßnahme der Muskulatur. Nicht jeder hat die Zeit oder den Willen dazu, in einen Fitnessclub zu fahren und ein bestimmtes Training über eine Stunde lang zu absolvieren. Um sich trotzdem fit zu halten, empfiehlt es sich, ein isometrisches Trainingsprogramm zu erstellen und täglich danach zu trainieren. Da es nur ca. fünf Minuten erfordert, um auf diese Weise den ganzen Körper zu trainieren und man meist ohne Hilfsmittel auskommt, ist es für wirklich jeden machbar. Diese Art von Training ist nicht auf große Fortschritte ausgerichtet, sie soll aber die Muskeln gesund halten. Da die Muskulatur beansprucht wird, atrophiert sie nicht: Use it or lose it - benutze es oder verliere es!
- Eine weitere Möglichkeit ist, ein kleines isometrisches Programm zu erstellen, um es beispielsweise im Büro auszuführen und so Sport und eine gesunde Lebensweise in seinen Alltag einzubauen. Hier stellt sich jedoch nicht die Frage nach dem WER. So ein Programm kann sowohl ein Sportler machen als auch jemand, der wenig oder gar nicht trainiert.

- Wer immer motiviert sein möchte, kann das Training gerne in den Alltag einbauen. So kann man beispielsweise beim Fahrradfahren den Lenker fest zusammendrücken und so die Griffkraft effektiv verbessern. Oder man setzt sich auf einen Stuhl und versucht, mit den Armen die Beine auseinanderzudrücken. Möglichkeiten zum Üben im Alltag gibt es viele, und isometrische Übungen passen da wie die „Faust aufs Auge". Sie brauchen wenig Platz, wenig Zeit und viele sind für andere nicht einmal sichtbar.

Aber es gibt eine Reihe isometrischer Übungen, die nicht jeder ohne Weiteres ausführen kann. Einige sind sogar für Topathleten sehr schwierig und müssen lang trainiert werden. So hat man jedoch noch die Möglichkeit, daraus eine Art Herausforderung für sich selbst zu machen, indem man versucht, solche schweren Übungen zu meistern. Man kann sich z. B. vornehmen, den L-Sit, eine Übung, die später ausführlich besprochen wird, mithilfe meines Sieben-Schritte-Programms zu lernen (dazu bald mehr). So lernt man, wie man einmal gesetzte Ziele erreichen kann, um dann auch „Großes" in Angriff zu nehmen.

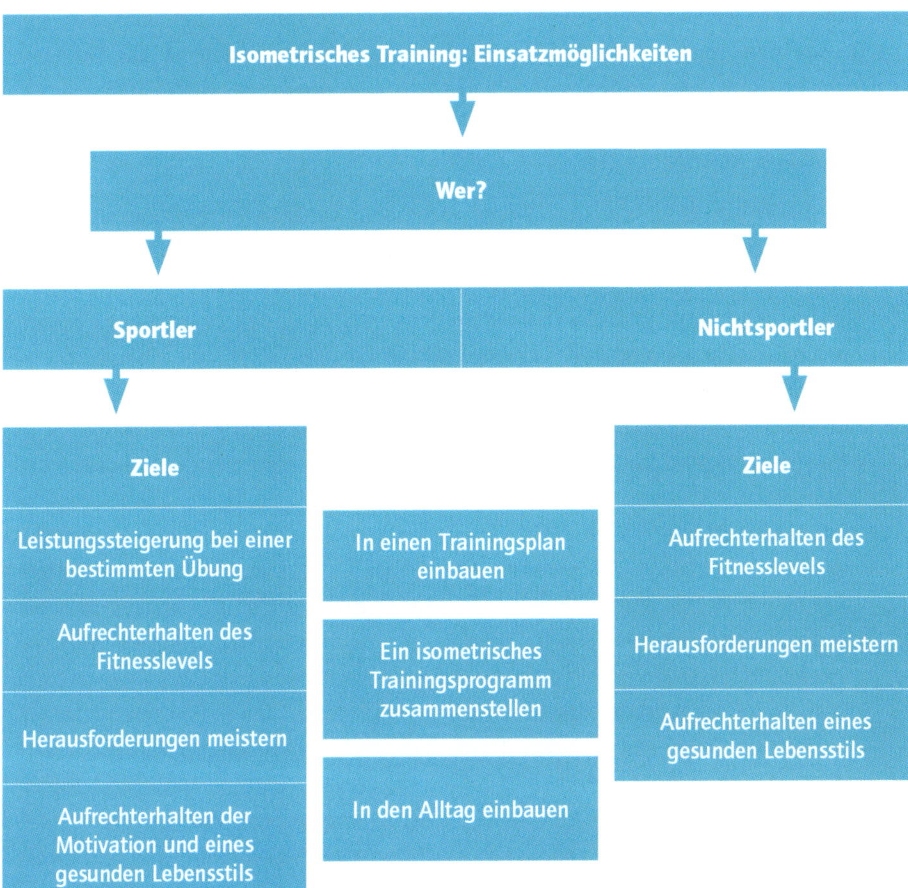

Abb. 2: Einsatzmöglichkeiten des isometrischen Trainings

3.6 Zum Ablauf

Eine Trainingseinheit lässt sich idealerweise in drei Teile gliedern. Man fängt mit dem *Aufwärmen* an, geht zum *Haupttraining* über und hört mit einem *Cool-down* auf.

Das **Aufwärmen** ist dabei sehr wichtig. Es bereitet den Körper auf die bevorstehende Arbeit vor und steigert somit die Leistungsfähigkeit. Außerdem schützt es vor Verletzungen. Das Aufwärmen fördert die Durchblutung und versorgt so die Muskeln mit Sauerstoff und wichtigen Nährstoffen. Des Weiteren wird die Produktion der sogenannten *Synovialflüssigkeit* angeregt. Sie ist sozusagen das Schmiermittel in unseren Gelenken und schützt sie vor Verschleiß.

Dehnen vor dem Training

Ein Punkt den ich hier ansprechen möchte ist der Zeitpunkt an dem man dehnen sollte. Vor oder nach dem Haupttraining? Meiner Meinung nach ist das Dehnen vor dem Training unter bestimmten Voraussetzungen besser. Ja, viele Fitnesstrainer werden mir da widersprechen, deshalb möchte ich in Kürze darstellen warum ich diese Meinung vertrete:

1. Wenn wir vor dem Training dehnen, verbessern wir unseren Bewegungsradius. Somit können wir die darauffolgenden Übungen – beispielsweise Tritte oder auch Kniebeugen – sauberer ausführen. Des Weiteren werden wir auf lange Sicht flexibler und können somit die verschiedenen Übungen im vollen Bewegungsradius ausführen ohne an unsere Grenzen, die durch eine verkürzte Muskulatur auftreten, zu stoßen.
2. Muskuläre Dysbalancen werden vorgebeugt. Wir vermeiden es unsere Muskulatur wegen möglichen Verkürzungen (genauer gesagt Verspannungen) ungleich zu trainieren.
3. Intensives Dehnen nach dem Training verringert die so dringend nötige Durchblutung der „zerrissenen" Muskelfasern (Mikroverletzungen in den Sarkomeren). Das Blut mit den Nährstoffen braucht der Muskel um sich zu regenerieren. Beachten Sie: ich spreche hier von intensivem Dehnen. Sanftes Stretching hingegen gehört zu aktiven Regenerationsmaßnahmen!
4. Dies ist für mich der wichtigste Punkt anhand dessen Sie entscheiden können ob Sie vor oder besser nach dem Training dehnen. Denn hier geht es um Ihr Ziel: Wieso dehnen Sie? Möchten Sie nur die wohltuende Wirkung von Dehnübungen erfahren oder möchten Sie große Fortschritte machen und den Spagat lernen? Jeder der einen Spagat beherrschen möchte, sollte diesen immer können, wenn

es sein muss auch mitten in der Nacht! Wenn wir uns nach dem Training dehnen, sind unsere Muskeln sehr warm und somit flexibler. Deshalb kommen wir tiefer. Für einen Kämpfer oder Tänzer ist es aber wichtig den Spagat auch „kalt" zu beherrschen, sonst hätte man keine Kraft mehr zu performen. Sind Ihre Ziele also beim Stretching hoch, so sollten Sie vor dem Haupttraining dehnen.

Das sind die Gründe warum ich es so lehre. Andererseits gibt es auch gute Gründe, warum man nicht vor dem Training dehnen sollte. Besonders vor dem Krafttraining kann es problematisch werden, da durch das Dehnen der Muskel mit weniger Blut versorgt wird. Auch kommt es zu einem Spannungsabfall und somit zu Kraftverlust. Wenn Sie also Kraft oder Schnelligkeit trainieren wollen, ist es sinnvoller eine längere Dehneinheit erst nach dem Training zu absolvieren und vor dem Training neben dem Aufwärmen an Cardiogeräten einige Beweglichkeitsübungen aus dem Arsenal der aktiven Schwunggymnastik zu machen. Wie groß dann Ihr Fortschritt sein wird, kann ich nicht sagen. Auf jeden Fall können Sie so Ihren Grad an Beweglichkeit bewahren. Allerdings dehnt jeder einzelne Sportler den ich bisher getroffen habe und der den Spagat beherrscht, sich immer vor dem Training oder baut eine extra Dehneinheit in den Trainingsplan ein.

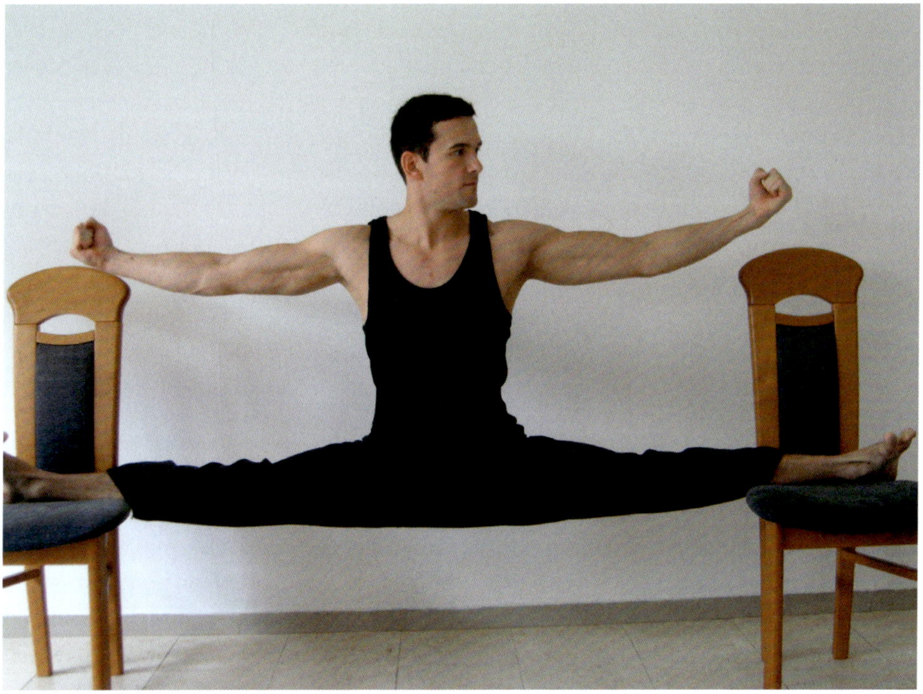

Am besten fängt man sein Training mit einfachen, kreisenden Bewegungen an. Man könnte beispielsweise beim Nacken anfangen und den Kopf im und gegen den Uhrzeigersinn drehen, das Gleiche dann mit den Schultergelenken, Ellbogen, Handgelenken, der Hüfte, den Knien und schließlich mit den Fußgelenken.

Danach steigert man etwas die Intensität und macht Hampelmänner, geht aufs Laufband oder macht sich ans Seilspringen. Dabei sollte das Aufwärmen nicht länger als 10 Minuten (5 Minuten reichen meistens) in Anspruch nehmen. Bei kaltem Wetter oder mit zunehmendem Alter kann man es etwas länger machen. Nachdem man warm ist, kann man einige Dehnübungen machen, wer nicht den ganzen Körper dehnen möchte, dehnt nur die Muskulatur, die in der Trainingseinheit gebraucht wird.

Auf das Aufwärmen folgt das **Haupttraining**, was auch immer das dann bei Ihnen ist. Wenn Sie das isometrische Training nach der ersten Möglichkeit einsetzen möchten, so integrieren Sie es in Ihr Training. Man kann es als Intensitätstechnik einsetzen, es zwischen den Sätzen ausführen oder einige wichtige Übungen vor oder nach dem Trainingsprogramm ausführen.

Wenn Sie sonst nicht trainieren und sich für die isometrische Methode als ein eigenständiges Workout entschieden haben, so machen Sie Ihr Programm auch erst, nachdem Sie sich aufgewärmt haben.

Auf das Training folgt **die Cool-down-Phase** oder das Abwärmen. Es sind meist Lockerungsübungen, die man als angenehm empfindet. niedrige Sprünge auf der Stelle, sich locker strecken, die Gliedmaßen ausschütteln. Ich persönlich mag auch einfache Atemübungen. Der Zweck des Abwärmens besteht darin, den Körper wieder sanft in seinen Normalzustand zu versetzen. Man pumpt wieder Blut in die Gliedmaßen, die durch das Training beansprucht wurden und sich dadurch versteiften und lockert diese, das beschleunigt die Regeneration. Cool-down-Übungen braucht man nicht länger als 5-10 Minuten auszuführen. Wer von seinem Trainingsort noch mit dem Rad heimfährt, kann diese Phase als Cool-down bezeichnen. Laufen hingegen eignet sich eher weniger dafür. Wichtig ist einfach, die Durchblutung der durch das Training beschädigten Muskeln nochmals anzuregen, somit diese mit Nährstoffen aus dem Blut zu versorgen.

Viele isometrische Übungen bedürfen aber keines großartigen Aufwärmens. Wenn Sie nicht unbedingt die *Goldene Brücke* oder die *Human Flag* üben und nur mal kurz isometrisch trainieren möchten, nur zu. Welche Übungen sich ohne Aufwärmen ausführen lassen, werden Sie durch einen gesunden Menschenverstand herausfinden. Meistens sind es diejenigen, die nicht die Gelenke beanspruchen. Natürlich sollte man auch auf seinen momentanen Zustand achten. Wenn man gerade zwei Stunden auf dem Sofa saß, sollten keine Übungen ohne vorheriges Aufwärmen gemacht werden. War man aber physisch aktiv, lassen sich isometrische Übungen gefahrlos durchführen.

Ich persönlich halte es so:

Ich integriere die isometrischen Übungen in mein tägliches Training. Beispielsweise mache ich da den Handstand oder verschiedene Übungen für die Körperspannung sofort nach dem Aufwärmen. Danach trainiere ich mit Gewichten und verwende dabei die isometrischen Übungen als Intensitätstechniken. Nach dem Training kommt es vor, dass ich wieder einige isometrische Übungen mache. Dann, im Laufe des Tages, übe ich immer wieder weiter, so trainiere ich beispielsweise die Griffkraft, indem ich mich bei jeder Gelegenheit mit einem Arm an die Klimmzugstange hänge oder beim Autofahren das Lenkrad zusammendrücke.

Ein komplettes isometrisches Workout kommt bei mir nur im Urlaub vor oder wenn ich extrem wenig Zeit habe.

3.7 Die sieben Schritte zum Ziel

In allem, was wir tun, können wir Erfolg haben oder aber auch scheitern. Es gibt jedoch einige Schritte, die man machen kann, um Erfolg zu haben. Hier möchte ich Ihnen diese Schritte erläutern, damit das Training für Sie große Früchte trägt. Diese *sieben Schritte zum Ziel* kann man immer anwenden, gleichgültig, welches Ziel man verfolgt. Das Ziel kann sowohl im sportlichen Bereich liegen als auch in allen anderen.

Schritt 1: Ziel setzen, auch Zwischenziele

Das Wichtigste ist immer die *Zielsetzung*. Ohne ein klares Ziel vor Augen zu haben, wird man auch keinen Erfolg haben. Außerdem muss es eine Deadline geben, bis wann Sie Ihr Ziel erreichen möchten. Das Ziel muss aber realistisch sein, wer sich zum Ziel setzt, innerhalb von einem Jahr 100 kg beim Bankdrücken zu machen, momentan aber mit 50 kg gut bedient ist, wird vermutlich scheitern, Ausnahmen bestätigen natürlich die Regel.

Um herauszufinden, was für einen selbst realistisch innerhalb eines Zeitraums möglich ist, kann man sich kleinere *Zwischenziele* setzen. Ein Zwischenziel wäre beispielsweise, in einem Monat die 50 kg auf 55 kg zu erhöhen. Erreicht man das Ziel leicht, so kann man für die nächste Zeit weiterhin solch hohe Ziele setzen. Erreicht man es nicht und schafft nur 2 kg mehr, so sollte man mit dem Ergebnis zufrieden sein und die nächsten Ziele etwas niedriger ansetzen, sich jedoch nicht entmutigen lassen. Jeder muss seine eigene Schrittgeschwindigkeit für sich selbst durch Probieren herausfinden.

Ein weiterer wichtiger Punkt ist, dass die Zielsetzung positiv sein sollte. Die 100 kg beim Bankdrücken sind ja schon sehr sachlich. Wenn das Ziel aber mehr oder weniger abstrakt ist, so ist es sehr wichtig, dass es gut formuliert ist. Wer Rückenschmerzen hat, setzt sich sein Ziel vielleicht etwa so: Innerhalb dieses Jahres möchte ich meine Rückenschmerzen loswerden. Doch das Ziel sollte etwas Positives sein, Sie sollten von Ihrem Ziel etwas haben. Positiv könnte man das Ziel so formulieren: Innerhalb dieses Jahres möchte ich meinen Rücken gesund und stark machen. In der ersten Zielsetzung ist „Rückenschmerz" das Schlagwort, in der zweiten hören wir „gesund und stark". Das ist ein gravierender Unterschied und bestimmt so auch die Herangehensweise.

Schritt 2: Eine Situationsanalyse machen

Wo bin ich jetzt? Was sind meine Möglichkeiten, wo liegen die Risiken? Sie möchten 100 kg beim Bankdrücken schaffen, wie viel schaffen Sie aber mit korrekter Technik momentan? Wo und wann können Sie trainieren? Wie kommen Sie an Ihren Trainingsort?

Sie haben Rückenschmerzen, wo genau? Ist es wirklich die schwache Rückenmuskulatur oder vielleicht doch der Bauch? Sitzen Sie falsch?

Schreiben Sie alles über Ihre momentane Situation zu dem Thema auf. Später sollen die Notizen auch zum Vorher-nachher-Vergleich dienen.

Schritt 3: Den Weg zum Ziel festlegen/Fachkenntnisse

Sie sammeln alle relevanten Informationen und suchen sich das Beste heraus. Sie überlegen sich Übungen, lassen sich beraten und machen sich konkrete Trainingspläne, wie oft Sie trainieren möchten, wann, wo. Wann erholen Sie sich? Welche Methoden gibt es, die zum Ziel führen könnten?

Sie wollen die 100 kg schaffen. Sie legen fest, dass Sie zweimal die Woche Bankdrücken machen. Um die Brustmuskeln weiter zu stärken, integrieren Sie auch Dips in Ihr Workout. Darüber hinaus trainieren Sie den Trizeps und die Schultern, weil sie an der Bewegung beteiligt sind. Sie halten das Gewicht isometrisch am Ende eines jeden Satzes. Sie kennen die verschiedenen Intensivierungstechniken und integrieren vielleicht noch Kniebeugen in Ihr Workout, weil diese den ganzen Körper stärken.

Sie haben Rückenschmerzen. Sie erstellen sich ein kleines Ganzkörperprogramm, um sich zu stärken. Sie arbeiten an Ihrer Sitzhaltung, kaufen sich vielleicht einen besseren Stuhl. Sie dehnen sich. Sie nehmen an einem Rückentrainingskurs teil.

Schritt 4: Disziplin, dem Weg folgen

Nachdem man ein Ziel hat und sich den Plan zum Erfolg erstellt hat, muss man ihn konsequent befolgen. Ohne Ausreden zu finden und ohne sich selbst zu belügen. Manchmal wird man feststellen, dass einige Punkte, die theoretisch ganz gut klappen sollten, praktisch nicht umsetzbar sind. Kein Problem, adaptieren Sie Ihren Plan an die Realität und machen Sie weiter. Schon bald wird das, wozu Sie sich zunächst aufraffen mussten, zur guten Gewohnheit.

Schritt 5: Motivation aufrechterhalten

Nach einiger Zeit wird der Ehrgeiz, den man noch am Anfang verspürte, weniger werden und um dem entgegenzuwirken und an seinem Ziel weiter zu arbeiten, muss man neben der Disziplin auch die Motivation aufrechterhalten. Man sollte sich mit dem Thema im Geist immer wieder beschäftigen. Neues Wissen, welches zum Ziel beitragen könnte, erwerben. Da helfen Bücher, Dokumentationen, manchmal auch Filme. Man sollte sich nicht mit Pessimisten über seine Ziele unterhalten und am besten Gleichgesinnte finden. Und natürlich sich von seinen bisherigen Erfolgen motivieren lassen, und da wären wir bei Schritt 6.

Schritt 6: Kontrolle

Regelmäßig sollte man prüfen, welche Fortschritte man erzielt hat. Wurden alle Zwischenziele erreicht? Toll, dann heißt es weitermachen und schon bald ist man am Ziel.

Es wird sicher vorkommen, dass sich mal überhaupt nichts getan hat. Wenn das der Fall ist, sollte man sich Schritt 3, 4 und 5 genauer anschauen. Meistens weiß man dann, woran es liegen könnte und was man ändern muss, um weitere Fortschritte zu verbuchen. Wichtig ist es, nicht aufzugeben und immer weiterzumachen.

Schritt 7: Erfolg

Irgendwann ist es dann so weit, Sie werden Ihr Ziel erreicht haben. Was nun? Fakt ist, Erfolg ist nicht eine einmalige Sache. Sicher, einige Ziele sind erreicht und man kann sie einfach abhaken, so wie das Fahrradfahren oder Schwimmen. Das verlernt man nicht. Doch wer es schafft, 100 kg beim Bankdrücken zu stemmen oder eben seinen Rücken zu stärken und damit zu kurieren, wird immer weitermachen müssen. Sonst verliert man das Erreichte bald wieder. Doch das heißt nicht, dass man so hart arbeiten muss, wie am Anfang. Wer sein Ziel erreicht hat, muss einfach das Erreichte aufrechterhalten und nicht in alte Gewohnheiten zurückfallen. Man muss es „nutzen", sonst verliert man es. Jeder, der sich ein Ziel setzt, welches schwierig zu erreichen ist, muss wissen, dass er so sein Leben ändert. Es wird nicht mehr so sein wie zuvor. Doch man ändert sich zum Besseren und das ist es wert.

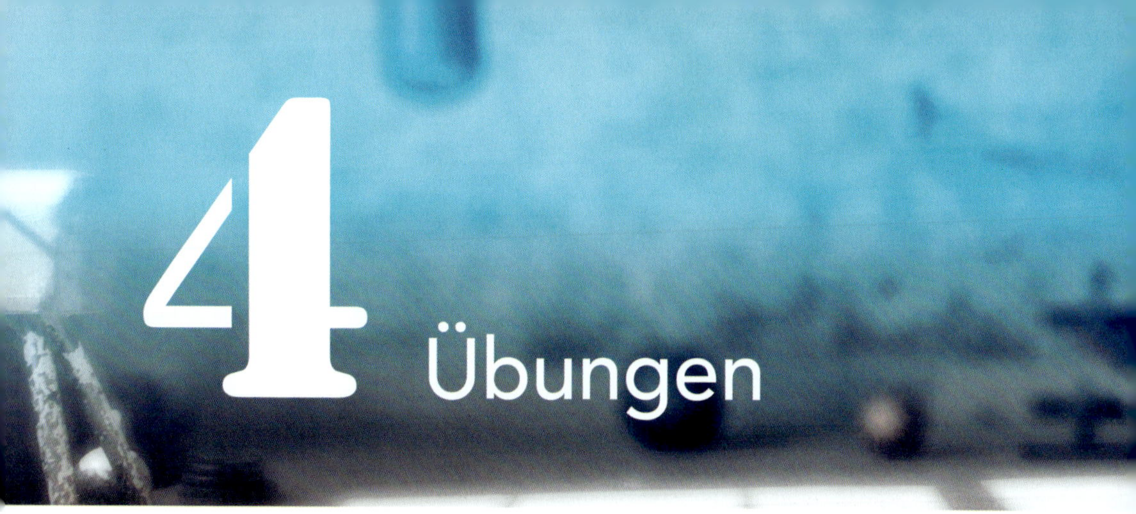

4 Übungen

Die Übungen

Bevor wir fortfahren, halten wir noch einmal in Kürze fest, was das isometrische Training zu bieten hat bzw. welche Absichten es verfolgt.

Durch das isometrische Training können wir:

- die Mind-Muscle-Connection steigern;
- die Zeitdauer, während der wir unsere maximale Kraft einsetzen können, enorm verlängern;
- unsere Kraftausdauer verbessern;
- die Muskulatur effektiv und ohne großen Zeitaufwand mit Blut bzw. den wichtigen Nährstoffen daraus versorgen;
- unsere Konzentrationsfähigkeit schulen;
- allgemein ein besseres Körpergefühl entwickeln sowie
- Plateaus im Training überwinden.

Punkte

Ich habe versucht, ein Punktesystem zu entwerfen, um Ihnen die Auswahl zu erleichtern und aufzuzeigen, welche Übungen für welches Fitnesslevel mir geeignet zu sein scheinen. Die Punktevergabe soll aber nur eine grobe Orientierungshilfe sein, da sie auf der Basis meiner eigenen Erfahrung und der einiger Klienten von mir entstanden ist. Es sagt nicht unbedingt etwas darüber aus, wie schwer die Übung ist, sondern wer die Übung schaffen kann. Wenn ich beispielsweise das isometrische Bankdrücken (Übung 1/Brust) mit einer 1 versehe, so heißt das nicht, dass die Übung leicht ist, denn man kann die Übung mit 10 kg oder eben 100 kg machen. Jedoch ist die Übung mit dem passenden Gewicht durchaus für jeden machbar. Die Punktvergabe sieht wie folgt aus:

1 = die Übung kann im Prinzip jeder schaffen

2 = mit etwas Übung schafft es jeder

3 = die Übung ist etwas anspruchsvoller, ein gewisses Fitnesslevel ist vonnöten

4 = die Übung ist schwer, für erfahrene Athleten machbar

5 = die Übung ist selbst für erfahrene Athleten sehr schwer

4.1 Nacken- und Halsmuskulatur

Diese Art der Muskulatur ist für das Drehen, Neigen und Beugen des Kopfs zuständig. Es bedecken mehrere Schichten von Muskeln den Nacken. Die äußere Schicht bildet der obere Teil des *Trapezius*, darunter liegt der *Riemenmuskel des Kopfs*, darauf folgt der *Halbdornmuskel des Kopfs* und eine weitere Schicht bilden die *Drehermuskeln*.

Die Halsmuskeln gehören zur Muskulatur der Mimik. Die Nackenmuskeln werden als eine Weiterführung der Rückenmuskulatur verstanden, jedoch kann man diese nur bedingt mit den üblichen Rückenübungen trainieren. Dabei ist es sehr wichtig, einen starken Nacken zu haben. Zum einen, weil durch unseren Hals viele wichtige Nerven zum Kopf verlaufen, und starke Muskeln bieten diesen zusätzlichen Schutz. Zum anderen ist ein starker Nacken besonders in den Kampfkünsten wichtig, weil man so Schläge auf den Kopf besser „nehmen" kann und die Verletzungsgefahr sinkt. Zusätzlich ist man durch einen starken Nacken auch gegen ein Schleudertrauma gut gerüstet.

Der Nacken ist ein empfindlicher und komplexer Körperteil, der eine Art Brücke zwischen unserem Gehirn und unserem Körper darstellt. Bevor Sie mit irgendwelchen Übungen anfangen, sollten Sie den Bereich etwas aufwärmen. Es ist auch Vorsicht angebracht, muten Sie sich nicht zu viel zu.

Übung 1.1: Mit den Händen gegen den Kopf drücken I

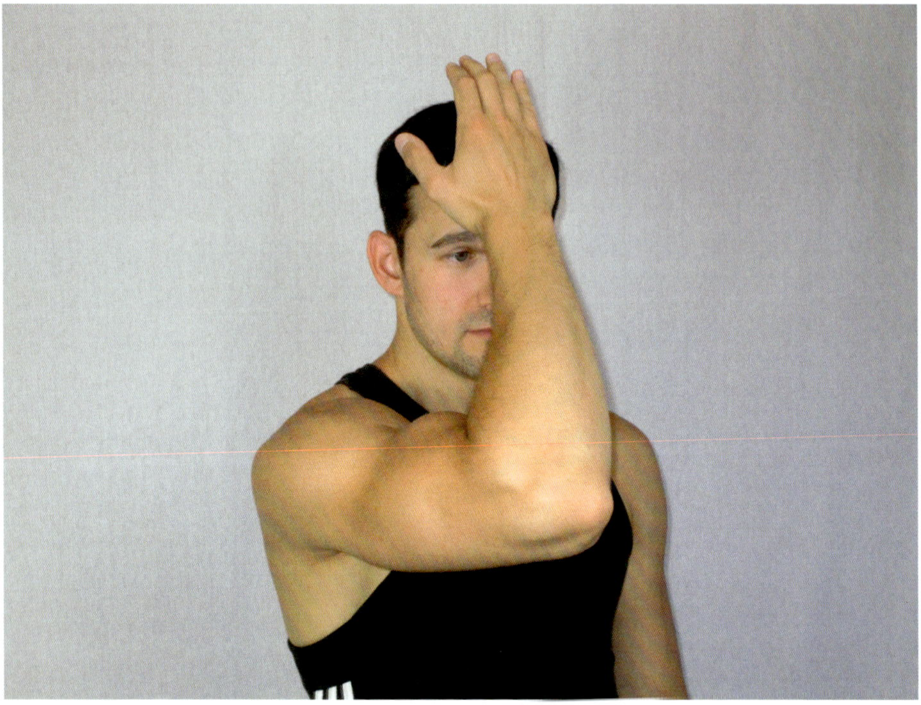

Diese Übung kann man sowohl im Stehen als auch im Sitzen durchführen, doch der Rücken sollte dabei immer gerade sein.

Heben Sie Ihre Hand zur Stirn, atmen Sie ein.

Drücken Sie mit der Handfläche gegen die Stirn, gleichzeitig drücken Sie aus dem Nacken mit dem Kopf gegen Ihre Hand. Ihre Nackenmuskulatur ist angespannt und Sie atmen langsam aus.

Halten Sie diese Position und die Spannung 4-12 Sekunden.

Wiederholen Sie die Übung 2-3 x.

Übung 1.2: Mit den Händen gegen den Kopf drücken II

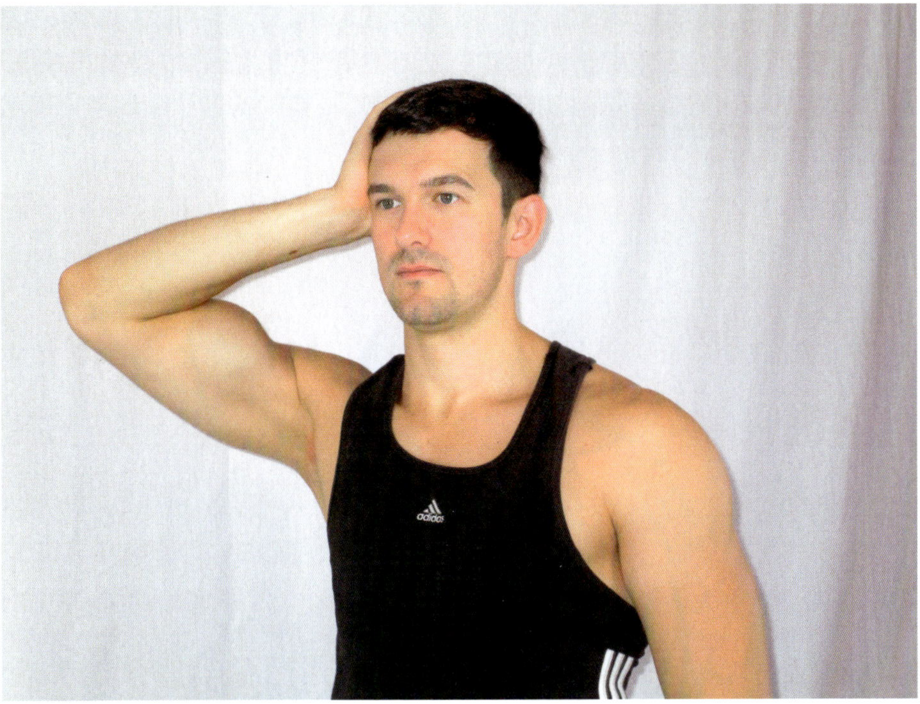

Heben Sie Ihre Hand zur rechten Seite des Kopfs, atmen Sie ein.

Drücken Sie nun mit der rechten Hand gegen die rechte Seite am Kopf, gleichzeitig drücken Sie aus dem Nacken mit dem Kopf gegen Ihre Hand. Ihre Nackenmuskulatur ist angespannt und Sie atmen langsam aus.

Halten Sie diese Position und die Spannung wieder 4-12 Sekunden.

Wiederholen Sie das Gleiche auch auf der linken Seite mit der linken Hand.

Machen Sie 2-3 Wiederholungen.

Übung 1.3: Mit den Händen gegen den Kopf drücken III

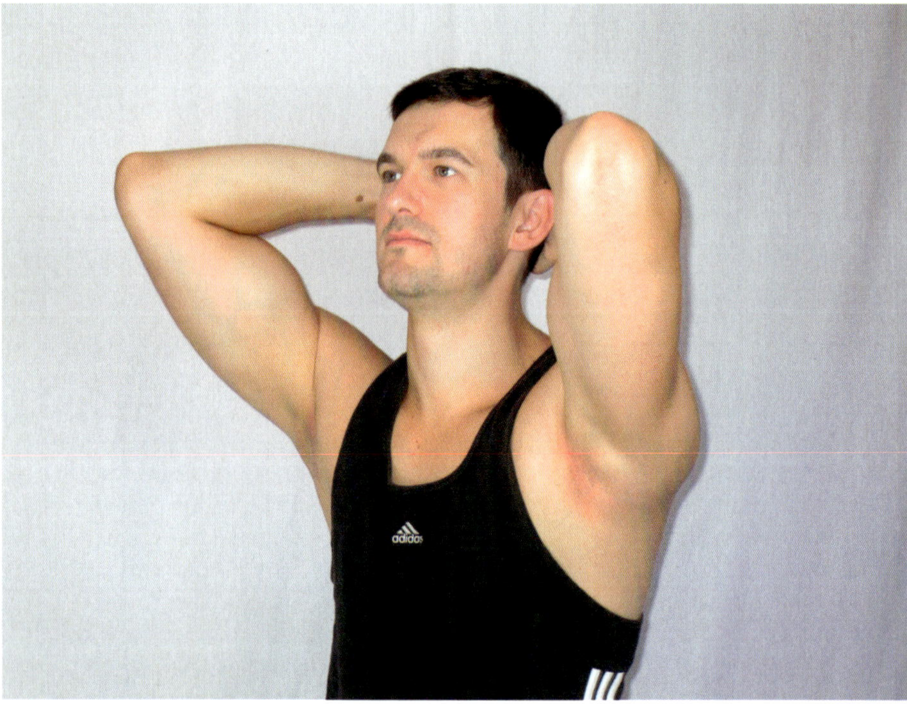

Legen Sie beide Hände an den Hinterkopf, atmen Sie ein.

Drücken Sie mit den Händen gegen den Kopf und gleichzeitig mit dem Kopf gegen die Hände. Ihre Nackenmuskulatur ist angespannt und Sie atmen langsam aus.

Halten Sie diese Position und die Spannung 4-12 Sekunden.

Machen Sie 2-3 Wiederholungen.

Kommentar

Das ist eine Basisübung des isometrischen Trainings für die Nackenmuskulatur. Wenn wir alle Varianten ausführen, können wir auch alle Nackenmuskeln erreichen. Diese Übung kann fast jeder gefahrlos ausüben, sie bedarf auch nicht unbedingt eines vorherigen Aufwärmens.

Übung 2.1: Mit dem Kopf Widerstand gegen das Handtuch leisten (hintere Nackenmuskulatur)

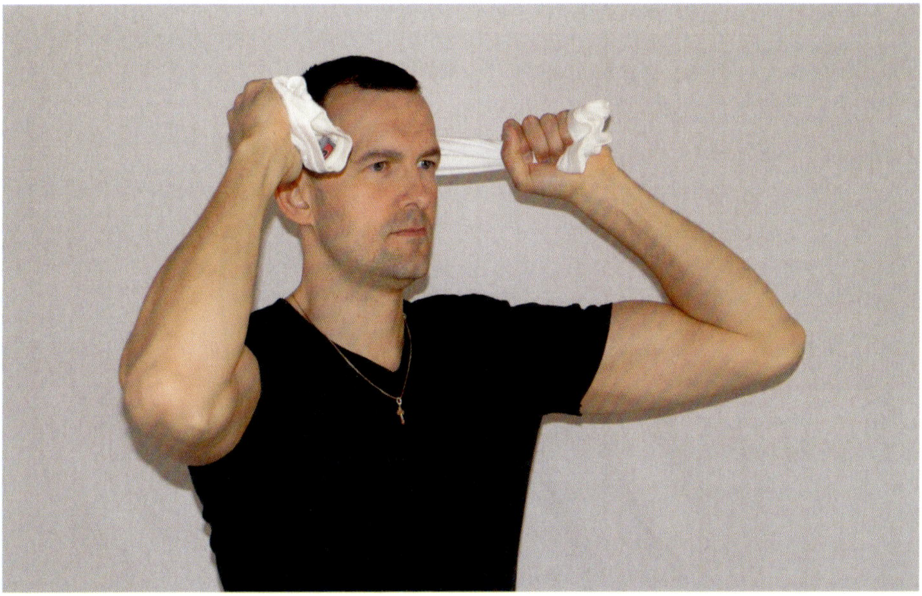

Für die nächste Übungsabfolge brauchen Sie ein Handtuch. Diese Übungen sollten im Stehen durchgeführt werden, da hier eine gute Haltung wichtig ist.

Nehmen Sie ein Handtuch und legen Sie es um Ihren Hinterkopf. Die beiden Enden des Handtuchs halten Sie auf Augenhöhe vor dem Gesicht.

Ziehen Sie nun am Handtuch und halten Sie mit der Nackenmuskulatur dagegen. Steigern Sie ganz langsam die Spannung und atmen Sie dabei ruhig aus.

Halten Sie die Spannung 4-12 Sekunden.

Wiederholen Sie die Übung 2-3 x.

Übung 2.2: Mit dem Kopf Widerstand gegen das Handtuch leisten (vordere Nackenmuskulatur)

1
2
3
4
5

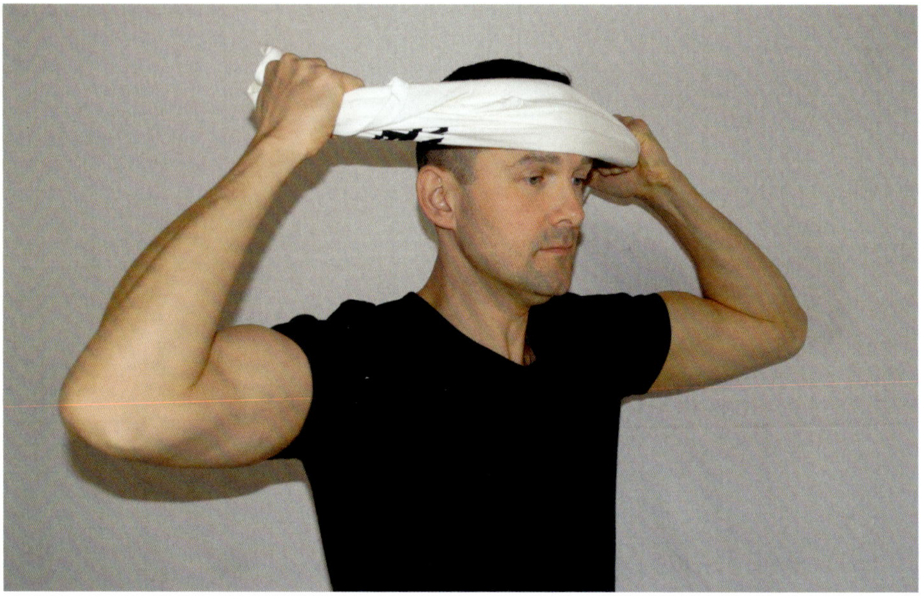

Nehmen Sie ein Handtuch und legen Sie es um die Stirn. Spannen Sie das Handtuch. Die beiden Handtuchenden halten Sie auf der Höhe der Schläfen fest.

Ziehen Sie nun am Handtuch und halten Sie mit der Nackenmuskulatur dagegen. Steigern Sie ganz langsam die Spannung und atmen Sie dabei ruhig aus.

Halten Sie die Spannung 4-12 Sekunden.

Wiederholen Sie die Übung 2-3 x.

Kommentar

Wie schon erwähnt, ist eine aufrechte Körperhaltung enorm wichtig, um sich nicht zu verletzen. Das heißt in unserem Fall: Scheitel zeigt nach oben zur Decke, die Schultern sind nach hinten gezogen und sind auf einer Ebene mit dem Becken. Der Rücken ist gerade.

Diese Übungsabfolge kann etwas intensiver sein, da wir hier mehr Kraft aufwenden können als bei der ersten Übungsabfolge. Wer möchte, kann die Übungsabfolge noch ergänzen, indem man das Handtuch um das linke Ohr legt, zieht und dabei Widerstand leistet. Natürlich das Ganze dann auch auf der anderen Seite wiederholen.

Übung 3: Mit dem Kiefer gegen die Handfläche drücken

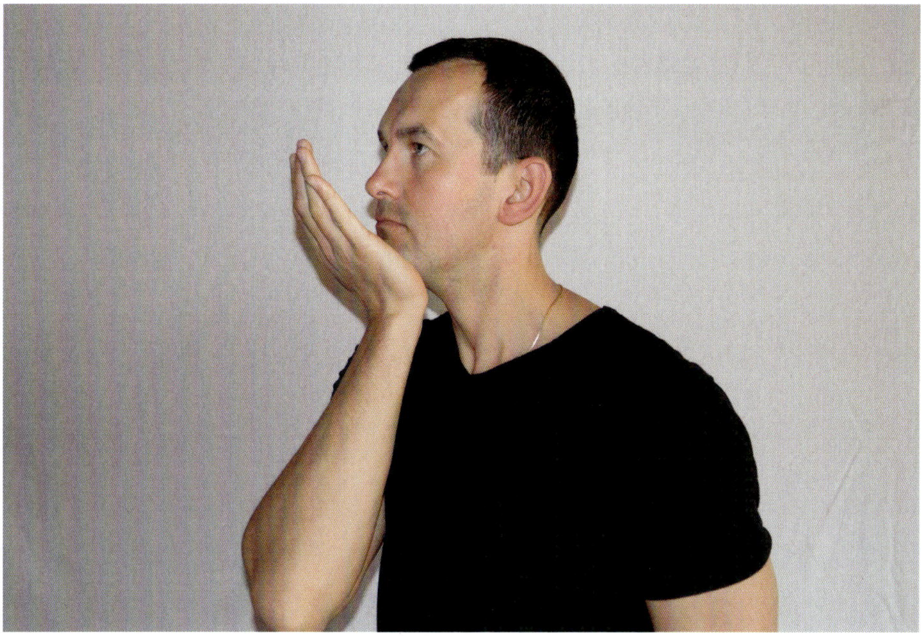

Stellen Sie sich aufrecht hin. Der Rücken ist gerade.

Heben Sie leicht das Kinn, so als ob Sie das erste Stockwerk eines Hauses ansehen.

Legen Sie die Handfläche unter das Kinn und drücken Sie mit dem Kinn gegen die

Handfläche, dabei spüren Sie die vordere Halsmuskulatur.

Halten Sie die Position und die Spannung 4-12 Sekunden.

Wiederholen Sie die Übung, nehmen Sie jedoch die andere Hand.

Kommentar

Diese Übung ist für die vordere Halsmuskulatur. Ein Tipp: Wenn Sie die Übung ausführen, können Sie das Kinn einziehen, sprich kein Doppelkinn bei der Übung machen. Ziehe Sie die Muskulatur so ein, dass das Kinn nach innen „gesaugt" wird.

Übung 4: Mit dem Kopf gegen die Wand stützen

1
2
3
4
5

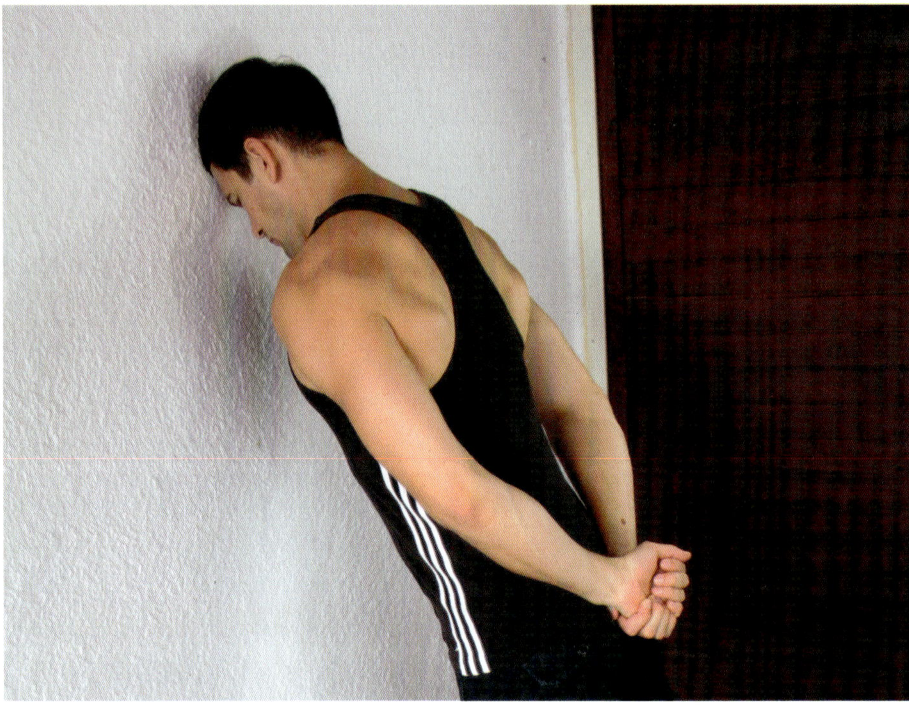

Stellen Sie sich vor eine Wand. Der Abstand zur Wand kann zwischen 20 und 100-120 cm betragen.

Legen Sie die Hände und den Kopf mit der Stirn auf die Wand, atmen Sie ein.

Entfernen Sie langsam die Hände so, dass Sie sich nur mit dem Kopf gegen die Wand lehnen, Ihre Nackenmuskulatur ist angespannt und Sie atmen langsam aus.

Halten Sie diese Position und die Spannung 4-12 Sekunden.

Kehren Sie wieder in die Ausgangsposition zurück und wiederholen Sie die Übung weitere 2-3 x.

Kommentar

Das ist eine Übung aus dem chinesischen Kung-Fu. Neben der Nacken- und Halsmuskulatur trainiert sie auch die Körperspannung. Um Schmerzen zu vermeiden, kann man zwischen die Wand und die Stirn etwas Weiches, wie ein T-Shirt, klemmen. Je besser man bei dieser Übung wird, desto mehr kann man den Abstand zwischen den Füßen und der Wand vergrößern.

Übung 5: Den Boden betrachten

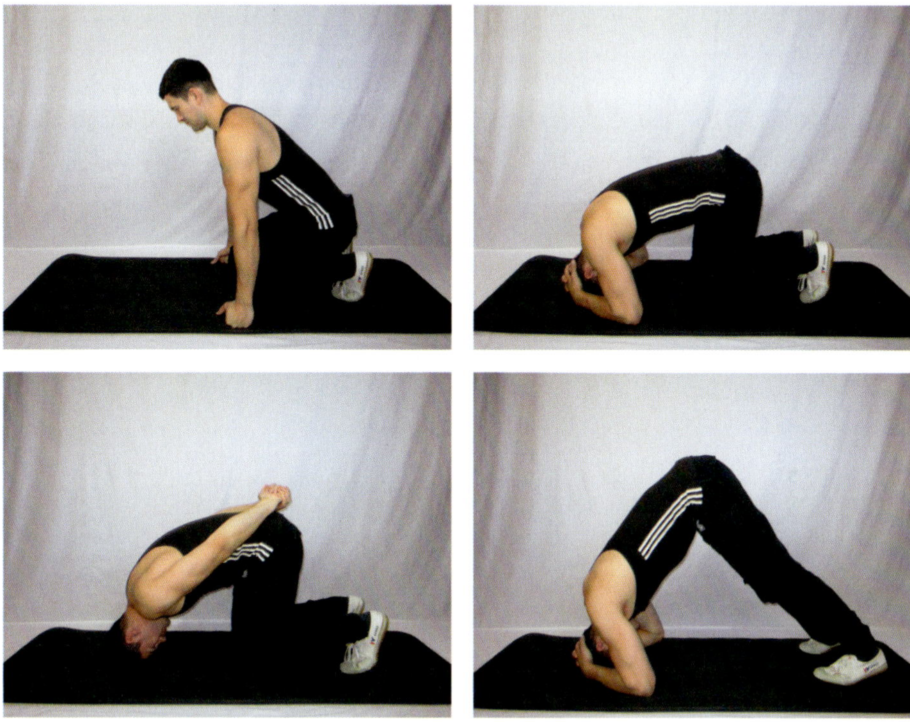

Gehen Sie in die Hocke und stellen Sie Ihre Knie am Boden ab.

Beugen Sie sich vor, bis Sie mit der Stirn den Boden berühren, sichern Sie sich dabei mit den Händen ab, atmen Sie ein.

Entfernen Sie Ihre Hände. Sie stützen sich nun mit dem Kopf am Boden ab. Ihre Nackenmuskulatur ist angespannt und Sie atmen langsam aus.

Halten Sie diese Position und die Spannung 4-12 Sekunden.

Kehren Sie wieder in die Ausgangsposition zurück und wiederholen Sie die Übung weitere 2-3 x oder halten Sie die Pose bis zu einer Minute am Stück.

Kommentar

Oft wird diese Übung als Vorbereitung für den Kopfstand genutzt. Auch hier kann man etwas Weiches unter die Stirn legen. Das ist eine etwas schwierigere Übung, deshalb sollte man am Anfang die Hände nur etwas vom Boden anheben, und immer bereit sein, einzugreifen, falls die Kraft im Nacken nachlässt. Wer mit dieser Übung keine Probleme mehr hat, versucht, die Übung nicht kniend, sondern stehend zu machen, so steigert man die Belastung ein wenig, allerdings sollte man dafür auch gut gedehnt sein (siehe Alternative).

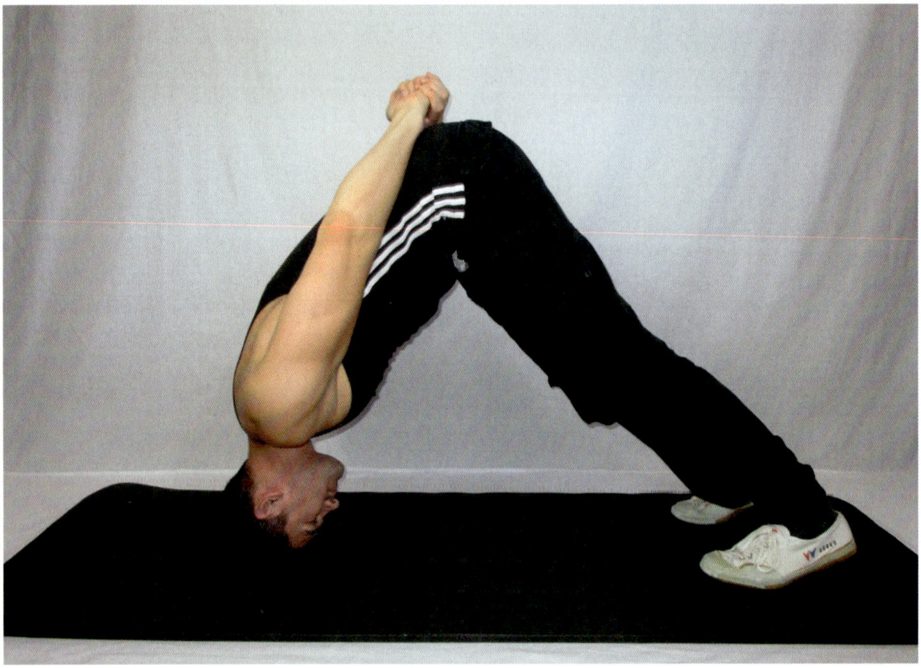

Alternative

Übung 6: Die halbe Brücke

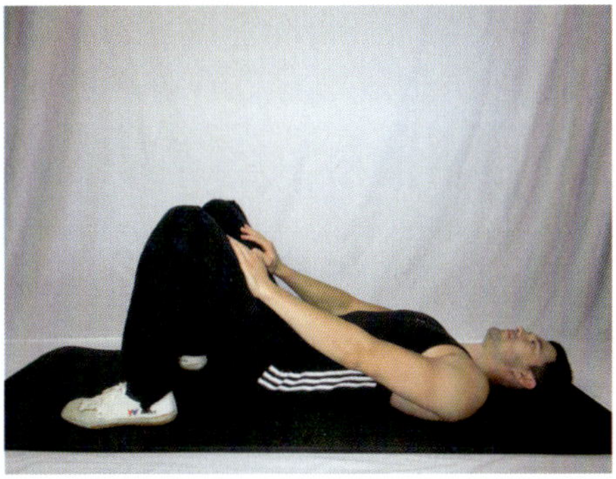

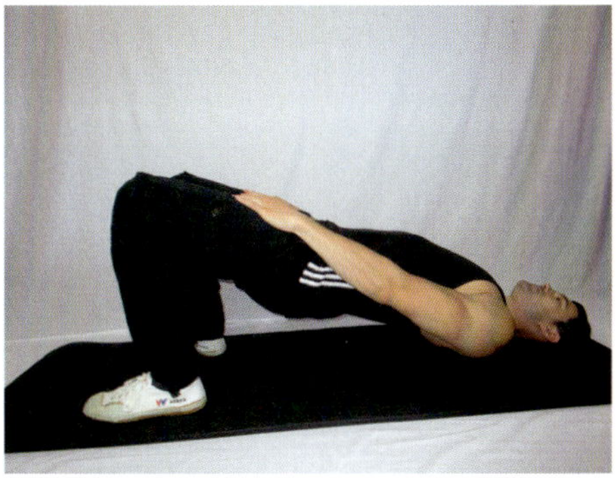

Legen Sie sich flach auf den Boden, die Beine sind jedoch im Knie angewinkelt und die Füße stehen fest auf dem Boden. Die Hände ruhen auf den Oberschenkeln oder auf dem Oberkörper. Atmen Sie ein.

Heben Sie zunächst Ihr Gesäß, dann auch die Schultern vom Boden und atmen Sie langsam aus.

Die Last des Körpers ruht auf den Fußsohlen und dem Hinterkopf, der ganze Körper ist angespannt.

Halten Sie diese Position und die Spannung 4-12 Sekunden und kehren Sie in die Ausgangsposition zurück.

Wiederholen Sie die Übung 2-3 x oder halten Sie die Pose bis zu einer Minute an Stück.

Kommentar

Diese Übung ist ziemlich hart, sie fördert die Nackenmuskulatur extrem, darüber hinaus noch den gesamten Rumpf und den Rücken. Heben Sie Ihre Schultern nicht zu weit vom Boden ab, um eine Überdehnung der Nackenmuskulatur zu vermeiden.

Übung 7: Der Kopfstand

1 2 3 4 5

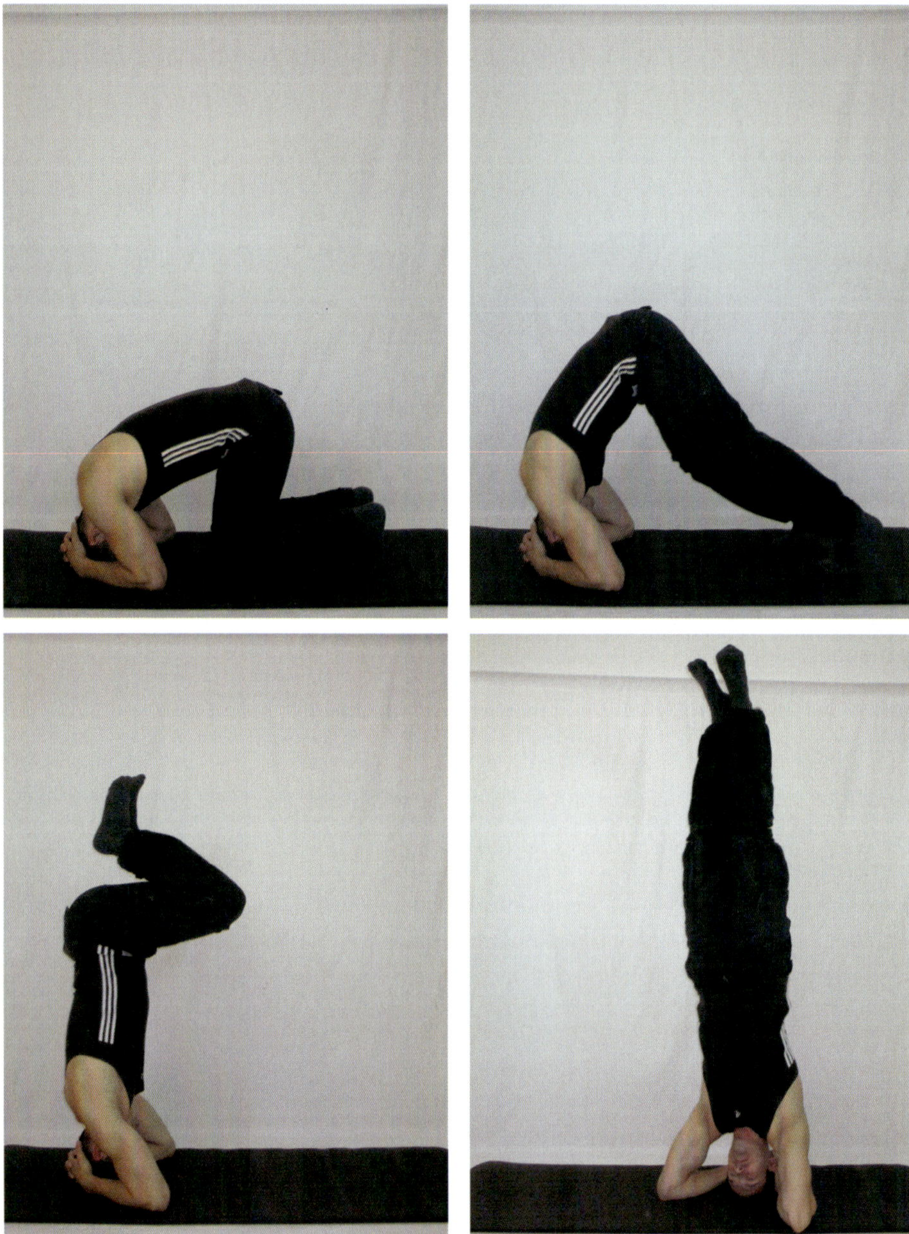

Knien Sie sich hin und stützen Sie sich mit den Ellbogen am Boden ab, die Ellbogen sind etwa schulterbreit voneinander entfernt, die Hände berühren sich und sind mit den Fingern verschränkt.

Senken Sie Ihren Kopf zum Boden ab. Der Kopf ruht auf dem Boden und wird von den Händen gestützt.

Heben Sie die Knie vom Boden ab und laufen Sie so nah zum Körper, bis Sie einen Fuß in die Luft ausstrecken können, darauf folgt der andere.

Sie sind nun im Kopfstand. Der Kopf bildet zusammen mit den Unterarmen die Basis. Die Beine sind gerade nach oben ausgestreckt und Ihr ganzer Körper ist angespannt.

Halten Sie diese Pose solange wie möglich.

Kommentar

Durch den Kopfstand bekommt man starke Schultern, einen starken Nacken und eine gute Körperspannung. Daneben verbessert sich auch der Gleichgewichtssinn. Eigentlich ist der Kopfstand nicht primär eine Nackenübung. Er ist eine sehr wichtige Übung im Yoga, um Gesundheit zu erlangen und zu erhalten. So entlastet dieser Stand die Venen in den Beinen und das Herz. Das Gehirn wird besser mit Blut versorgt, man kommt zur Ruhe und atmet langsamer, wobei gleichzeitig viel Sauerstoff in den Organismus aufgenommen wird. Der Kopfstand soll, laut Yoga, auch bei Kopfschmerzen, Asthma, Schlaflosigkeit, Stress, Angstzuständen und vielen weiteren Unannehmlichkeiten Linderung verschaffen.

Wenn man ihn ausführt, sollte sich das Gewicht nicht bloß auf einem Punkt auf dem Kopf sammeln, sondern auch auf die Ellbogen verteilt sein. Vermeiden Sie einen wackeligen Stand, um Verletzungen vorzubeugen.

Als Alternative kann man, statt sich auf die Unterarme, auf die Handflächen stützen. Der Kopf (Nacken) und die beiden Handflächen bilden so drei Säulen, auf welchen das Gewicht des Körpers ruht. Um nicht nach vorne zu kippen, kann man diesen Stand an der Wand üben.

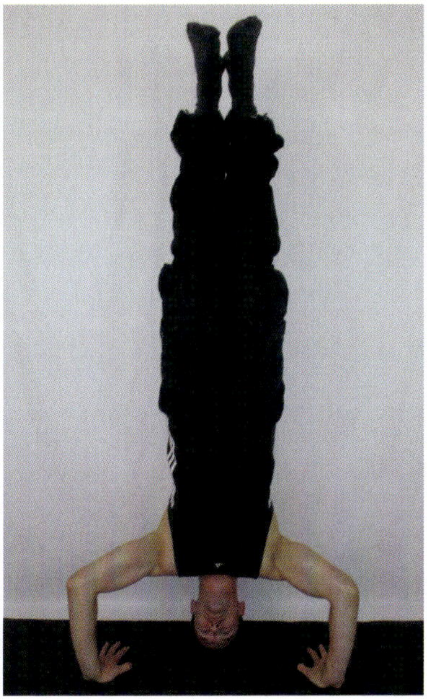

Alternative

Übung 8: Der freie Kopfstand

1 2 3 4 5

Machen Sie einen Kopfstand (genaue Anweisungen siehe Übung 5) neben einer Wand.

Lehnen Sie sich nun mit den Füßen an die Wand und nehmen Sie vorsichtig die Hände, mit denen Sie sich abstützen, weg.

Sie stehen im wahrsten Sinne des Wortes auf dem Kopf. Die Beine und der Oberkörper sind gestreckt, das Gewicht des Körpers lastet auf dem Hals.

Kommentar

Das und die darauf folgende Übung sind die extremsten Nackentrainingsmethoden, die mir bisher bekannt sind. Am besten trainiert man natürlich eine lange Zeit den normalen Kopfstand. Wenn man deutlich länger als eine Minute diesen Stand ohne große Mühe halten kann, verlagert man das Körpergewicht, welches gleichmäßig auf Hände und Kopf verteilt ist, immer mehr auf den Nacken.

Dabei ist es sehr wichtig, den stabilsten Punkt des Schädels ausfindig zu machen. Dazu stellen Sie sich aufrecht mit dem Rücken an eine Wand gelehnt und schauen geradeaus, wobei das Kinn etwas angezogen ist. Der Punkt, welchen Sie dann spüren, wenn Sie noch ein Buch auf den Kopf legen, ist der Punkt, der beim freien Kopfstand das Gewicht des Körpers tragen soll.

Man sollte sich schon beim normalen Kopfstand angewöhnen, den stabilsten Punkt zu finden. Fühlt man sich im Kopfstand sicher und bereit, die Hände wegzunehmen, ist es an der Zeit. Den stabilsten Punkt finden, das Kinn etwas angezogen und die Muskulatur angespannt, voilà!

Am besten ist es, Sie haben noch jemanden neben sich, der zur Not helfen kann. Das Schwierigste an der Übung ist aber, das Gleichgewicht zu halten. Ich meine, an der Wand ist es durchaus machbar, aber frei im Raum auf dem Kopf zu stehen, ist schon eine andere Liga. Und solche Menschen gibt es nicht viele, aber immerhin. Diese Übung, auf dem Kopf frei im Raum zu stehen, wurde vor allem von den *Shaolin*-Kämpfern gemeistert.

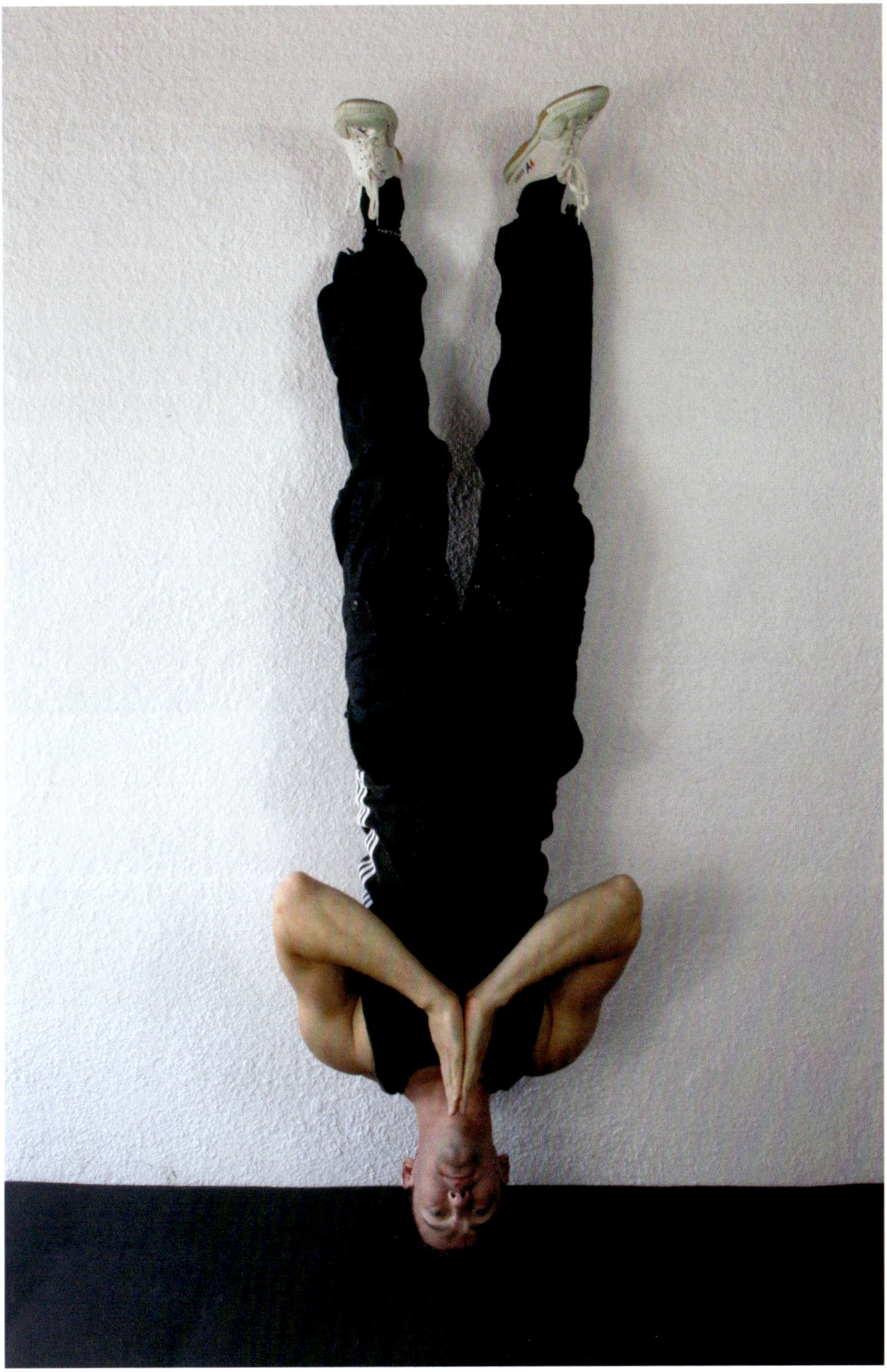

Übung 9: Am Kinn aufgehängt

1 2 3 4 5

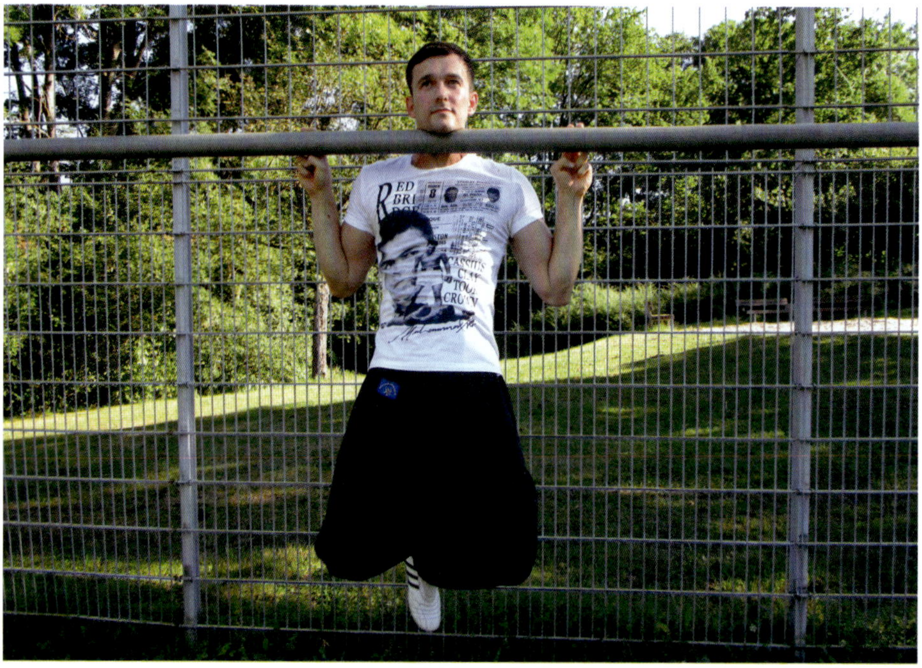

Für diese Übung brauchen Sie eine Klimmzugstange.

Ziehen Sie sich hoch, sodass sich das Kinn über der Stange befindet.

Legen Sie das Kinn an die Stange, atmen Sie aus und spannen Sie es an.

Entspannen Sie die Hände soweit wie möglich und verlagern Sie das Gewicht des Körpers auf das Kinn.

Kommentar

Verlagern Sie bei der Übung den Schwerpunkt nach vorne, d. h., bringen Sie Ihre im Knie angewinkelten Beine etwas vor. Krümmen Sie dabei ein wenig den Rücken.

Am Anfang können Sie sich ganz normal mit den Händen an der Stange festhalten. Nach einer gewissen Zeit des Übens können Sie sich nur noch mit den Fingern an der Klimmzugstange festhalten und schließlich, je stärker Sie werden, immer mehr Finger wegnehmen. Es gibt Menschen, unter anderem auch wieder die *Shaolin*-Kämpfer, die es schaffen, auf diese Weise ganz ohne Hände an einem Seil zu hängen. Die Anfangsstufe kann jeder machen, der einen Klimmzug schafft, die letzte Stufe bleibt wohl auch hier nur den Meistern vorbehalten.

4.2 Schultermuskulatur

Die Muskulatur der Schultern ist sehr vielfältig, bei bestimmten Bewegungen können bis zu 20 kleinere Muskeln beteiligt sein. Wir konzentrieren uns hier aber nur auf die bekanntesten und größten in dieser Körperregion, nämlich auf die Deltamuskeln und den Trapezmuskel. Wenn wir die richtig einsetzen, trainieren wir auch automatisch diverse kleinere Muskeln der Schultergegend. Die Deltamuskeln (dreieckige Schultermuskeln) sind für das Heben der Arme zuständig, der Trapezmuskel hebt die Schultern, was z. B. passiert, wenn wir vor Ahnungslosigkeit mit den Schultern zucken. Beide Muskelgruppen sind für das äußere Erscheinungsbild der Schultergegend zuständig.

Die ersten Übungen aus diesem Kapitel sind eher als Intensitätstechniken für das Bodybuilding bzw. für das Training mit Gewichten zu verstehen. Wenn wir ein Gewicht mit ausgestreckten Armen vor uns hinhalten und die Zeit, in der wir dies machen, verdoppeln, werden wir stärker und können so später bei Übungen, wie Seitheben aus dem Bodybuilding, ein schwereres Gewicht über den ganzen Bewegungsradius verwenden.

Andererseits muss man diese Übungen nicht unbedingt als Intensitätstechniken sehen, denn es gibt zum Beispiel auch das sogenannte *Maßkrugstemmen*, bei dem sich die Menschen darin messen, wer ein volles Maß Bier länger mit ausgestrecktem Arm und mindestens 90° zum Boden halten kann. Die ersten Weltrekorde sind schon aufgestellt.

Für einige der Übungen brauchen Sie unterstützende Gegenstände, wie eine Kette, einen Stock, ein Handtuch oder Ähnliches, darauf wird aber nochmals bei den jeweiligen Übungen hingewiesen.

Übung 1: Statisches Frontheben

1
2
3
4
5

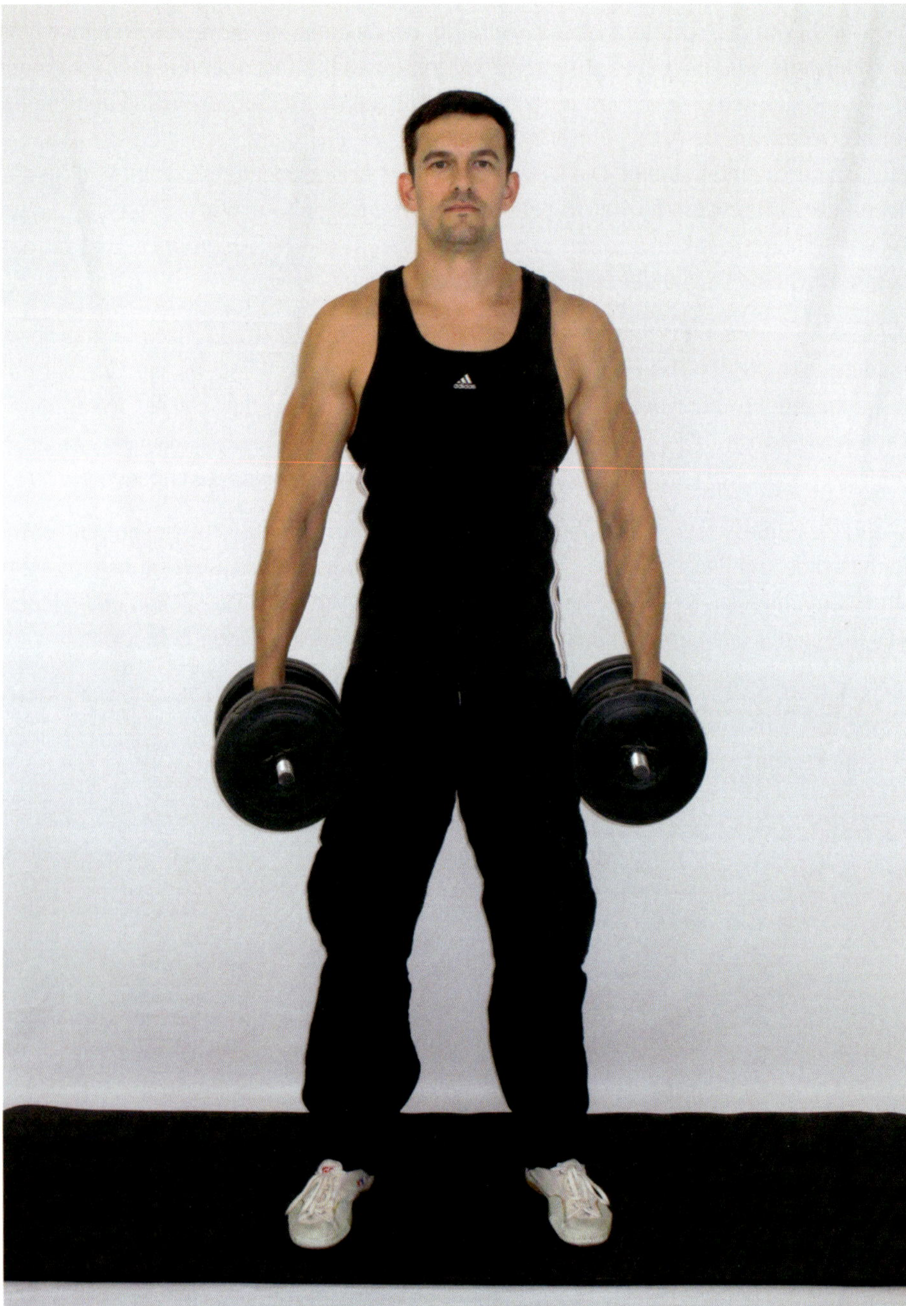

Nehmen Sie ein Gewicht in die Hand, welches Sie mit ausgestrecktem Arm 4-12 Sekunden halten können, dazu müssen Sie anfangs experimentieren.

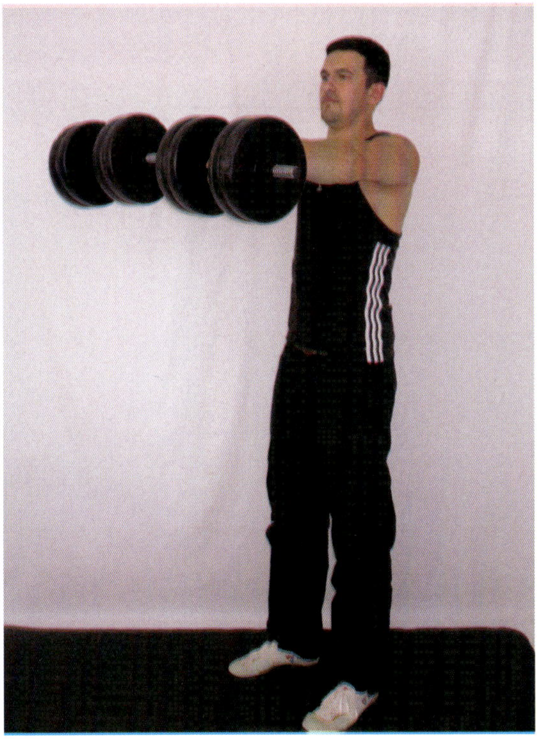

Stellen Sie sich aufrecht hin: Die Beine stehen stabil, etwa auf Schulterbreite, der Rücken ist gerade, vermeiden Sie ein Hohlkreuz.

Heben Sie den Arm (oder beide Arme gleichzeitig) mit dem Gewicht gerade nach vorne, der Winkel darf nicht weniger als 90° sein.

Atmen Sie langsam aus, spannen Sie die Schultern an und halten Sie das Gewicht 4-12 Sekunden.

Wiederholen Sie das Gleiche mit dem anderen Arm.

Kommentar

Die Übung kann man gut nach einem Set Seitheben machen, um die Intensität zu erhöhen, oder aber zwischen den Sets. Natürlich kann man auch in beide Hände ein Gewicht nehmen und so beide Arme gleichzeitig trainieren (Bild).

Wer die Übung nicht in ein Fitnessprogramm einbauen möchte und sie isoliert ausführen will, kann dazu neben Hanteln oder Kettlebells (Kugelhanteln) auch andere Gegenstände, wie schwere Bücher, Wasserflaschen oder das Bügeleisen, verwenden. Ebenfalls kann man variieren, wie man das Gewicht hält: Man kann es so halten, dass der Handrücken nach oben zeigt oder zur Seite. Die Übung wirkt überwiegend auf die vorderen Deltamuskeln.

Übung 2: Statisches Seitheben

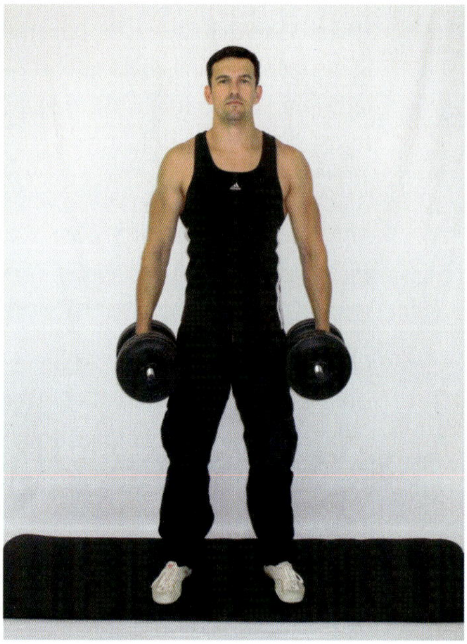

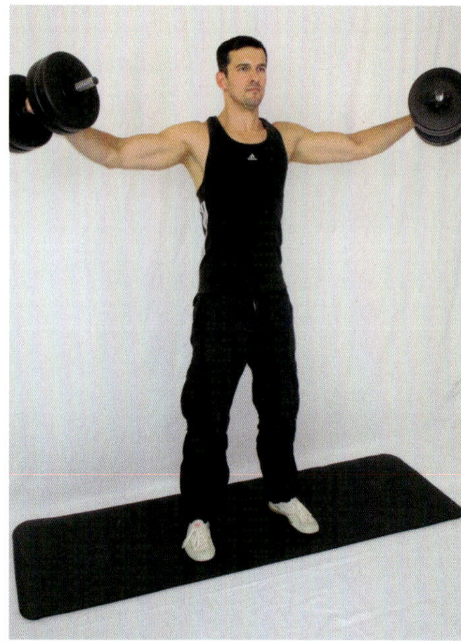

Nehmen Sie in beide Hände ein Gewicht, welches Sie mit ausgestrecktem Armen 4-12 Sekunden halten können, dazu müssen Sie anfangs experimentieren.

Stellen Sie sich aufrecht hin: Die Beine stehen stabil, etwa auf Schulterbreite, der Rücken ist gerade, vermeiden Sie ein Hohlkreuz.

Heben Sie die Arme mit dem Gewicht gerade zur Seite, der Winkel darf nicht weniger als 90° sein.

Atmen Sie langsam aus, spannen Sie die Schultern an und halten Sie das Gewicht 4-12 Sekunden.

Wiederholen Sie die Übung bei Bedarf 2-3 x.

Kommentar

Auch hier kann man die Übung als Intensitätstechnik nach oder zwischen den Sets ausführen, oder eben einfach als eine eigenständige Übung für die Schultern. Diese Übung wirkt auf die mittleren Deltamuskeln.

Übung 3: Statisches Seitheben vorgebeugt

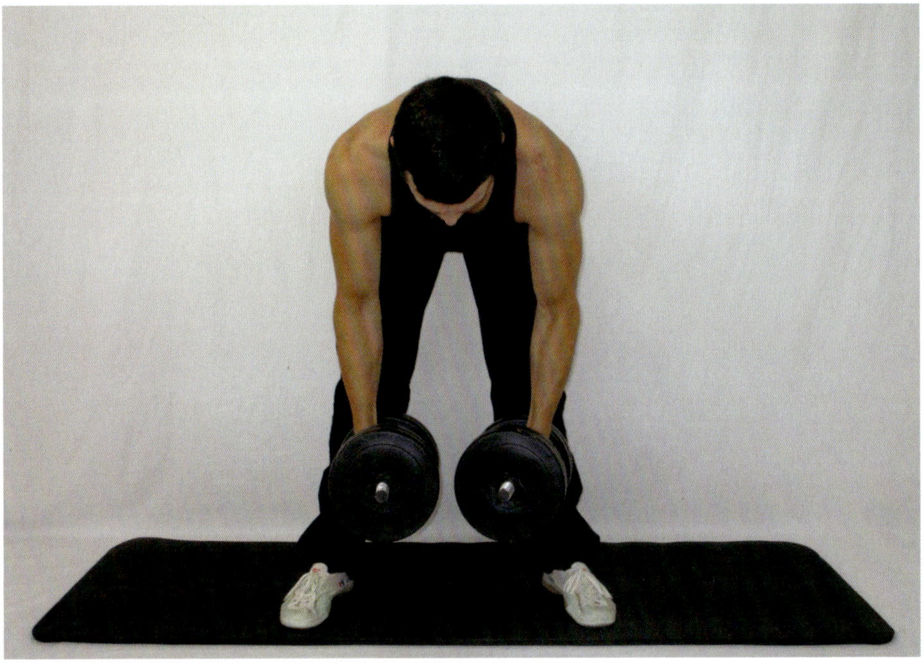

1
2
3
4
5

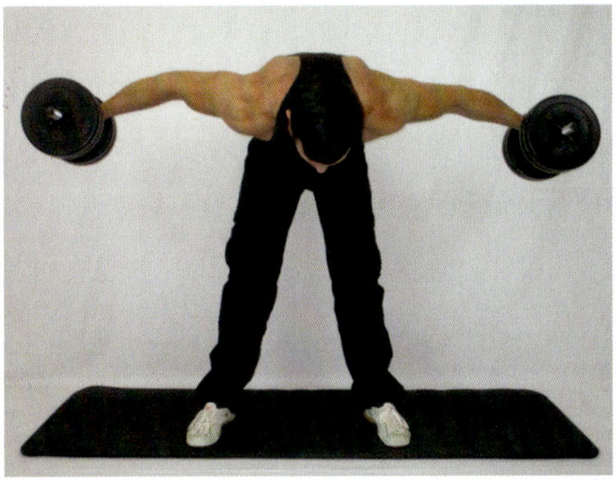

Nehmen Sie in beide Hände ein Gewicht und beugen Sie sich aus dem Stand vor. Der Rücken bleibt gerade, die Knie dürfen etwas gebeugt sein. Atmen Sie ein.

Heben Sie die Arme in einem großen Bogen zu den Seiten, sodass Sie eine horizontale Linie zum Boden bilden.

Atmen Sie langsam aus und halten Sie diese Position und die Spannung 4-12 Sekunden.

Kommentar

Diese Übung kann man auch im Sitzen ausführen. Man setzt sich einfach auf die Kante eines Stuhls oder einer Hantelbank und beugt sich aus der Position vor.

Die Übung stärkt die hinteren Deltamuskeln.

Übung 4: Den Türrahmen auseinanderdrücken

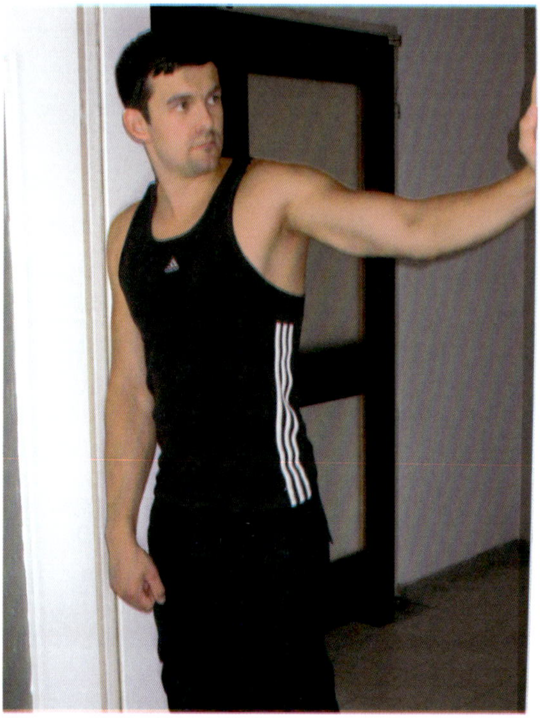

Stellen Sie sich in einen Türrahmen. Lehnen Sie sich zu einer Seite, ein Arm ist auf Schulterhöhe ausgestreckt und drückt auf die gegenüberliegende Seite. Atmen Sie ein.

Atmen Sie aus und drücken Sie mit dem ausgestreckten Arm aus voller Kraft gegen den Türrahmen.

Halten Sie diese Position und die Spannung 4-12 Sekunden und atmen Sie dabei langsam aus.

Wiederholen Sie die Übung 2-3 x mit beiden Armen.

Kommentar

Wenn Sie sich in die Mitte stellen, können Sie auch gleichzeitig mit beiden Händen den Türrahmen auseinanderdrücken.

Spannen Sie bewusst die Schultermuskulatur an. Außer den Schultern können Sie so auch die Bauchmuskeln trainieren, da, wenn man richtig fest drückt, diese ebenfalls angespannt werden.

Übung 5: Den Türrahmen hochdrücken

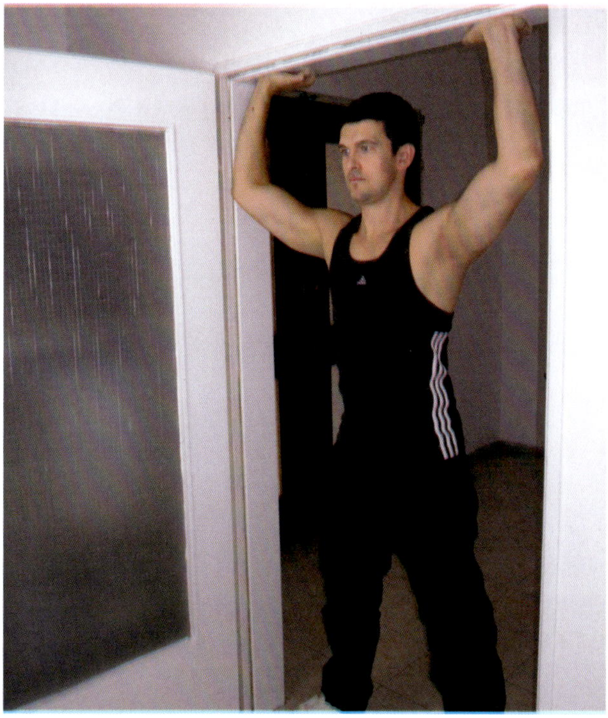

1
2
3
4
5

Stellen Sie sich in einen Türrahmen. Die Beine sind schulterbreit auseinander, die Arme sind nach oben ausgestreckt. Sie atmen ein.

Drücken Sie aus den Schultern heraus den Türrahmen mit ganzer Kraft nach oben.

Halten Sie diese Position und die Spannung 4-12 Sekunden und atmen Sie dabei langsam aus.

Wiederholen Sie die Übung 2-3 x.

Kommentar

Sie können etwas in die Knie gehen und auch die Beine zum Drücken benutzen.

Die Übung kann man auch im Freien machen und z. B. gegen einen stabilen Ast o. Ä. pressen. Sie trainieren dabei die ganze Schultermuskulatur und Ihre Körperspannung.

Übung 6: Einen Gegenstand auseinanderziehen

1 2 3 4 5

Nehmen Sie einen stabilen Gegenstand in die Hände
(z. B. eine Kette, einen Stab oder einen Bleistift).

Halten Sie diesen Gegenstand mit ausgestreckten Armen vor Ihrer Brust und holen Sie Luft.

Ziehen Sie den Gegenstand mit ganzer Kraft auseinander, so, als ob Sie ihn entzweireißen wollten.

Halten Sie diese Position 4-12 Sekunden und atmen Sie dabei langsam aus.

Wiederholen Sie die Übung 2-3 x, jedoch nicht nur auf Brusthöhe, sondern über dem Kopf und auf Hüfthöhe.

Kommentar

Was für einen Gegenstand Sie nehmen, spielt keine Rolle. Es kann auch ein Handtuch, ein altes T-Shirt oder ein Seil sein.

Wer die Übung im Büro macht, kann auch einen Bleistift benutzen, der Nachteil bei solch kurzen Gegenständen ist jedoch, dass man die nicht mit der ganzen Hand fassen kann und somit weniger Kraft aufwenden kann. Der Vorteil dabei ist, dass man zusätzlich die Finger trainiert.

Diese Übung trainiert die Deltamuskeln und auch ein wenig den Trapezmuskel. Manche Menschen benutzen dazu teilweise auch ihre Brustmuskulatur. Das ist nicht falsch, doch wenn man etwas auseinanderziehen möchte, so, wie oben beschrieben wurde, entwickeln die Schultern mehr Kraft.

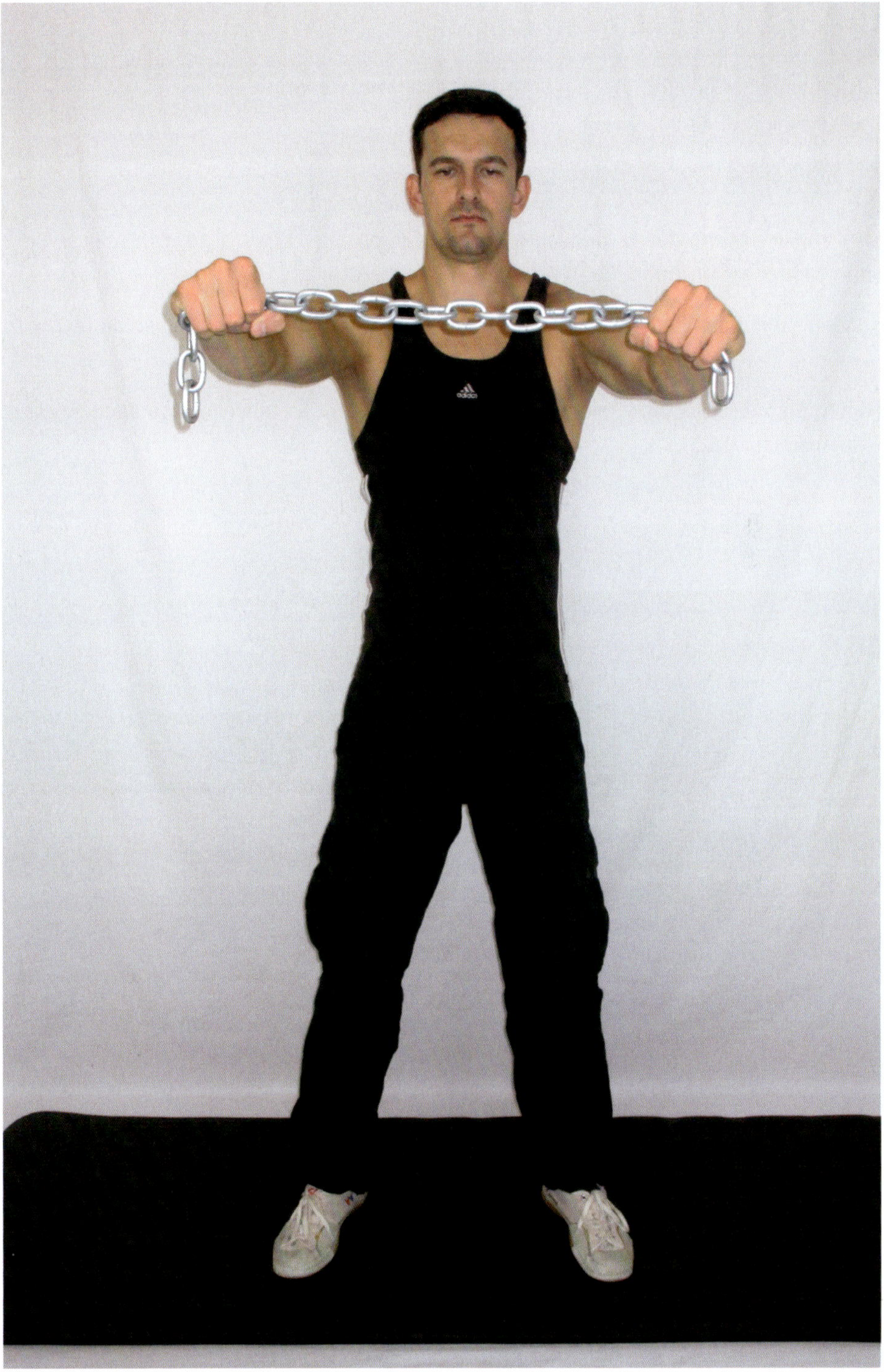

Übung 7: Der Handstand

Es gibt einige Möglichkeiten, um einen Handstand zu lernen:

1. Mithilfe eines Stuhls

1 2 3 4 5

Stützen Sie sich mit den Handflächen vom Boden ab. Die Hände sind etwa schulterbreit voneinander entfernt und die Arme sind komplett gestreckt.

Steigen Sie mit den Beinen auf einen Stuhl, der in einem passenden Abstand hinter Ihnen steht und strecken Sie Ihre Beine.

Halten Sie diese Position solange wie möglich, achten Sie auf einen geraden Rücken. Atmen Sie normal.

2. Mit der Wand als Stütze

1 2 3 4 5

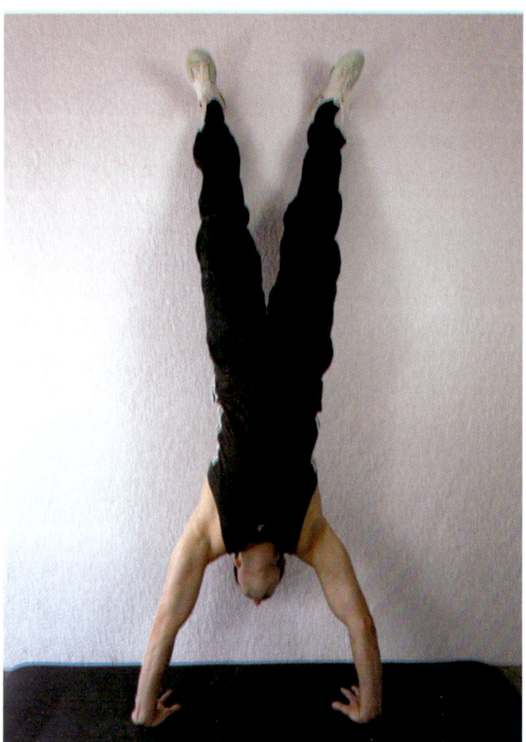

Stellen Sie sich mit dem Gesicht zu einer Wand.

Beugen Sie sich runter und stellen Sie Ihre Handflächen 30 cm von der Wand entfernt ab. Stützen Sie sich mit den Handflächen vom Boden ab. Die Hände sind etwa schulterbreit voneinander entfernt und die Arme sind komplett gestreckt.

Schwingen Sie Ihre Beine hoch, sodass Ihre Fersen die Wand berühren.

Halten Sie diese Position solange wie möglich, achten Sie auf einen geraden Rücken. Atmen Sie normal.

3. Der freie Handstand

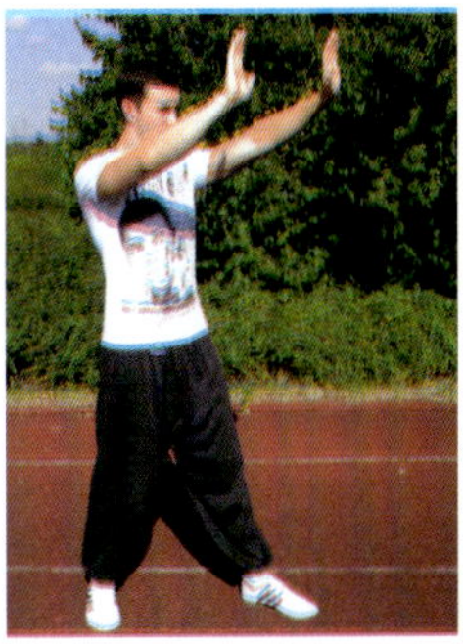

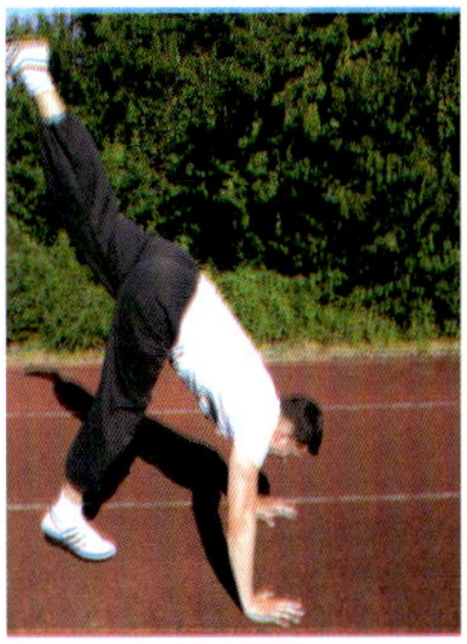

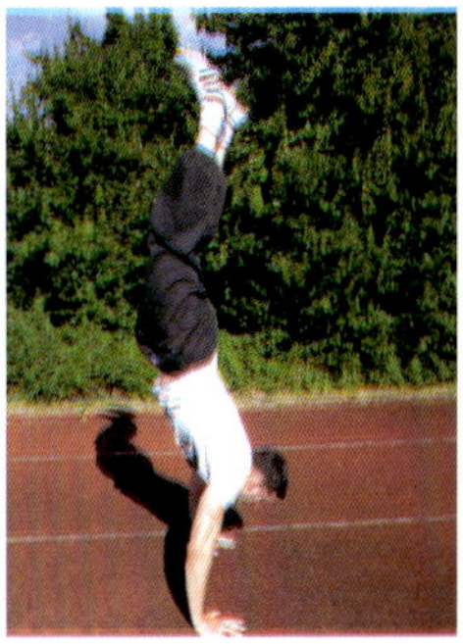

Schwingen Sie sich in den Handstand und halten Sie diesen.

Kommentar

Über den Handstand haben wir ja schon ein bisschen diskutiert.

Für uns ist der freie Handstand im Grunde gar nicht so wichtig, es reicht, wenn wir uns an der Wand abstützen, um unsere Schultern stärker zu machen. Man sollte darauf trainieren, ohne große Mühe 1-2 Minuten im Handstand zu verweilen. Wenn man das erst mal kann, ist es nicht wirklich schwer, den freien Handstand zu machen, denn wir müssen lediglich das Gleichgewicht finden, da wir nun genug Kraft haben. Und die Kraft ist enorm wichtig. Früher dachte ich, ich müsste jeden Tag den Handstand machen und dass der Grund dafür, dass ich immer falle, an meinem Gleichgewichtssinn lag. Als ich aber angefangen habe, den Handstand an der Wand, mit dem Ziel, meinen Körper zu stärken, zu trainieren, stellte ich überrascht fest, dass mir der freie Handstand plötzlich leicht fiel. Es lag wirklich nur an ungenügender Kraftausdauer, das Gleichgewicht war gar kein Problem!

Wie schon erwähnt, ist der Handstand eine der wichtigsten Körperübungen in den chinesischen Kampfkünsten. Der Stand trainiert nicht nur die Schultern, sondern den gesamten Körper. Wer nach zwei Minuten Handstand Bankdrücken machen möchte, wird feststellen, dass die Brustmuskeln ziemlich müde sind. Die Brust, der Rücken, der Bauch, alles wird hier trainiert.

Neben der Kraftausdauer verbessert sich auch der gesundheitliche Zustand, die Vorteile sind ähnlich wie beim Kopfstand. Die Venen der Beine werden entlastet, man kommt zur Ruhe und vergisst den Alltagsstress.

Wenn man den Handstand über mehrere Minuten macht, ist es ratsam, den Kopf in den Nacken zu legen. Außerdem sollte man nach mehreren Minuten Handstand nicht sofort wieder aufstehen. Wenn Sie fertig sind, verweilen Sie noch eine Weile in der Hocke und geben Sie Ihrem Körper genug Zeit, um sich wieder umzustellen. Wenn man sofort aufsteht, kann es zu Schwindel kommen.

Übung 8: Am Sitz ziehen

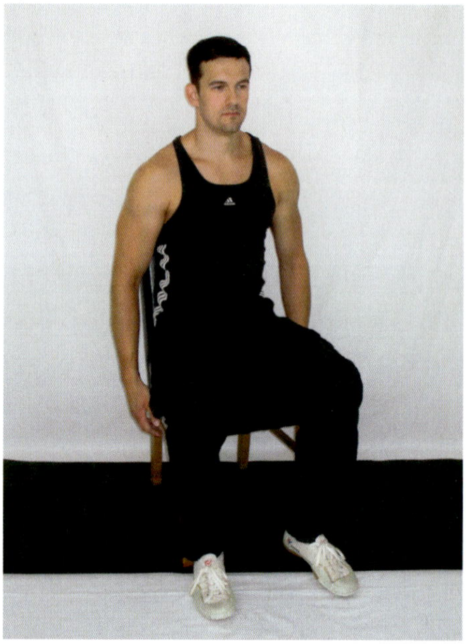

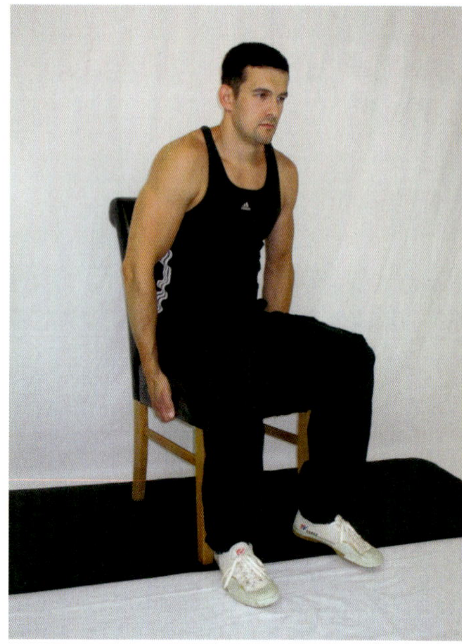

Setzen Sie sich auf einen Stuhl, der Rücken ist gerade, der untere Rücken berührt die Lehne, die Arme hängen locker neben dem Körper. Atmen Sie ein.

Fassen Sie mit den Armen unter den Sitz und ziehen Sie daran nach oben. Die Kraft kommt aus dem Trapezmuskel. Atmen Sie langsam aus.

Halten Sie diese Position und die Spannung 4-12 Sekunden.

Wiederholen Sie die Übung 2-3 x.

Kommentar

Diese Übung stärkt den Trapezmuskel. Konzentrieren Sie sich darauf und spannen Sie ihn bewusst an.

4.3 Brustmuskulatur

Die Brustmuskulatur liegt über unseren Rippen und schützt diese. Außerdem sind die Brustmuskeln für eine Reihe von Bewegungen verantwortlich, wie beispielsweise den Arm nach innen zu drehen, etwas vom Körper wegzudrücken oder den Arm zum Körper zu führen.

Der größte unter den vier Brustmuskeln wird auch so genannt: *großer Brustmuskel*. Der *kleine Brustmuskel* liegt direkt unter dem großen und ist von ihm bedeckt. Des Weiteren zählen der *Unterschlüsselbeinmuskel* und der *vordere Sägemuskel* zur Gruppe der Brustmuskulatur.

Um die Brustmuskeln zu entwickeln, sind Bankdrücken mit schweren Gewichten (und natürlich mit einer sauberen Technik) und Dips zu empfehlen. Der Brustmuskel ist ein relativ großer und starker Muskel, deshalb braucht er auch ein intensives Training.

Isometrische Übungen helfen dem Kraftsportler wieder als Intensitätstechniken und unterstützen dabei, die Kontrolle über den Muskel zu verbessern und ihn somit beim Üben besser zu isolieren. Diejenigen, die keinen Kraftsport betreiben, finden hier, wie gewohnt, einige Übungen, um den Körper bewusster wahrzunehmen, die Muskulatur zu durchbluten und die Kraftausdauer zu verbessern.

Die Übungen sind auch sicherlich für unsere Leserinnen sehr interessant, da sie die Brust straffen, ohne Masse aufzubauen.

Übung 1.1: Intensitätstechniken beim Bankdrücken

1
2
3
4
5

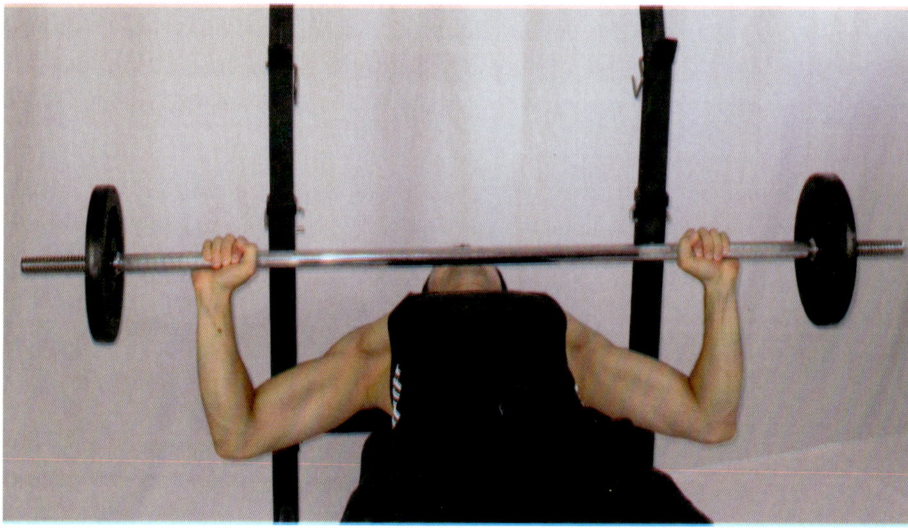

Um die Übung beim Bankdrücken zu machen, braucht man entweder einen Trainingspartner, der im Notfall eingreifen kann, oder ein Trainingsgerät, welches einen sichern kann (z. B. ein Power Rack).

Man nehme sein Arbeitsgewicht und mache damit die übliche Wiederholungszahl. Man drückt jedoch die Langhantelstange bei der letzten Wiederholung nicht sofort wieder nach oben, sondern hält sie am tiefsten Punkt (natürlich ohne die Brust zu berühren) für 2-4 Sekunden und drückt das Gewicht danach erst wieder hoch.

Halten Sie dabei nicht die Luft an, aber atmen Sie auch nicht alles aus, denn sonst bleibt keine Kraft mehr, um das Gewicht an seinen Platz zu stemmen.

Die nächste Methode: Wir halten das Gewicht nicht am tiefsten Punkt, sondern mit beinahe ausgestreckten Armen und zwar wieder dann, wenn wir den Satz beendet haben. Dadurch sind wir imstande, nachdem wir die Stange nicht mehr ganz zur Brust bringen können, dennoch die Muskeln zu trainieren. Im Bodybuilding ist so eine ähnliche Methode unter dem Begriff *Teilwiederholung* bekannt, die Teilwiederholungen werden jedoch dynamisch ausgeführt. *Isometrische Teilwiederholungen* funktionieren auch wunderbar.

Eine weitere Möglichkeit ist, die Stange nach dem Beenden des Sets zu halten. Beispielsweise macht man seine 10 Wiederholungen und legt die Stange danach für 10 Sekunden ab. Nach der kurzen Pause senkt man das Gewicht wieder zur Brust und verharrt für 2-4 Sekunden. Warum nur 2-4 Sekunden? Weil man bei dem Gewicht nicht einfach zwischendurch Luft holen kann. Außerdem können vier Sekunden unter einem schweren

Gewicht sich wie ein weiteres Set anfühlen. In einem normalen Set beim Bankdrücken mit 10 Wiederholungen befindet sich das Gewicht oft auch nicht viel länger in dieser schweren Position.

Ich habe auch mal die folgende Methode ausprobiert: Ich legte die vollbeladene Langhantelstange (deutlich mehr, als ich drücken kann) auf die Sicherungsstangen in ein Power Rack und versuchte, sie hochzudrücken. Nach einem Monat des Experiments konnte ich aber keine Verbesserung der Kraft feststellen und empfehle diese Methode daher nicht ...

1.2: Intensitätstechnik beim Liegestütz

Sie gehen in die Liegestützposition. Die Arme sind schulterbreit auseinander, Rücken und Beine sind gestreckt.

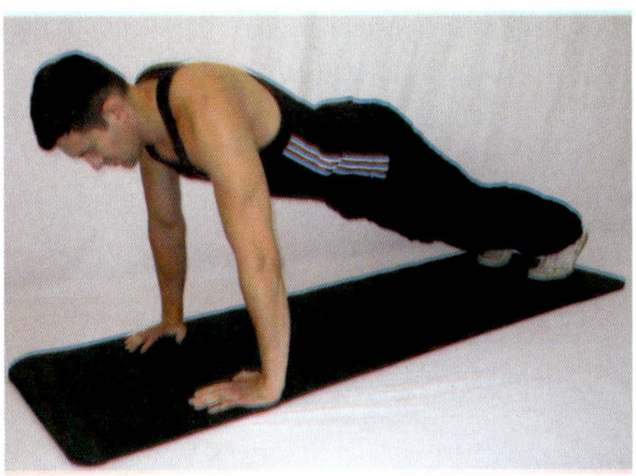

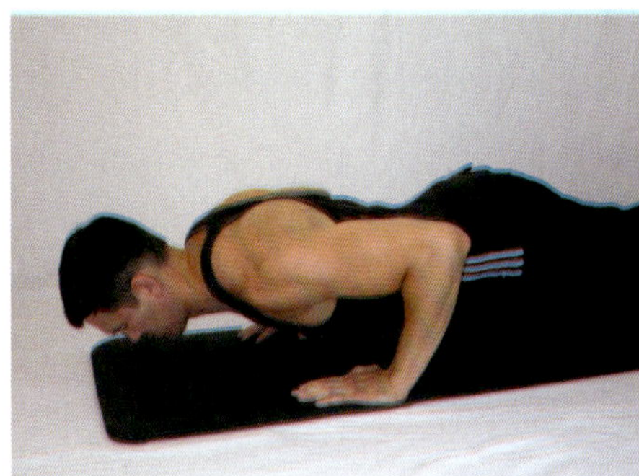

Senken Sie Ihren Oberkörper so tief ab, bis sich die Brust nur noch einige Zentimeter über dem Boden befindet, atmen Sie ein.

Halten Sie diese Position 6-12 Sekunden und atmen Sie langsam aus.

Diese Übung eignet sich besonders für Liegestützneulinge, die lernen möchten, den Liegestütz deutlich mehr als 10 x zu machen. So kann man fünf Liegestütze machen und danach 10 Sekunden unten verharren. Wieder fünf und wieder für 10 Sekunden runter. Wenn man im Liegestütz verharrt, merkt man schnell, dass hier nicht nur die Brustmuskulatur trainiert wird, sondern auch der Trizeps, die Schultern, der untere Rücken, der Bauch und sogar bis zu einem gewissen Grad die Beine. Also eine gute Ganzkörperübung.

Apropos: Wenn Sie an einem Ganzkörpertraining und vor allem am Training der Core-Muskulatur Interesse haben und es für Sie keine Herausforderung mehr ist, die untere Liegestützposition 10 Sekunden lang zu halten, probieren Sie, diese zwei Minuten zu halten.

Übung 2: Die Arme zusammenführen

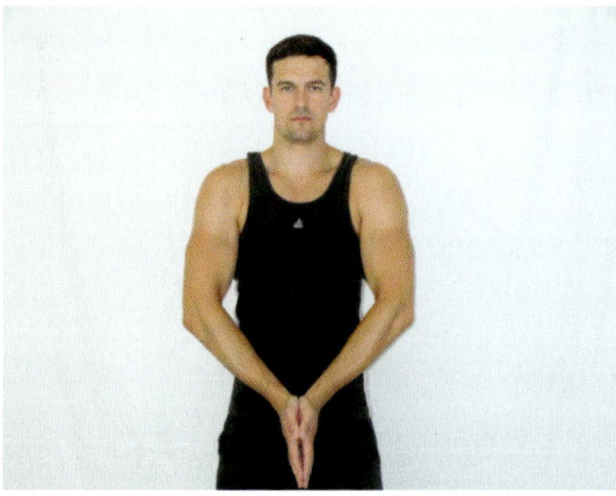

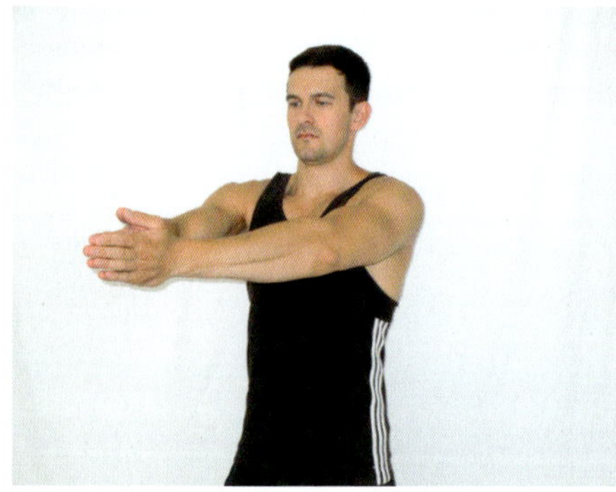

Stellen Sie sich aufrecht hin. Die Beine sind schulterbreit auseinander. Der Rücken ist gerade. Bringen Sie die Arme auf Hüfthöhe vor den Körper. Atmen Sie ein.

Drücken Sie mit den Handballen gegeneinander, die Finger der Hand zeigen nach unten. Die Kraft kommt aus der Brustmuskulatur, die Brust ist angespannt. Atmen Sie langsam aus und halten Sie diese Position 6-12 Sekunden.

Entspannen Sie kurz.

Heben Sie nun Ihre Hände auf Brusthöhe und drücken Sie mit den Handballen gegeneinander. Halten Sie auch diese Pose 6-12 Sekunden, während Sie ausatmen.

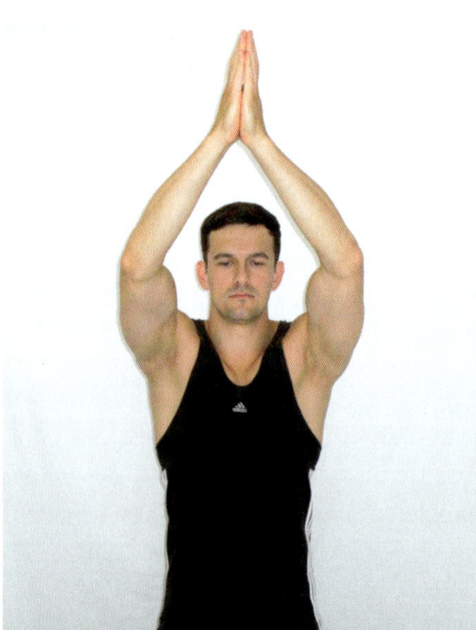

Entspannen Sie wieder.

Halten Sie Ihre Arme ausgestreckt über dem Kopf und drücken Sie die Hände gegeneinander. Atmen Sie aus.

Wiederholen Sie die ganze Übung 2-3 x.

Kommentar

Anstatt die Handballen gegeneinanderzupressen, kann man sich in einen Türrahmen stellen und mit den Handflächen die Wand zusammendrücken.

Die drei Höhen, auf welchen Sie die Hände zusammenpressen, trainieren die untere, mittlere und die obere Muskulatur des großen Brustmuskels.

Übung 3: Abstützen im Türrahmen

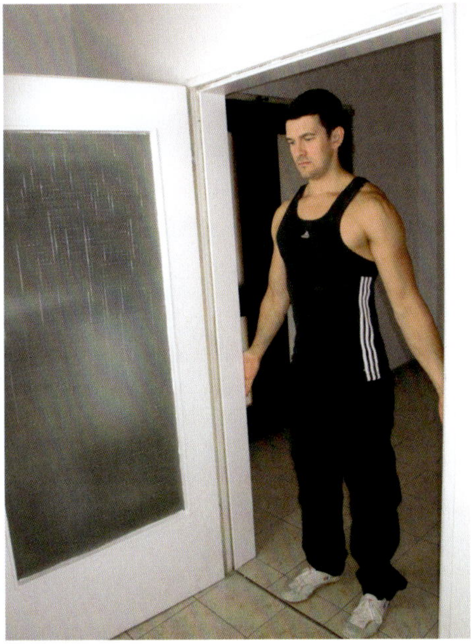

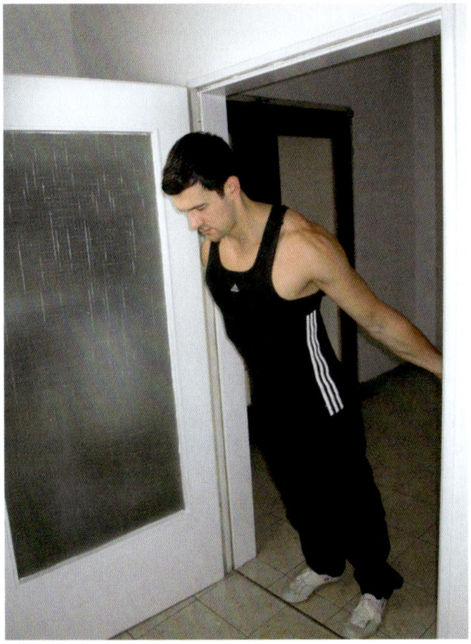

Stellen Sie sich in einen Türrahmen. Die Beine sind zusammen, die Arme sind komplett gestreckt und liegen auf Hüfthöhe am Türrahmen an. Atmen Sie ein.

Lehnen Sie sich aus dieser Position soweit wie möglich vor, atmen Sie aus und halten Sie diese Position 6-12 Sekunden.

Wiederholen Sie die Übung 2-3 x.

Kommentar

Mit dieser Übung trainieren Sie die untere Brustmuskulatur. Wie intensiv Sie das ausführen, entscheidet der Abstand Ihrer Füße von der Türschwelle. Stehen Sie direkt im Eingang, ist es einfacher, stellen Sie jedoch Ihre Füße 10-30 cm vor die Türschwelle und lehnen sich vor, verlagern Sie den Schwerpunkt und die Brustmuskeln müssen härter arbeiten.

Sorgen Sie bei dieser Übung für einen rutschfesten Untergrund bzw. rutschfeste Schuhe.

Übung 4: Seitlich auseinandergestreckte Arme

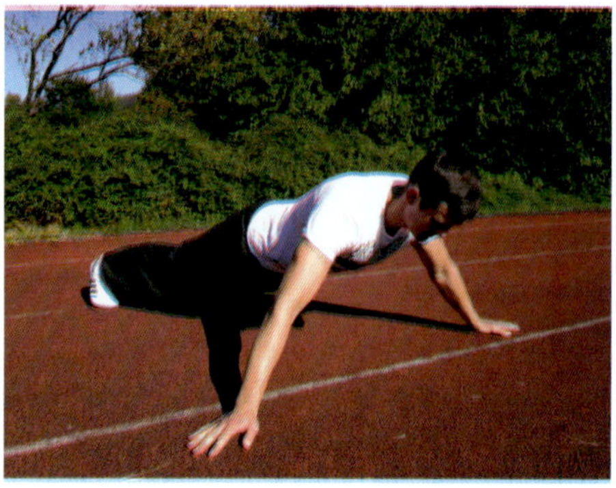 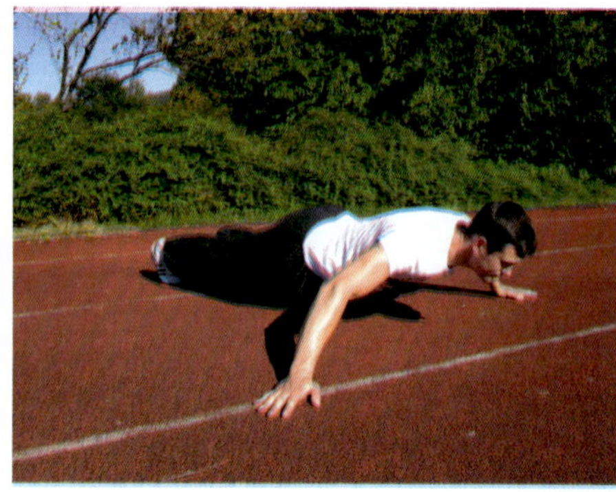

Nehmen Sie die Liegestützposition ein.

Lassen Sie Ihre Hände vorsichtig seitlich auseinandergleiten, bis sie gestreckt sind und Ihr Oberkörper sich nur wenige Zentimeter über dem Boden befindet.

Halten Sie die Pose 6-12 Sekunden.

Kommentar

Vor dieser Übung sollte man sich aufwärmen, da hier auch die Gelenke beansprucht werden.

Je weiter Ihre Hände auseinander sind, desto schwieriger wird die Übung. Deshalb kann man die Hände anfangs nur etwas mehr als bei einem normalen Liegestütz auseinanderschieben und diese Position halten, bis man mehr Kraft entwickelt hat.

Ehrgeizige Profis andererseits können sich mit seitlich ausgestreckten Armen flach auf den Boden legen und sich aus dieser Position in die oben beschriebene Position hochstemmen.

Übung 5: Über dem Kopf gestreckte Arme

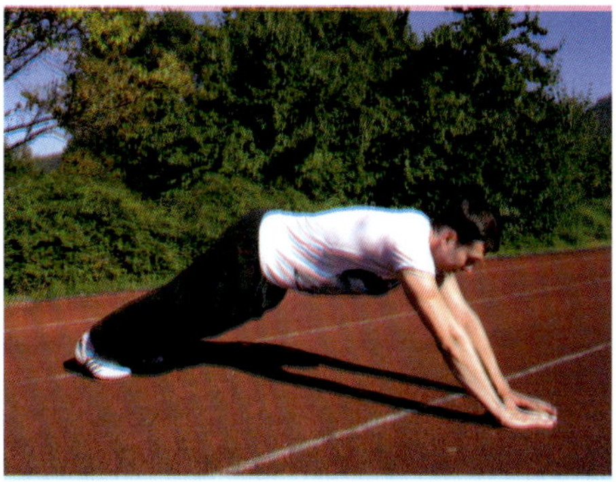

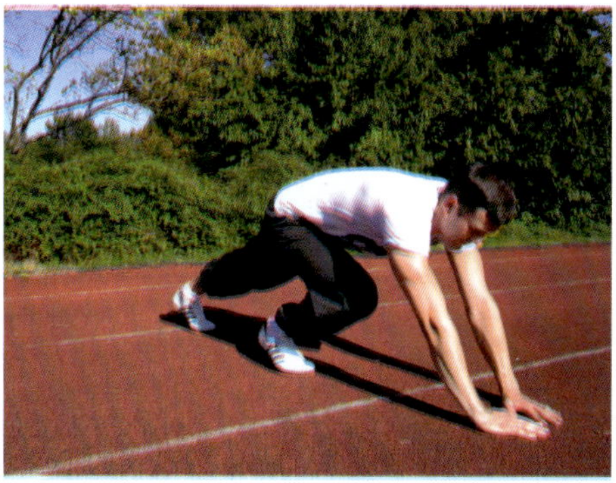

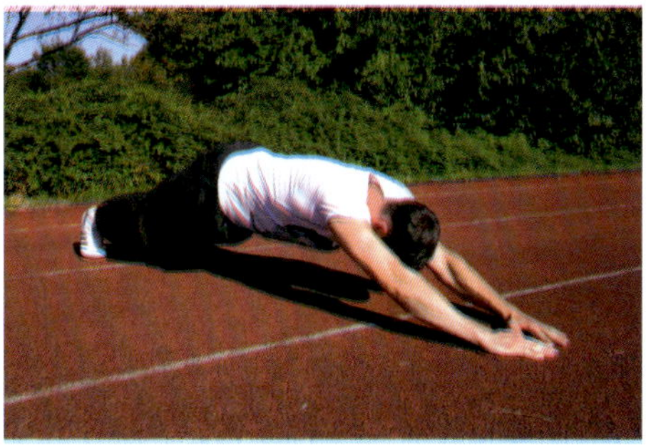

Gehen Sie in die Liegestützposition, Ihre Hände sind jedoch auf Kopfhöhe und berühren sich.

Die Hände bleiben, wo Sie sind. Nun laufen Sie mit kleinen Schritten nach hinten, bis sich Ihr Körper, komplett gestreckt, nur wenige Zentimeter über dem Boden befindet.

Halten Sie diese Position 6-12 Sekunden.

Kommentar

Vor dieser Übung sollte man sich aufwärmen, da hier ebenfalls die Gelenke beansprucht werden.

Hier gilt: Je weiter Ihre Hände vorgleiten, desto schwieriger ist die Übung. Fangen Sie langsam an. Dies ist eine Ganzkörperübung mit einem Akzent auf der Brustmuskulatur.

Übung 6: Gestreckte Arme bei der Hüfte

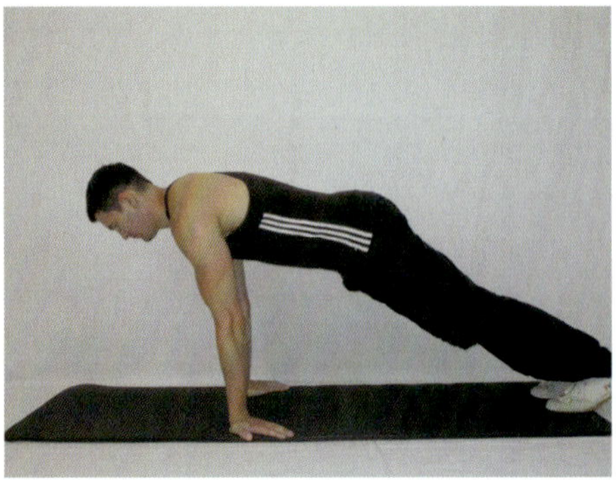

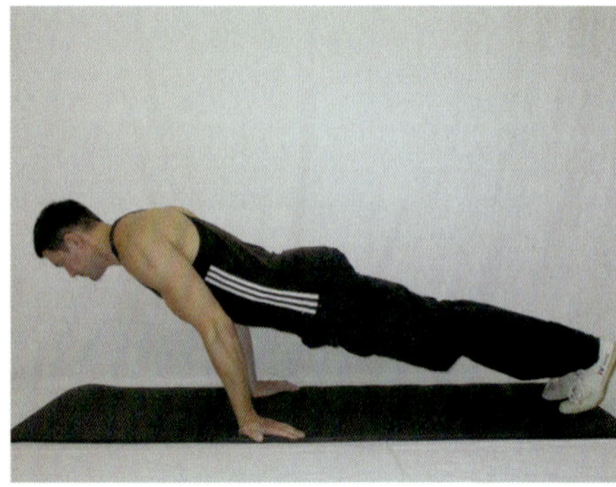

Gehen Sie in die Liegestützposition, nur dass Ihre Finger nach hinten zeigen und nicht, wie beim Liegestütz üblich, nach vorne. Atmen Sie ein.

Lehnen Sie sich aus dieser Position, soweit es geht, vor. Ihre Hände befinden sich nun auf Hüfthöhe. Die Arme bleiben während der ganzen Übung gestreckt. Atmen Sie langsam aus.

Halten Sie diese Pose 6-12 Sekunden.

Kehren Sie in die Ausgangsposition zurück, entspannen Sie einige Sekunden und wiederholen Sie dic Übung 2 3 x.

Kommentar

Sie trainieren die ganze Brustmuskulatur. Diese Übung ist der Übung 3 aus diesem Kapitel nicht unähnlich. Wenn man sie jedoch richtig macht, ist sie schwieriger. Achten Sie darauf, dass Sie Ihren Oberkörper nicht mit den Ellbogen abstützen. Ihre Hände sollten auch nicht zu weit voneinander platziert werden.

Übung 7: Chest Twists

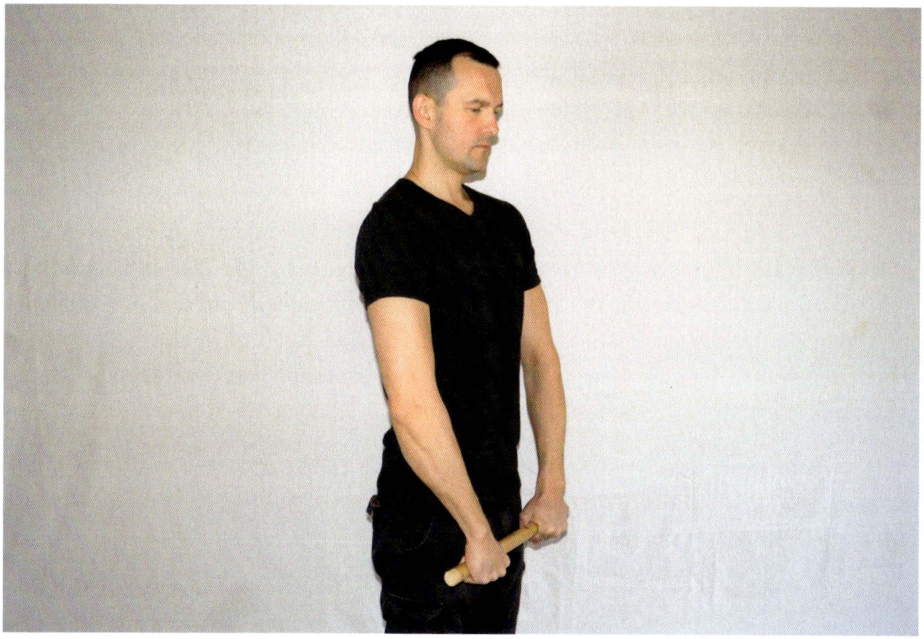

1
2
3
4
5

Nehmen Sie etwas 30-40 cm langes und stabiles wie einen Stock, einen Hammer oder einen Metallstab. Es eignet sich alles, von dem Sie sicher sind, dass es nicht bricht.

Halten Sie den Stab mit nach unten komplett gestreckten Armen. Umklammern Sie den Stab. Die Handrücken zeigen dabei weg vom Körper. Der Abstand zwischen den beiden Fäusten ist nicht mehr als 20 cm.

Nun müssen Sie den Stab nach innen drücken, Sie möchten den Stab brechen. Rollen Sie dazu die Schultern vor und rotieren Sie die Arme nach innen. Konzentrieren Sie sich dabei auf die Brustmuskulatur.

Halten Sie die Spannung 4-12 Sekunden.

Machen Sie 2-3 Sätze.

Kommentar

Bei dieser scheinbar harmlosen Übung kann man mehr Kraft entwickeln als man denkt. Wichtig ist es, sich wirklich auf die Brustmuskulatur zu konzentrieren, sonst wird es zu einer Übung für die Unterarme oder den Trizeps.

4.4 Rückenmuskulatur

Die Rückenmuskulatur setzt sich aus vielen verschiedenen Muskelgruppen zusammen. Wer das Buch am Stück durchliest, dem fällt vielleicht auf, dass ich es in vielen Kapiteln zu den verschiedenen Muskelgruppen sage, aber so ist es nun mal. Wir bestehen nicht nur aus einer Handvoll Muskeln, die man aus dem Fitnessstudio kennt.

Bei der Rückenmuskulatur unterscheidet man zwischen der *oberflächlichen* und der *tiefen Rückenmuskulatur*. Die oberflächlichen Rückenmuskeln verlaufen parallel zur Wirbelsäule. Das wäre beispielsweise der breiteste Rückenmuskel. Tiefe Rückenmuskeln verlaufen diagonal zur Wirbelsäule, sind mit den einzelnen Wirbeln verbunden und liegen unter der oberflächlichen Rückenmuskulatur. Die Muskulatur des Rückens erfüllt viele Funktionen und ist für viele Bewegungen zuständig, eine der Hauptaufgaben ist jedoch das Stabilisieren der Wirbelsäule.

Weil die Wirbelsäule das zentrale Element aller Wirbeltiere ist und unsere Mitte darstellt, die alle Teile des Skeletts miteinander verbindet, kann man ihre Bedeutung für die Gesundheit kaum überschätzen.

Man kann das Rückentraining vorbeugend gegen Rückenprobleme machen. Aber auch bei bereits bestehenden Problemen kann man fast jede Art des Rückenschmerzes wegtrainieren.

Da Rückenschmerzen oft auf Muskelverspannungen (auch *Triggerpunkte*), Blockierungen, Fehlhaltungen und auf mangelnde Kraft zurückzuführen sind, ist ein Muskeltraining oft die einfachste Lösung. Untersuchungen zeigten, dass bereits ein nicht intensives Training zur Besserung beitragen kann. Hier kann man gut die isometrische Methode einsetzen. Besonders bei Patienten, die wegen dem Schmerz nicht die üblichen Übungen ausführen können. Durch die isometrische Kontraktion lösen sich Verspannungen, es verbessern sich die Kraftwerte und der Muskelstoffwechsel wird angeregt.

Übung 1: Superman auf dem Boden

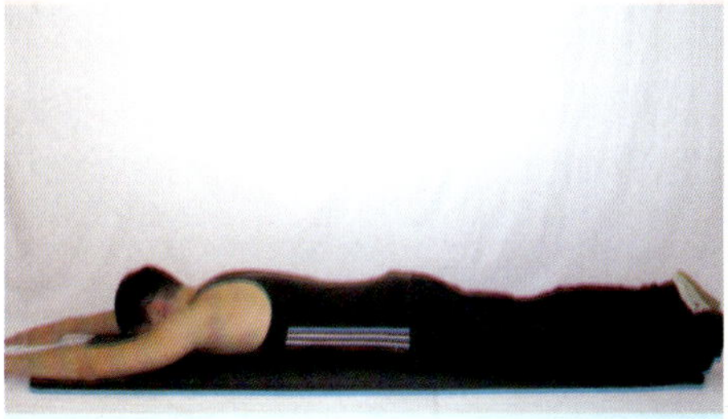

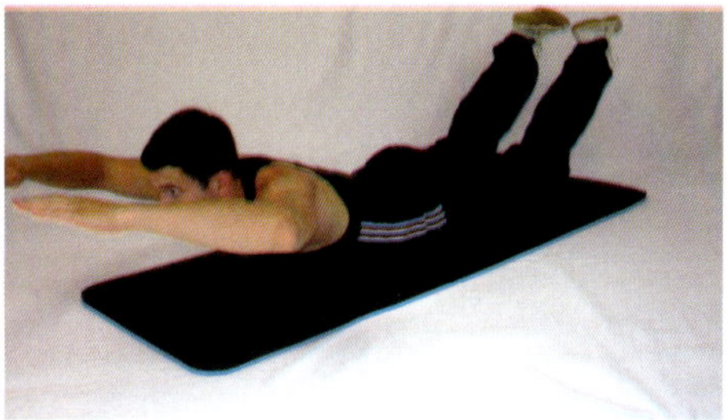

Legen Sie sich flach auf den Boden. Die Arme sind nach vorne ausgestreckt.

Heben Sie aus dem Rücken gleichzeitig Oberkörper und Beine vom Boden ab.

Verharren Sie bis zu einer Minute in dieser Position. Atmen Sie normal.

Kommentar

Es ist wichtig, das Becken, soweit es geht, vom Boden zu heben und nicht bloß die Füße. Man liegt bei der Übung idealerweise auf dem Bauch. Wenn es anfangs zu schwer ist, kann man damit anfangen, nur den Oberkörper anzuheben. Wer den Oberkörper 30 Sekunden lang in dieser Pose halten kann, ist dazu bereit, auch die Beine vom Boden zu heben.

Diese Übung trainiert den unteren Bereich des Rückens und die Muskulatur entlang der Wirbelsäule. Diese Muskeln werden auch als *Tiefenmuskeln* bezeichnet, weil sie eben in der Tiefe liegen und dort die Wirbelsäule stabilisieren. Kurz: Es handelt sich um wichtige Muskeln, die man aber wegen einer weiteren Schicht Muskeln nicht sehen kann.

Übung 2: Superman auf dem Stuhl

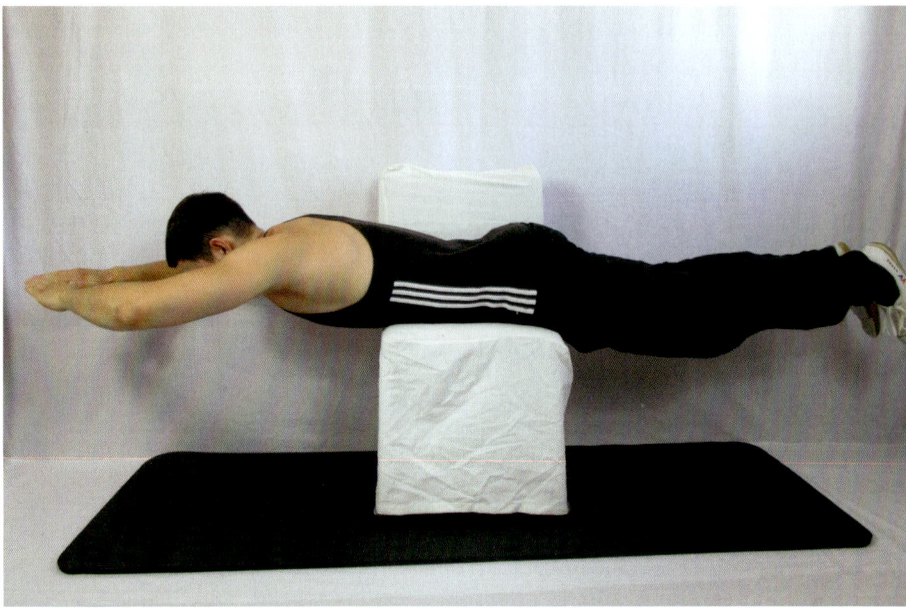

Legen Sie sich mit dem Bauch bzw. der Körpermitte auf einen Stuhl. Zum Absenken können Sie die Arme benutzen.

Strecken Sie Ihren Körper aus und halten Sie diese Position bis zu 30 Sekunden.

Atmen Sie normal.

Kommentar

Im Grunde ist das die gleiche Übung, wie die erste aus diesem Kapitel, nur dass wir nun auf einem Stuhl oder Hocker balancieren. Die Übung ist eher für Fortgeschrittene geeignet, denn, neben einem starken Rücken, verlangt sie auch starke Bauchmuskeln. Das A und O der Übung ist jedoch nicht, dass man sich komplett parallel zum Boden ausstreckt, sondern dass man intensiv die Rückenmuskulatur spürt und den Bauch anspannt. Wenn dabei der Körper etwas durchhängt, ist das ganz in Ordnung. Wichtig ist auch, die Mitte des Körpers zu finden, um nicht das Gleichgewicht zu verlieren.

Außerdem gilt: Je kleiner die Auflagefläche ist, desto schwieriger ist die Übung. Geübte Athleten können die Übung beispielsweise auch auf einer Klimmzugstange machen. Bloß aufpassen, dass man nicht nach vorne überkippt ...

Übung 3: Das Bein nach hinten strecken

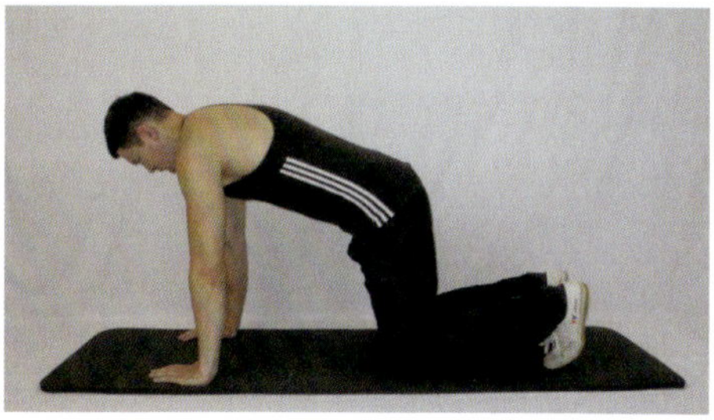 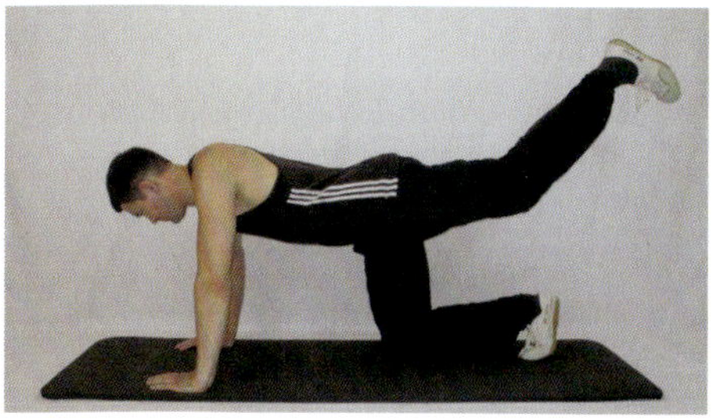

Gehen Sie in den Vierfüßlerstand: Die Hände sind auf dem Boden und die Arme gestreckt. Die Beine sind im Knie gebeugt und ruhen auf dem Schienbein. Der Rücken ist gerade.

Strecken Sie den linken Fuß nach hinten und oben aus.

Halten Sie die Pose bis zu 30 Sekunden, atmen Sie normal weiter und wiederholen Sie die Übung dann mit dem rechten Bein.

Kommentar

Je höher Sie das Bein heben, desto intensiver aktivieren Sie die Rückenmuskulatur. Die Gesäßmuskulatur wird ebenfalls trainiert. Ein minimales Hohlkreuz ist normal bei dieser Übung.

Übung 4: Planche auf einem Stuhl

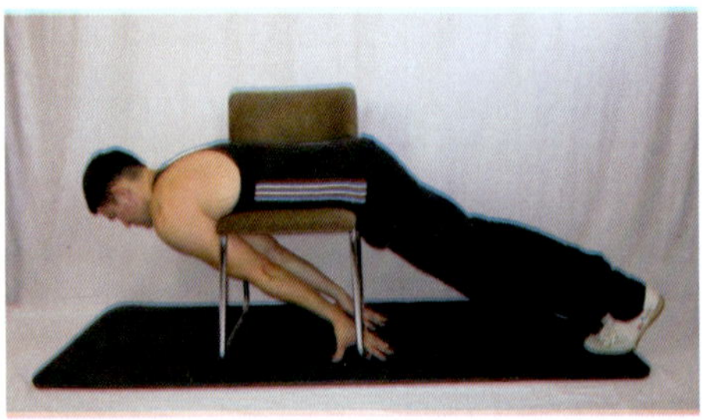

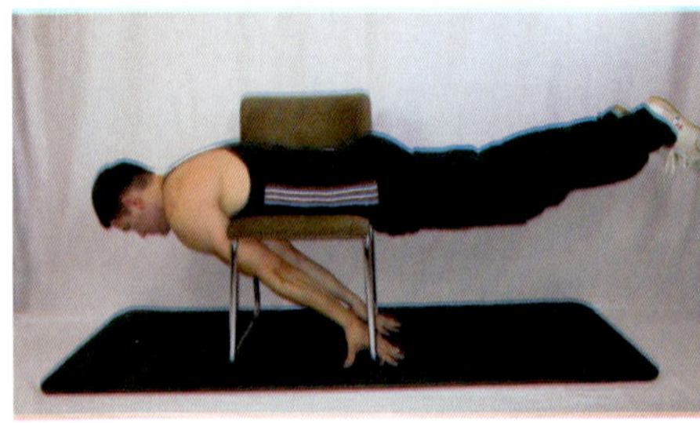

Legen Sie sich auf einen Stuhl, sodass nur die Brust bzw. der obere Teil des Bauchs auf der Sitzfläche ruht.

Strecken Sie Ihre Arme unter dem Stuhl nach hinten aus und stützen Sie sich so am Boden ab.

Heben Sie nun aus dem Rücken die Beine hoch, sodass der ganze Körper parallel zum Boden ist. Das Gewicht ist zwischen Brust und den Händen verteilt.

Halten Sie diese Pose bis zu 30 Sekunden und atmen Sie normal.

Kommentar

Das mit dem normalen Weiteratmen ist jedoch leichter gesagt, als getan, denn die Brust wird ja ziemlich zusammengedrückt. Also heißt es, nur oberflächliche Atemzüge zu nehmen.

Verwechseln Sie diese Übung nicht mit Übung 2 aus diesem Kapitel, bei der man die Körpermitte sucht. Hier ist die Körpermitte, soweit es geht, nicht über der Sitzfläche des Stuhls.

Diese Übung trainiert im Besonderen den unteren Rücken, aber auch den ganzen Rumpf und ist ziemlich hart. Denn, um sie richtig ausführen zu können, braucht man eine gute Körperspannung. Man kann die Übung vorbereitend auf die *Full Planche* machen, jedoch sind die Muskeln, die beansprucht werden, andere.

Übrigens: Je schmaler die Oberfläche ist, auf der Sie die Übung machen, desto schwieriger ist sie. Anfänger nehmen da besser einen breiten Bürosessel und Enthusiasten einen schmalen Hocker.

Übung 5: Am Türrahmen ziehen

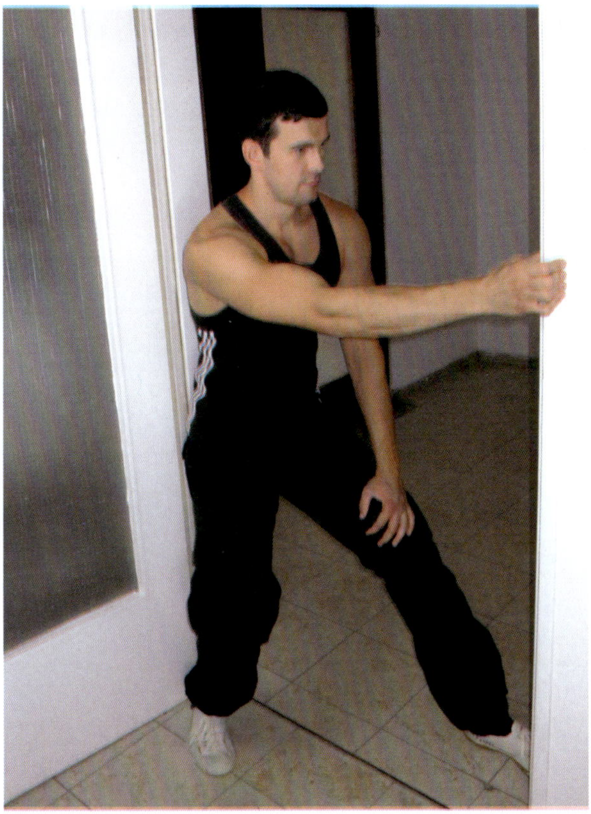

1 2 3 4 5

5.1

Stellen Sie sich neben einen Türrahmen. Greifen Sie etwa auf Hüfthöhe die Kante und gehen Sie in die Knie, bis die Oberschenkel (fast) parallel zum Boden sind. Atmen Sie ein.

Ziehen Sie mit ganzer Kraft an der Kante 4-12 Sekunden lang und atmen Sie langsam aus.

5.2

Stellen Sie sich neben einen Türrahmen. Greifen Sie etwa auf Hüfthöhe die Kante und gehen Sie in die Knie, bis die Oberschenkel parallel zum Boden sind. Atmen Sie ein.

Stemmen Sie sich mit dem Bein gegen die Wand und drücken damit, so stark Sie können, gleichzeitig versuchen Sie, sich mit der Hand näher zur Wand zu ziehen. Wenn Sie sich mit der linken Hand am Türrahmen festhalten, müssen Sie mit dem rechten Bein

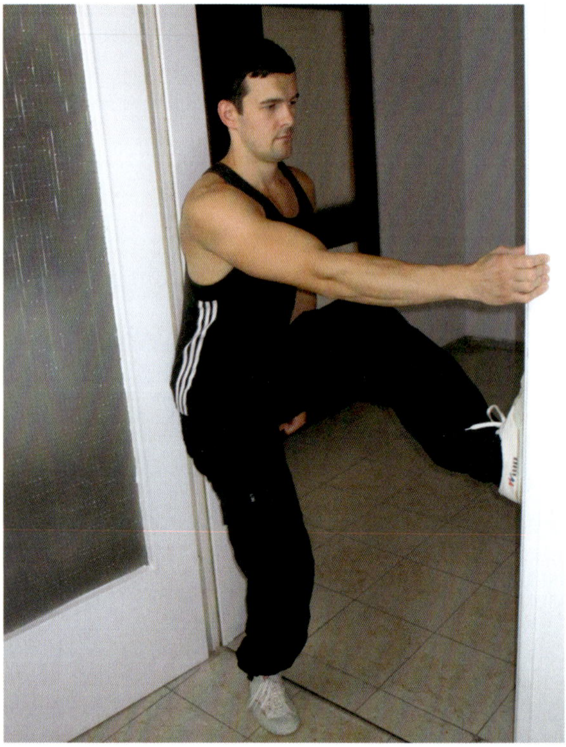

gegen die Wand drücken. Wenn es der rechte Arm ist, der sich festhält, drücken Sie mit dem linken Bein.

Halten Sie die Pose 4-12 Sekunden, atmen Sie langsam aus.

Kommentar

Diese Übung habe ich den Affen abgeschaut. Sie klettern oft auf diese Weise Bäume hoch oder verharren in dieser Position, wenn Sie vom Baum was Leckeres naschen. Dadurch haben Affen einen extrem starken Rücken und eine enorme Griffkraft. Diese Übung trainiert besonders den Musculus latissimus dorsi.

Und an die Calisthenics-Verrückten da draußen: Die Übung kann man an einer Laterne oder einem Baumstamm machen. Wenn man genug Kraft hat, bringt man auch das zweite Bein hoch. Und schließlich, wenn man auch diese Pose gemeistert hat, kann man mit sehr kleinen Schritten den Baum hochlaufen. Natürlich nur bis zu einer Höhe, aus der man sicher herunterspringen kann. Es ist dann zwar nur zum Teil eine isometrische Übung, trotzdem sehr interessant.

Übung 6: Möglichkeiten beim Klimmzug

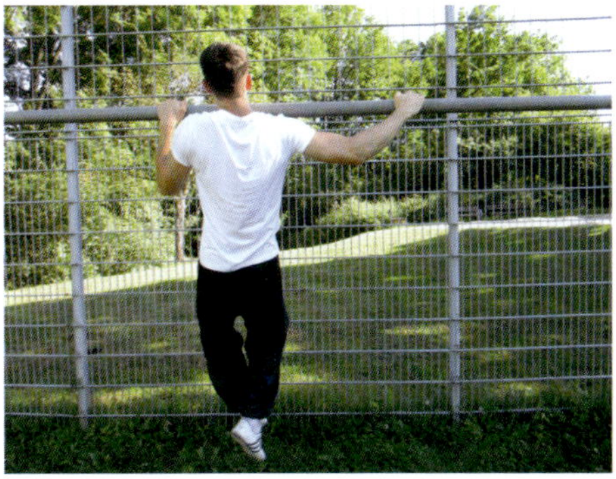

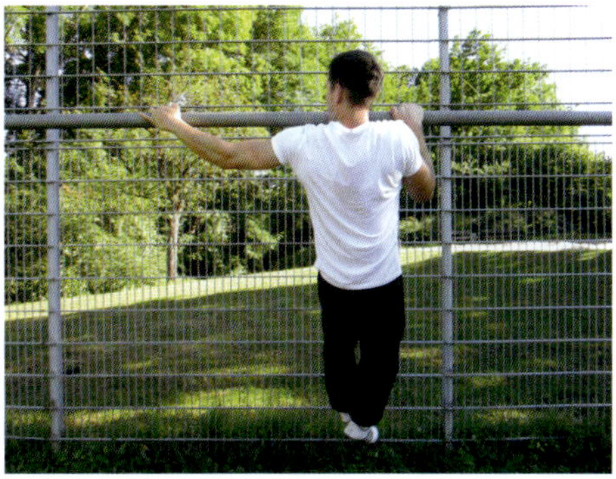

Besonders für diejenigen, die gerade erst mit dem Training der Klimmzüge begonnen haben, kann die isometrische Methode sehr nützlich sein, um die Wiederholungszahl zu steigern.

So kann man bei der letzten Wiederholung, die man gerade noch schafft, einfach die Position oben an der Stange noch für einige Sekunden halten. Und sich erst danach langsam absenken. Dieses Halten erhöht die Belastungsdauer für den Muskel und zwingt ihn, somit stärker zu werden.

Sehr beliebt ist auch, dass man sich an der obersten Position einerseits nicht absenkt, sondern sich gleichzeitig von Seite zu Seite bewegt: eine Kombination aus konventionellem und isometrischem Training.

Übung 7: Das Auto heben

1
2
3
4
5

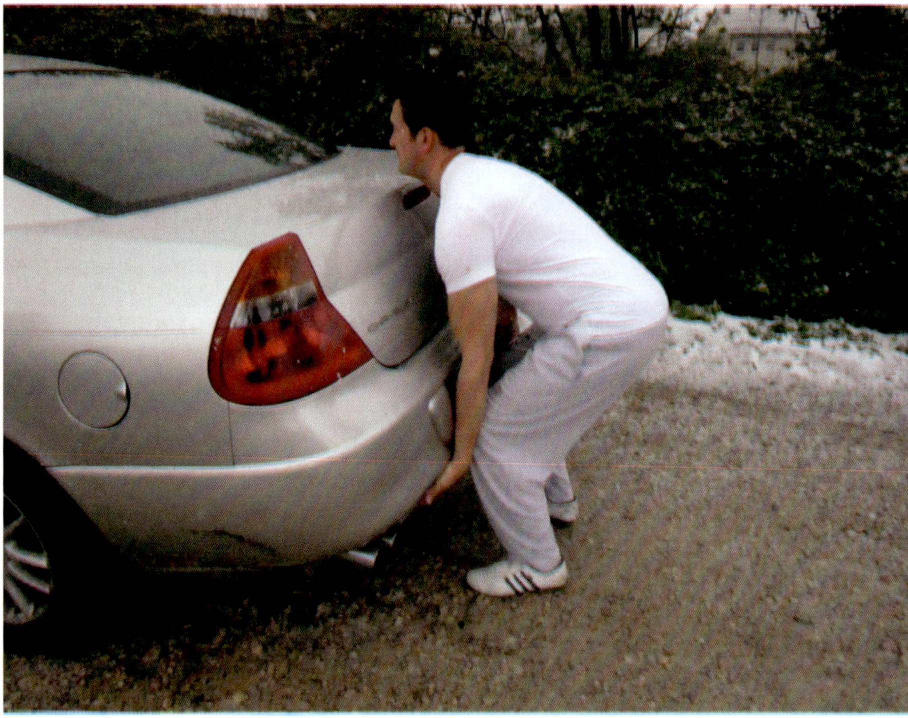

Stellen Sie sich vor ein Auto. Gehen Sie in die Knie, atmen Sie ein.

Stemmen Sie es hoch und atmen Sie langsam aus. Dabei müssen Sie einen guten Punkt zum Festhalten finden, der muss irgendwo am Rahmen sein.

Halten Sie die Pose 4-12 Sekunden.

Kommentar

Manche von Ihnen erkennen sicher, dass es sich hier um eine isometrische Variante des Kreuzhebens handelt. Die meisten werden natürlich nicht die Räder vom Boden bekommen, Ziel ist einfach, eine isometrische Spannung zu erschaffen. Dabei soll der Rücken immer gerade gehalten werden. Die Kraft kommt hier eigentlich aus den Beinen, der Rücken stabilisiert das Ganze.

Bob Hoffman hat sein Team auf eine ähnliche Weise auf das Kreuzheben vorbereitet, nur statt dem Auto arbeitete er mit am Boden verankerten Power Racks.
Ganz klar, dies ist eine Ganzkörperübung: Beine, Arme, Rücken, Schultern, all das wird trainiert.

4.5 Oberarme

Es geht um den Bizeps und den Trizeps. Der eine ist für das Beugen des Arms zuständig, der andere für das Strecken. Der Trizeps ist dabei von Natur aus größer als der Bizeps, d. h., für massive Oberarme ist es wichtig, sich nicht nur auf den Bizeps zu konzentrieren. Oft kann man daher auch einen seriösen Athleten an einem gut entwickelten Trizeps ausmachen.

Was bietet uns das isometrische Training für diese Muskelgruppen? Ehrlich gesagt, mache ich persönlich keine isometrischen Übungen für diese Körperpartien, höchstens mal als Intensitätstechnik beim gewöhnlichen Armbeugen o. Ä. Für mich habe ich einfach festgestellt, dass andere Übungen diese Muskeln besser ansprechen.

Die Muskeln der Oberarme brauchen nicht unbedingt ein extrem schweres Gewicht, um zu wachsen, deswegen ist es besser, zu versuchen, immer mehr Wiederholungen zu machen als im Training davor und so die Belastungsdauer oder Intensität zu steigern.

Das isometrische Training ist somit nicht der kürzeste „Weg zu mehr Kraft" in den Oberarmen (Ausnahme ist die Übung 4). Und doch gebe ich Ihnen einige Übungen mit, denn während es nicht unbedingt zu mehr Kraft in den Oberarmen führt, bleiben die anderen Vorteile des isometrischen Trainings, wie z. B. die Durchblutung der Muskeln, bestehen. So kann man die folgenden Übungen sehr gut zu solch einem Zweck im Büro, im Urlaub oder an der Raststätte nach einer langen Autofahrt einsetzen. Außerdem sind solche Übungen oft bei meinen weiblichen Klienten beliebt, da sie die Arme straffen, ohne Muskeln aufzubauen.

Übung 1: Isometrische Bizeps Curls am Pult

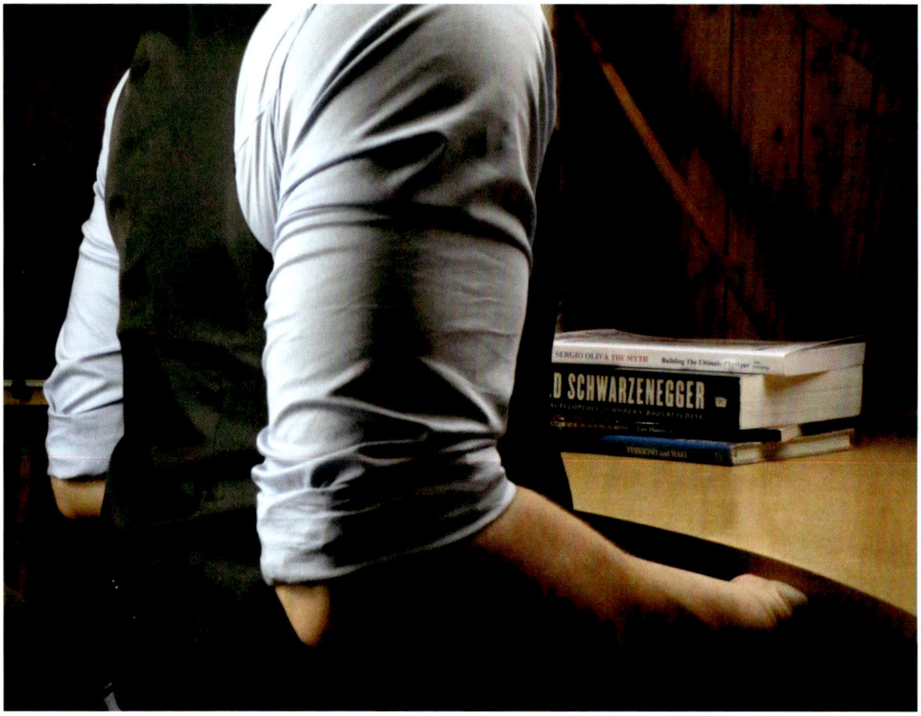

Sitzen Sie aufrecht vor Ihrem Schreibtisch und bringen Sie die, im Ellbogen gebeugten, Arme darunter. Atmen Sie ein.

Spannen Sie den Bizeps an und drücken Sie den Tisch nach oben und atmen Sie langsam aus.

Halten Sie diese Position für 4-12 Sekunden.

Wiederholen Sie die Übung 2-3 x.

Kommentar

Dies ist eine Übung für den Bizeps. Sie ist gut für die Durchblutung der Oberarme und schnell gemacht. Hier ist es besser, die Arme näher am Körper zu haben, sitzen Sie also nicht zu weit vom Tisch weg. Halten Sie auch die Ellbogen nah am Körper, den Rücken gerade und führen Sie die Schulterblätter zusammen, um den Bizeps zu isolieren.

Natürlich kann man diese Übung auch mehrmals am Tag machen.

Übung 2: Ein Arm drückt den anderen

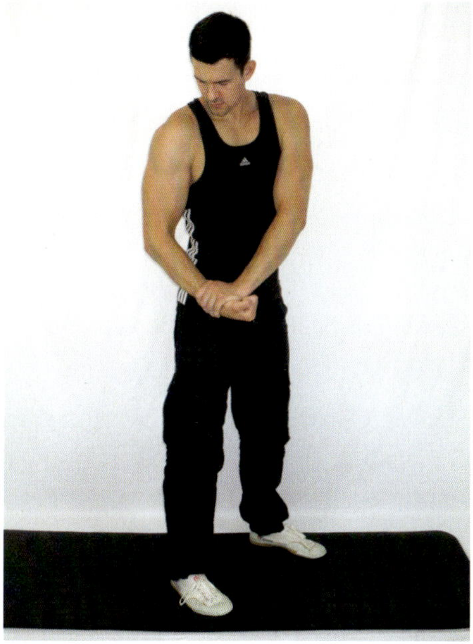

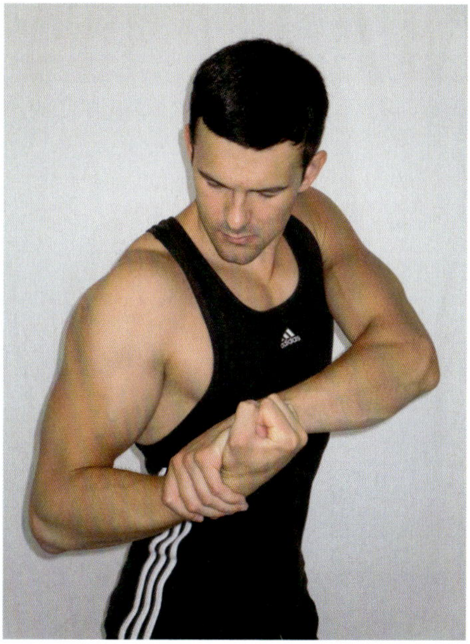

Diese Übung kann man sowohl sitzend als auch im Stehen machen.

Beugen Sie einen Arm etwas im Ellbogen und drücken Sie bei gleichzeitigem Ausatmen mit dem anderen Arm dagegen.

Machen Sie diese Übung auf drei Ebenen. Die erste: Der Arm ist nur etwas gebeugt. Die zweite: Der Arm ist etwa in einem 90°-Winkel (Oberarm zu Elle). Die dritte: Den Arm in einem 45°-Winkel halten.

Wiederholen Sie diese Übung auch mit dem anderen Arm.

Kommentar

Wieder eine Übung für den Bizeps. Hier können Sie sich sehr gut auf den Muskel konzentrieren: Versuchen Sie, den Muskel im Körper zu identifizieren.

Übung 3: Das Handtuch nach oben ziehen und Widerstand leisten

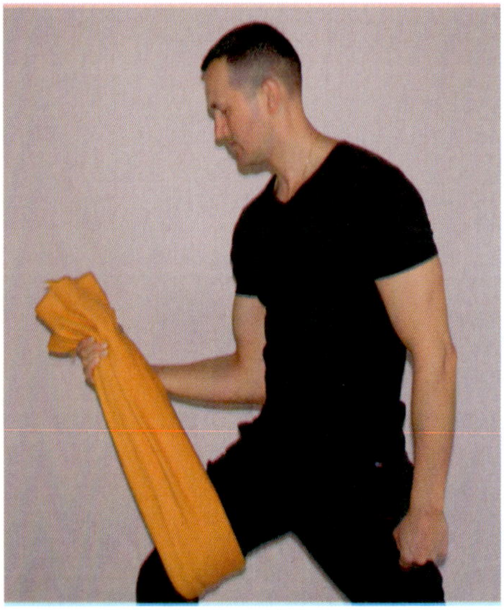

Nehmen Sie ein Handtuch und greifen Sie es mit der Hand, deren Bizeps Sie trainieren möchten.

Nehmen Sie einen stabilen Stand ein, ich empfehle einen Ausfallschritt. Legen Sie das Handtuch um den Oberschenkel und greifen Sie beide Handtuchenden mit der Hand.

Stemmen Sie den Ellbogen des zu trainierenden Oberarmes gegen die Hüfte und ziehen Sie an dem Handtuch, indem Sie versuchen, den Oberarm zu beugen.

Wiederholen Sie die Übung mit dem anderen Arm.

Kommentar

Diese Übung ist für den Bizeps. Sie können natürlich den Winkel Oberarm zu Unterarm gerne variieren. Außerdem kann man das Handtuch auch anders greifen, z.B. wie ein Glas Wasser, was die Übung dann zu einem isometrischen Hammer Curl mutieren lässt. Eine weitere Alternative ist, Sie ummanteln mit dem Handtuch einen fest installierten Gegenstand, wie ein stabiles Geländer oder eine Sprossenwand, und ziehen daran.

Man kann diese Übung natürlich auch mit beiden Armen ausführen. Übrigens: Da man das Handtuch nicht so gemütlich greifen kann, wird auch noch die Griffkraft trainiert.

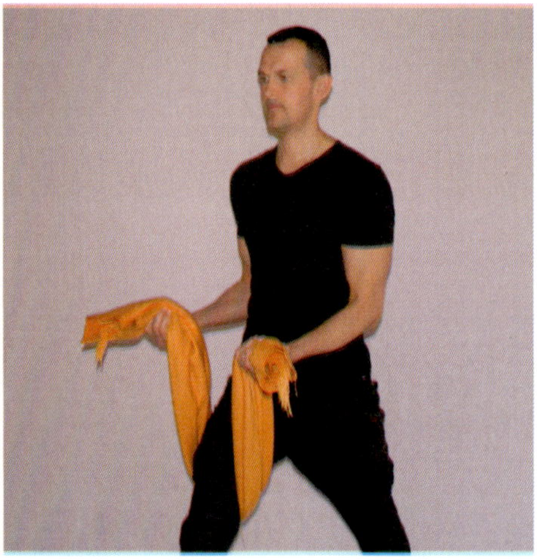

Übung 4: Der 90°-Klimmzug

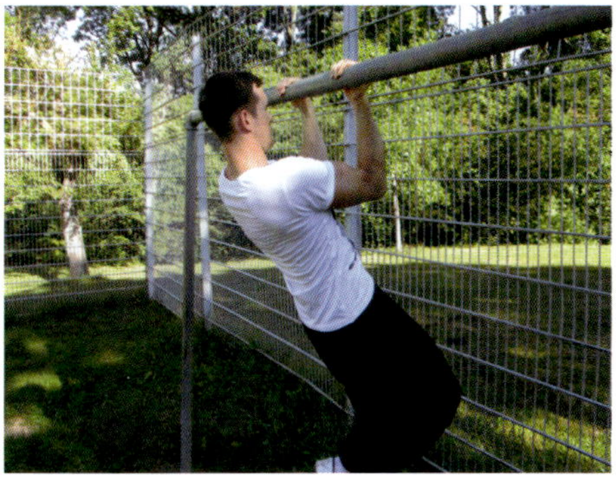

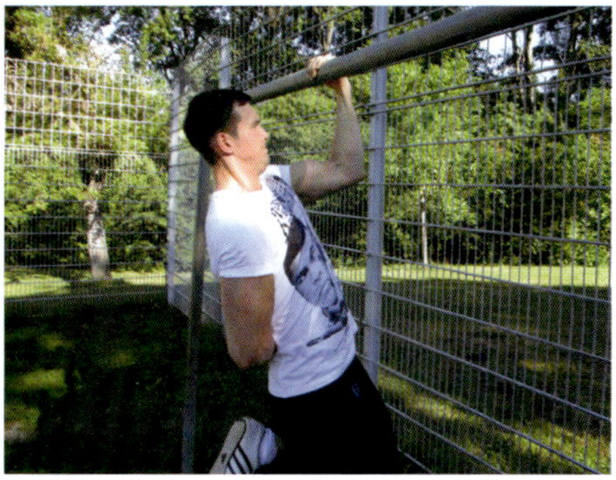

Hängen Sie sich mit einem Untergriff an eine Klimmzugstange.

Ziehen Sie sich so weit hoch, bis Unterarm und Oberarm in einem 90°-Winkel zueinander sind.

Atmen Sie langsam aus und halten Sie diese Position 4-12 Sekunden.

Kommentar

Der 90°-Klimmzug mit beiden Armen ist für Trainierte relativ einfach, denn mit einer Hand über den vorgegebenen Zeitraum zu halten, ist sehr schwer. Neben dem Bizeps arbeiten hier auch der Rücken, die Bauchmuskeln und viele weitere Muskeln, die Sie in dieser Position stabilisieren.

Übung 5: Trizepsdrücken im Türrahmen

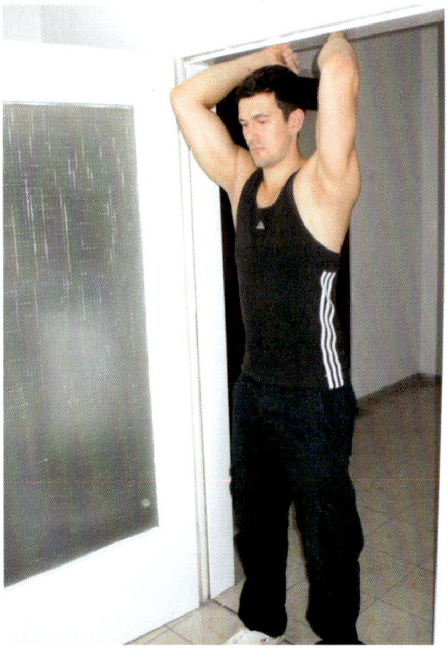

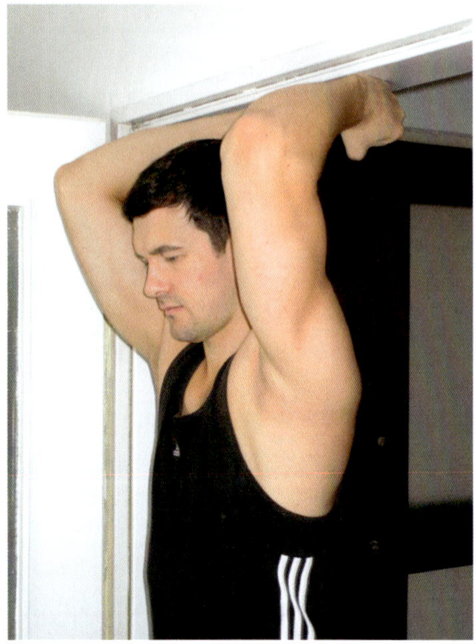

Stellen Sie sich an die Schwelle eines Türrahmens, die Arme sind im Ellbogen gebeugt und berühren oben den Rahmen. Atmen Sie ein.

Drücken Sie den Rahmen, so stark Sie können, nach oben. Atmen Sie langsam aus und halten Sie die Spannung 4-12 Sekunden lang.

Kommentar

Drücken Sie nur mit dem Trizeps und lassen Sie die Ellbogen aus dem Spiel. Wer zu klein ist und die Übung aufgrund dessen nicht in einem Türrahmen ausführen kann, möge sich in sein Penthouse, sprich Dachgeschoss, begeben und dort die schrägen Wände nutzen.

Übung 6: Den Trizeps an der Wand trainieren

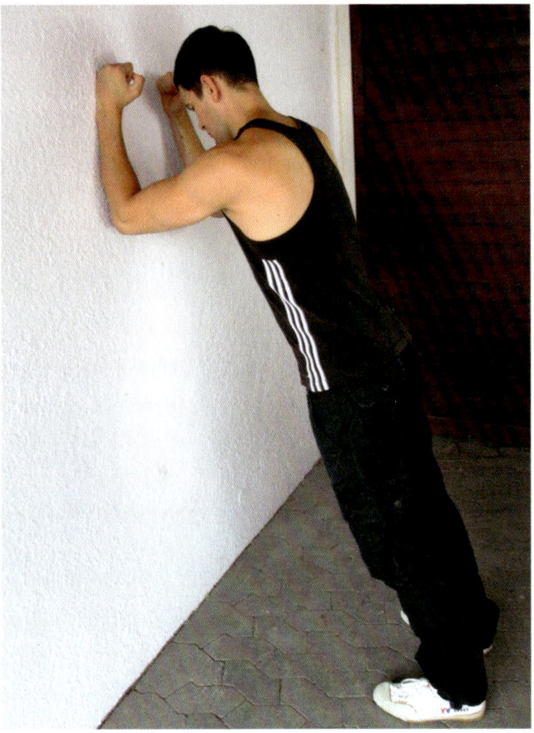

1
2
3
4
5

Stellen Sie sich aufrecht etwa einen Meter vor eine Wand.

Strecken Sie Ihre Arme aus und legen Sie Ihre Fäuste auf die Wand.

Die Hände haben nun einen Abstand von 5-15 cm zueinander.

Beugen Sie die Arme, bis die Ellbogen nur noch einige Zentimeter von der Wand entfernt sind und atmen Sie ein. Der Körper bleibt gerade.

Halten Sie diese Position 4-12 Sekunden.

Wiederholen Sie die Übung 2-3 x.

Kommentar

Sie können die Höhe der Hände variieren, indem Sie sie auf Kopf,- Schulter- oder Brusthöhe positionieren. So schaffen Sie Abwechslung. Außerdem lässt sich der Schwierigkeitsgrad verändern: Je weiter Sie sich von der Wand entfernt befinden, desto schwerer ist die Übung.

Übung 7: Ellbogen zeigen zu den Seiten am Türrahmen

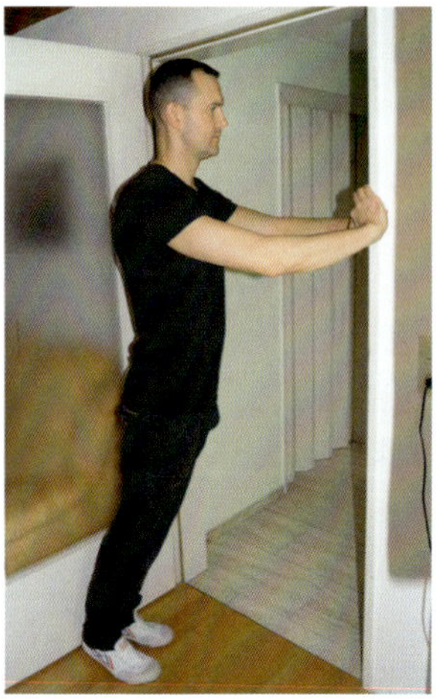

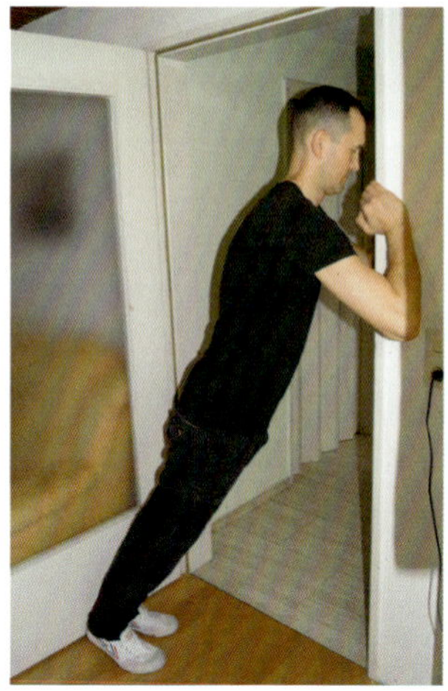

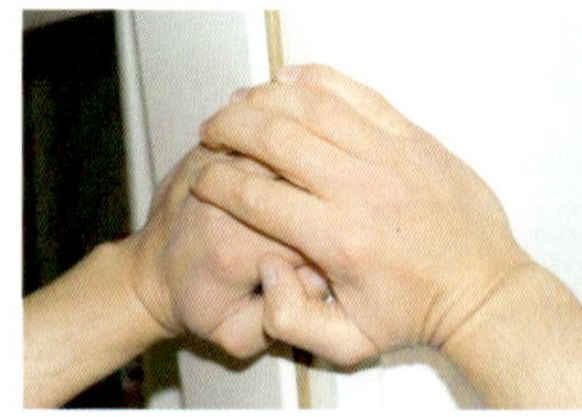

Positionieren sie sich vor einem Türrahmen, sodass die Ecke genau vor Ihnen ist.

Strecken Sie Ihre Arme aus und legen Sie die Hände auf die Ecke.

Beugen Sie die Arme und kommen Sie mit dem Oberkörper so nah wie es geht zu der Ecke.

Halten Sie die Pose (ca. 30 Sekunden) oder spannen sie Ihren Trizeps aktiv an (4-12 Sekunden).

Kommentar

Eine super Übung für den Trizeps. Je weiter der Fußabstand zum Rahmen ist, desto schwerer die Übung. Bei der Ausführung können Sie die Finger entweder verschränken oder Sie legen eine Handfläche auf die andere. Wechseln Sie beim nächsten Satz die Hand. Diejenige, welche oben war, sollte nun unten sein. So trainiert man ausgeglichen und vermeidet Dysbalancen.

Wem das zu wenig ist, kann die Übung auch am Boden ausführen. Dazu eignet sich beispielsweise eine Kettlebell, an der man sich abstützt.

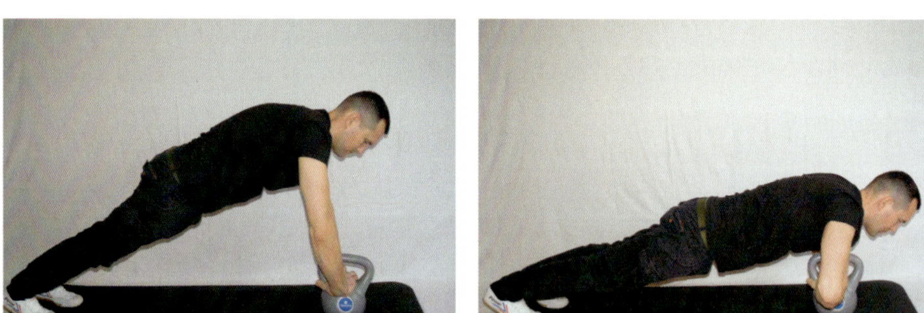

Alternative

Übung 8: Den Körper strecken und mit den Armen stützen

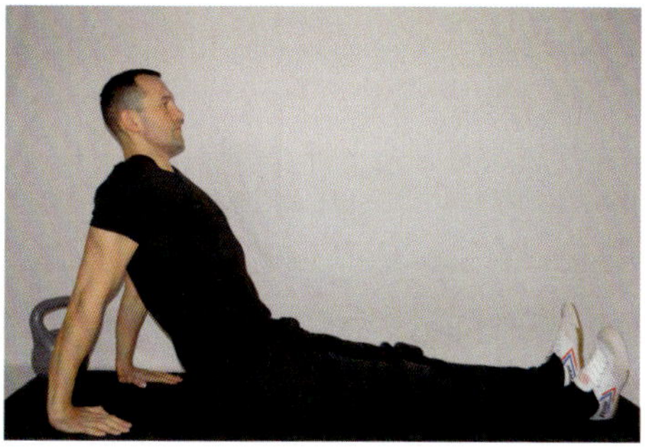

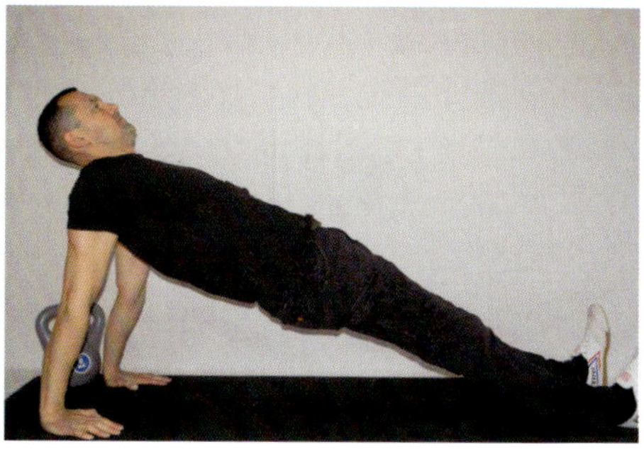

Setzen Sie sich auf den Boden, der Oberkörper gerade, die Beine vor dem Körper ausgestreckt. Die Arme möglichst weit hinter dem Körper.

Bringen Sie das Gesäß hoch, sodass Sie sich nun nur mit den Armen und den Fersen am Boden abstützen.

Verlagern Sie das Gewicht möglichst auf die Arme.

Halten Sie die Pose für 30 Sekunden.

Kommentar

Das Geheimnis dieser Trizeps-Übung ist es, das Körpergewicht auf die Arme zu verlagern. Stellen Sie sich vor, Sie wollen sich in dieser Pose nur auf den Armen balancierend halten, wo müsste dann der Schwerpunkt sein? Versuchen Sie es, so finden Sie die optimale Position.

4.6 Griffkraft und Unterarme

Die Griffkraft ist besonders für Kraftsportler, Kletterer und auch viele Kampfkünstler wichtig. Denn erst, wenn die Hand in der Lage ist, ein Gewicht zu halten, kann man es anheben. Wer Kreuzheben macht, kommt ohne einen festen Griff nicht weit (was das Gewicht angeht), dabei ist Kreuzheben eine der wichtigsten Übungen, um Kraft und Masse aufzubauen.

Um das Fehlen einer geeigneten Griffkraft zu kompensieren, verwenden manche Athleten sogenannte *Zughilfen*; Bänder, die um das Handgelenk und um das Gewicht geschnallt werden. Doch man kann sich unschwer vorstellen, wie schädlich auf Dauer so eine Belastung für das Handgelenk ist.

Wer Klimmzüge lernt, muss auch erst in der Lage sein, seine Hände fest verschlossen zu halten. Beim Klettern ist es noch extremer, ein Kletterer muss sich nur an den Fingern hochziehen können. Und Kampfkünstler wie Judoka dürfen sich die Gegner nicht durch die Finger gehen lassen, wenn sie zu einem Wurf ansetzen.

Es gibt drei Säulen der Kraft: die erste sind die *Beine*, sie bilden das Fundament. Sind die Beine schwach, kann man sein volles Potenzial an Kraft nie erreichen. Die zweite ist der *Core*, ein Begriff, mit dem man heutzutage die Körpermitte bezeichnet, sprich, die Bauch- und die untere Rückenmuskulatur. Ein starker „Kern" (engl. Core) ist besonders wichtig, wenn man irgendetwas hebt, oder aber auch bei Würfen, um den Körper zu stabilisieren. Und die dritte Säule bilden *starke Arme*, im Besonderen die Griffkraft. Wer einen festen Griff hat, kann Pfannen verbiegen, Ketten zerreißen und all die anderen Kunststücke der *Strongmen* vollführen.

Interessanterweise lässt sich die Griffkraft fast nur ausschließlich isometrisch trainieren. Das liegt zum Teil daran, dass unsere Finger keine Muskeln haben. Die Hände haben nur sehr wenige Muskeln, so kommt die Kraft aus den Unterarmen. Die Unterarme sind es, die unsere Finger bewegen und zwar mithilfe der Sehnen, die die Kraft in die Finger übertragen. Um unsere Griffkraft zu verbessern, müssen wir also die Unterarme und die Sehnen in den Fingern trainieren. Das geht am besten, wenn man einfach „Zeug" festhält.

Übung 1: Die Griffkraft durch das Krafttraining verbessern

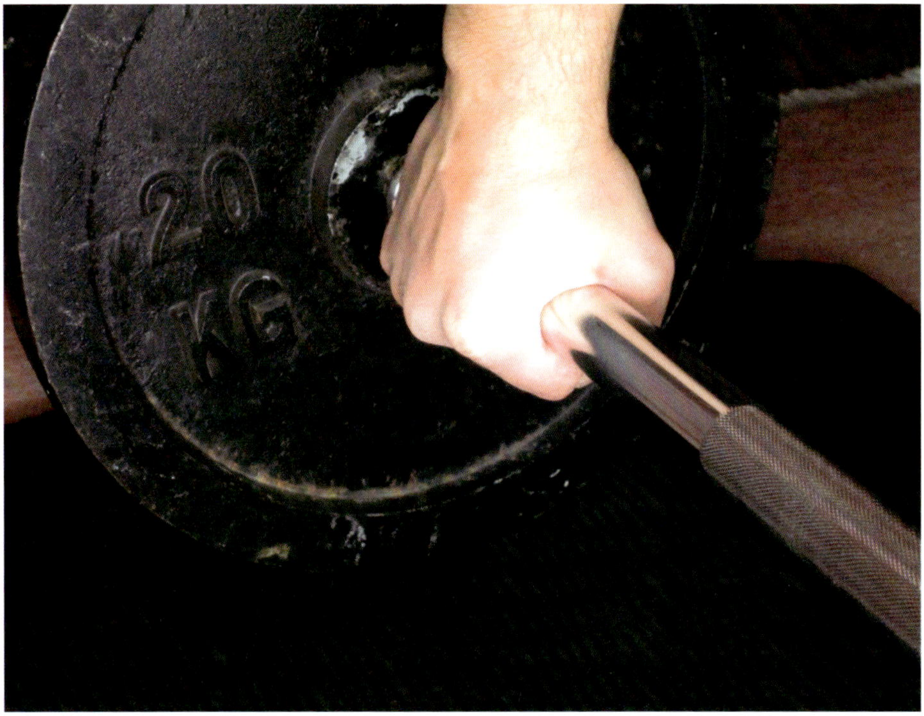

Wenn Sie bereits Krafttraining betreiben, verbessern Sie Ihre Griffkraft automatisch. Jedes Mal, wenn Sie zur Hantel greifen, halten Sie Ihre Hand über 10 Wiederholungen geschlossen, weil Sie ja die Hantel halten müssen. Und das ist ganz klar isometrisches Training der Griffkraft. Je schwerer die Gewichte, desto schwieriger wird es aber.

Damit die Griffkraft nie zum Problem wird, kann man bei Zugübungen, nachdem man die nötige Wiederholungszahl absolviert hat, einfach das Gewicht noch eine Weile halten. Am besten geht es wohl beim Kreuzheben. Verbleiben Sie bei der letzten Wiederholung 4-6 Sekunden in der aufrechten Position, bevor Sie das Gewicht wieder zum Boden absenken. Und senken Sie das Gewicht auch immer zum Boden ab, statt es fallen zu lassen, das trainiert noch zusätzlich die Griffkraft.

Übung 2: Plate Pitches

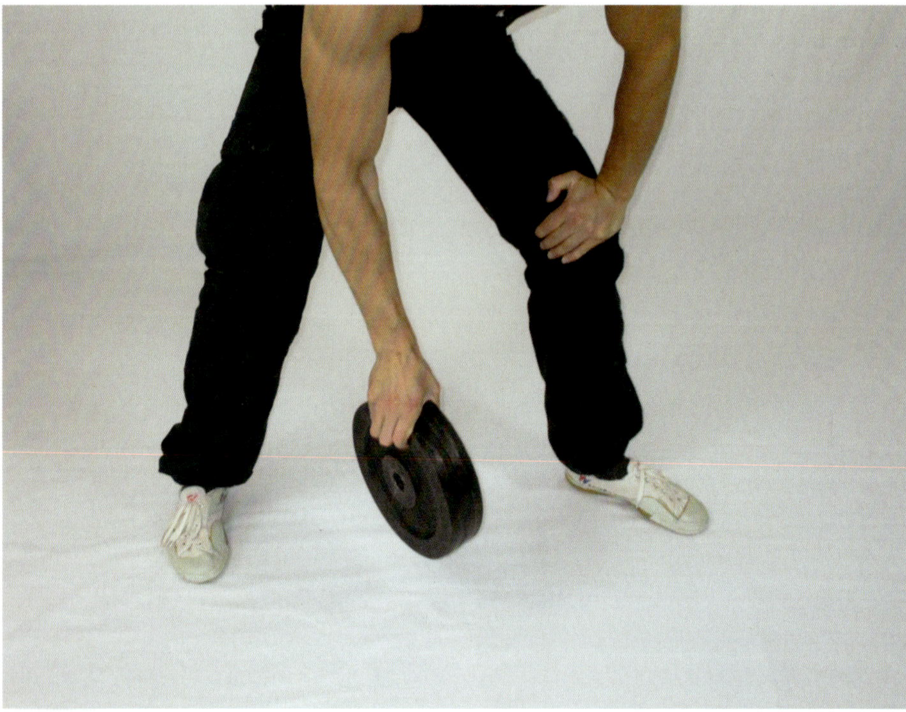

Nehmen Sie zwei Hantelscheiben, pressen Sie diese aneinander und heben Sie die Scheiben mit nur einer Hand vom Boden.

Halten Sie die Scheiben aneinandergedrückt, solange Sie können. Atmen Sie normal.

Wiederholen Sie die Übung mit der anderen Hand.

Kommentar

Eine sehr effektive Übung. Für den Anfang kann man auch nur eine Hantelscheibe nehmen und beispielsweise alle fünf Sekunden den Arm wechseln. Später steigert man immer weiter das Gewicht. Anfangen kann man mit 2 x 2,5-kg-Scheiben, also 5 kg. Hier kann man mit der Zeit auf 3 x 2,5 kg steigern, da die drei Scheiben aufgrund ihrer Größe noch gut in die Hand passen. Weiter geht es mit 2 x 5 kg und 2 x 10 kg. Lou Ferrigno, einer der körperlich größten und stärksten Bodybuilder, soll imstande sein, 2 x 20 kg auf diese Weise zu halten. Wer dazu den Willen hat, kann das gerne probieren.

Übung 3: Zusammendrücken und halten

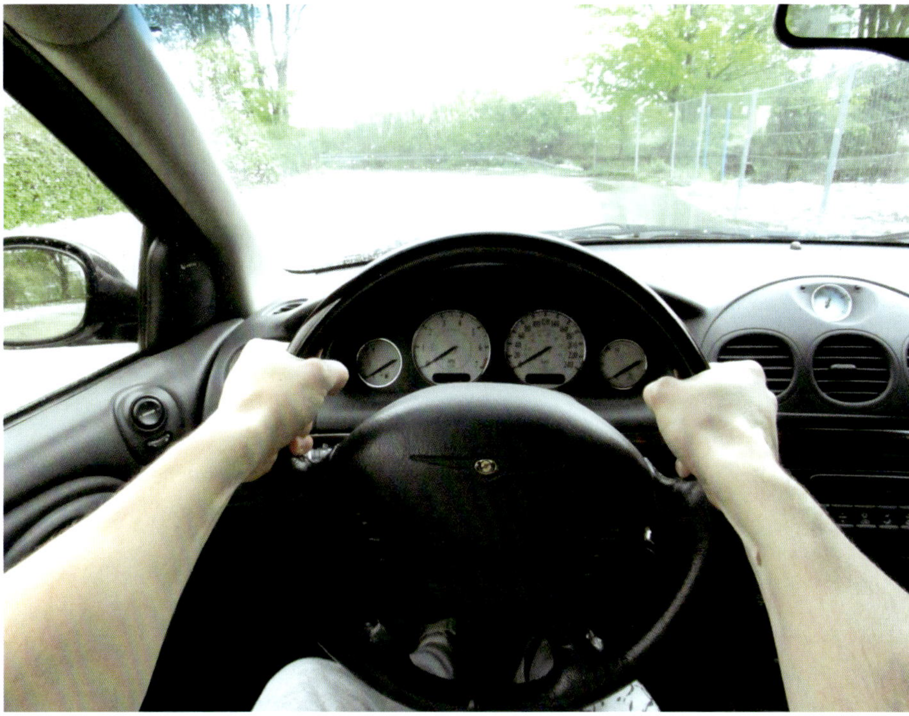

Bereits am Anfang dieses Buches habe ich Ihnen so eine Übung vorgestellt, es war das Beispiel mit dem Zusammendrücken der Waage. Statt der Waage kann man im Prinzip alles nehmen. Sie können einen Stock, ein Buch, jede Art von Griff, zusammengelegte Kleidung etc. für diese Übung nehmen. Auch der Lenker des Fahrrads ist interessant, da man ihn beim Fahren zusammendrücken kann und so ganz nebenher die Griffkraft verbessert. Das Autolenkrad ist natürlich ebenfalls dafür geeignet, aber bitte nur beim Ein- und Aussteigen in das Fahrzeug ausführen, um den Verkehr nicht zu gefährden.

Halten Sie die Spannung bei dieser Art Übungen 4-12 Sekunden, entspannen Sie kurz und wiederholen Sie.

Übung 4: Hängen

1
2
3
4
5

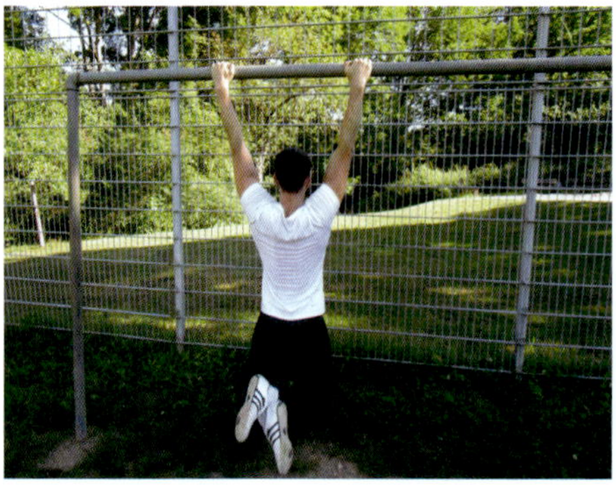

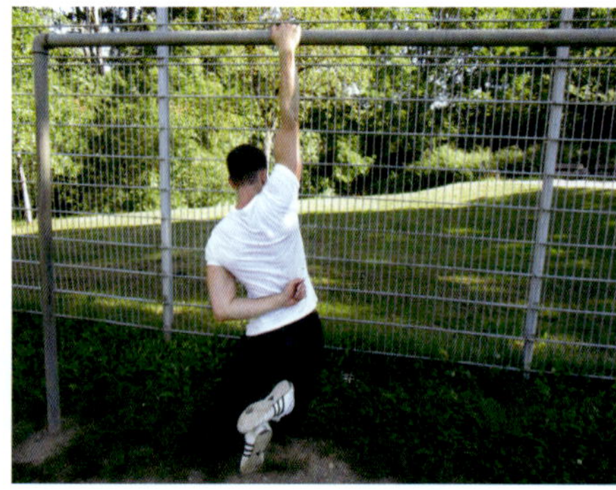

Für diejenigen, die noch keine oder erst einige Klimmzüge schaffen, ist es gut, an einer Klimmzugstange einfach mal mit ausgestreckten Armen zu hängen und dabei die Unterarme anzuspannen. Diejenigen, die über zehn Klimmzüge schaffen, machen das Gleiche, jedoch nur mit einer Hand. Halten Sie sich bis zu 30 Sekunden lang fest, das wird Ihre Griffkraft verbessern.

4.7 Finger

Wie bereits festgestellt wurde, haben unsere Finger keine Muskeln und werden mithilfe der Sehnen vom Unterarm aus bewegt. Daher können wir nur die Sehnen in den Fingern stärken. Das braucht vor allem eins: Zeit.

Die Sehnen haben einen anderen Rhythmus als die Muskeln, was das Stärkerwerden angeht. Während man die Muskelkraft bereits nach einigen Wochen Training um einiges verbessern kann, brauchen die Sehnen Monate, bis sich erste Erfolge einstellen. Dafür halten die sich aber auch. Das Wichtigste beim Training der Finger bzw. der Sehnen ist, sich diese Zeit auch zu nehmen und nichts zu erzwingen, denn hier ist die Verletzungsgefahr groß.

Was das Training der Finger angeht, so sind es die *Shaolin*-Mönche, die dieses eindeutig perfektioniert haben. Dort gibt es eine Technik, die man *Ein-Finger-Zen* nennt. Das ist sozusagen die höchste Stufe des Fingertrainings. Dabei macht ein *Shaolin*-Mönch einen „Handstand" auf nur einem einzigen Finger (Zeigefinger) und hält sich so einige Sekunden. Das ganze Körpergewicht lastet somit nur auf diesem einen Finger!

Für die Balance wird oft eine Wand benutzt. Natürlich ist das selbst für die *Shaolin* nichts Alltägliches, es soll nur eine Handvoll Menschen weltweit geben, die so etwas können. Diese Menschen trainieren meist über Jahrzehnte an dieser Fertigkeit.

Starke Finger verbessern zusätzlich die Griffkraft, daher ist ein Training für die gleichen Menschen interessant, die auch ihre Griffkraft verbessern möchten.

Übung 1: Plate Pitches mit den Fingern

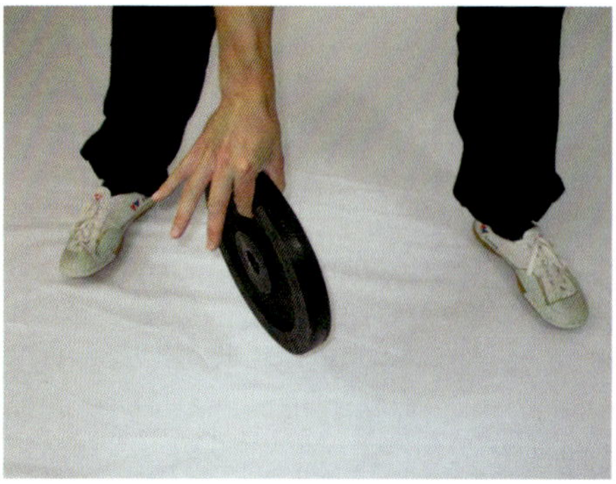

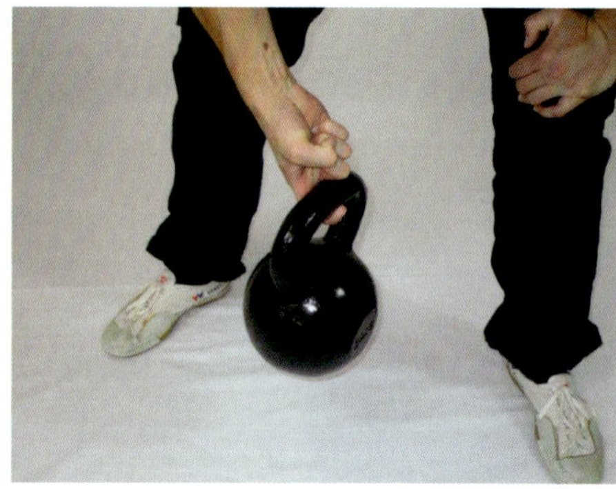

Nehmen Sie eine Hantelscheibe zwischen Daumen und Zeigefinger und heben Sie diese vom Boden.

Halten Sie diese bis zu 30 Sekunden und wechseln Sie die Hand.

Nehmen Sie danach die Hantelscheibe zwischen Daumen und Mittelfinger, später zwischen Daumen und Ringfinger und zwischen Daumen und kleinen Finger.

Halten Sie jeweils bis zu 30 Sekunden das Gewicht mit den Fingern.

Kommentar

Für manche würde es zu lange dauern, jeden Finger der beiden Hände bis zu 30 Sekunden lang zu trainieren. Die Lösung ist einfach, man verteilt das Training über den Tag hinweg. Praktisch ist auch, wenn Sie mit Gewichten trainieren, jedes Mal, wenn Sie Gewichtsscheiben weglassen oder hinzufügen, dies mit den Fingern zu machen und die oben beschriebene Übung auszuführen. Interessant wäre auch, eine Hantelscheibe neben dem Fernsehsessel zu haben, und jedes Mal, wenn Werbung kommt, na ja, Sie wissen schon, ...

Statt der Hantelscheibe kann man alles verwenden, was ein gewisses Gewicht hat und zwischen die Finger passt, wie z. B. Kettlebells (Bild), Steinplatten, ein dickes Buch oder, wie in manchen Eastern gerne gezeigt wird: mit Wasser gefüllte Krüge.

Übung 2: Fingerliegestütz an der Wand

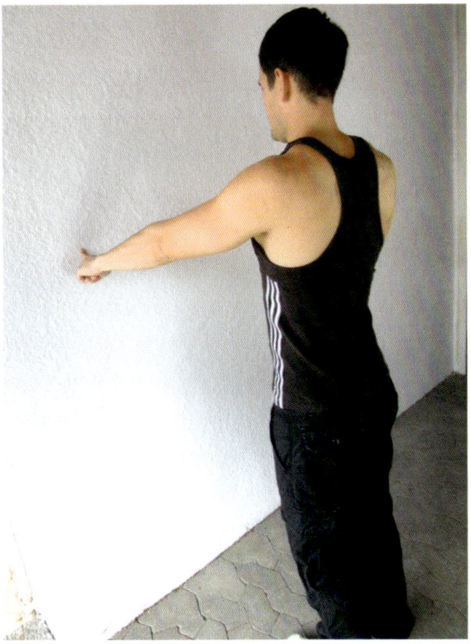

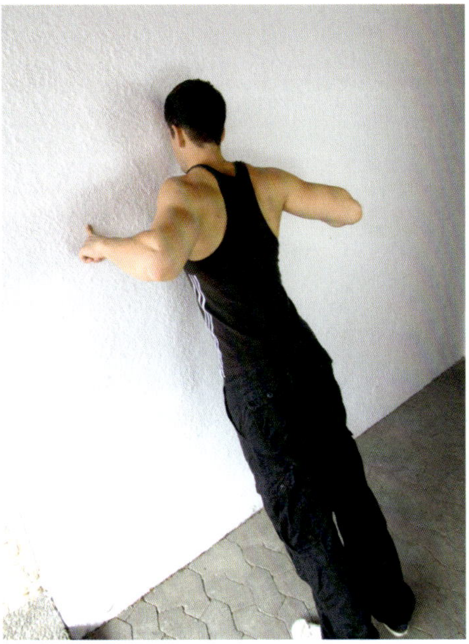

Stellen Sie sich zur Wand, der Abstand beträgt eine Armlänge.

Strecken Sie die Arme aus, sodass nur die Finger die Wand berühren.

Bringen Sie Ihre Brust durch Beugen der Arme zur Wand.

Halten Sie diese Position, solange Sie können oder drücken Sie sich wieder zurück und machen eine Art „Liegestütz an der Wand".

Kommentar

Ob Sie nun die Pose an der Wand halten oder ob Sie Liegestütze machen, spielt eigentlich keine Rolle. Wenn Sie den Liegestütz an der Wand machen, ist es etwas schwieriger, als die Pose bloß zu halten, da die Finger die Bewegung ausgleichen müssen, um nicht einzuknicken. Außerdem trainieren Sie auch die Brust- und Trizepsmuskulatur. Die Konzentration sollte hier in jedem Fall bei den Fingern sein.

Ob Sie alle Finger oder nur einen bestimmten Finger trainieren, bleibt Ihnen und Ihrem momentanen Trainingszustand überlassen.

Übung 3: Fingerliegestütz am Boden

1 2 3 4 5

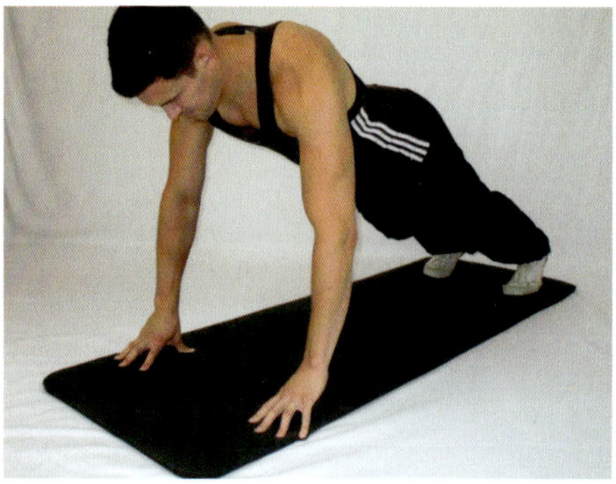

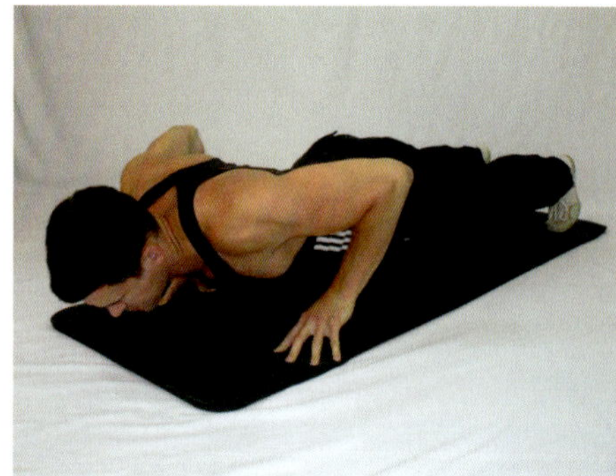

Gehen Sie in die Liegestützposition, sodass Ihre Finger und nicht Ihre Handflächen auf dem Boden platziert sind.

Senken Sie sich so weit hinunter, bis die Brust sich nur noch einige Zentimeter über dem Boden befindet.

Hier haben Sie die Wahl, ob Sie nun ganz normal mit den Liegestützen auf Fingern fortfahren oder die Position halten.

Kommentar

Die Übung ist eigentlich allgemein gut bekannt. Wenn man lange trainiert, kann man die Liegestütze mit nur einer Hand und z. B. nur einem Finger machen. Es gibt ein Foto von Bruce Lee, auf dem man ihn sieht, wie er diese Übung nur mit dem rechten Daumen ausführt. Wenn Sie meine Punktevorgabe für diese Übung von 3 bis 5 irritiert, so kommt hier die Antwort: Je weniger Finger Sie beim Liegestütz verwenden, desto schwieriger ist die Übung.

Übung 4: Der L-Sitz als Fingertraining

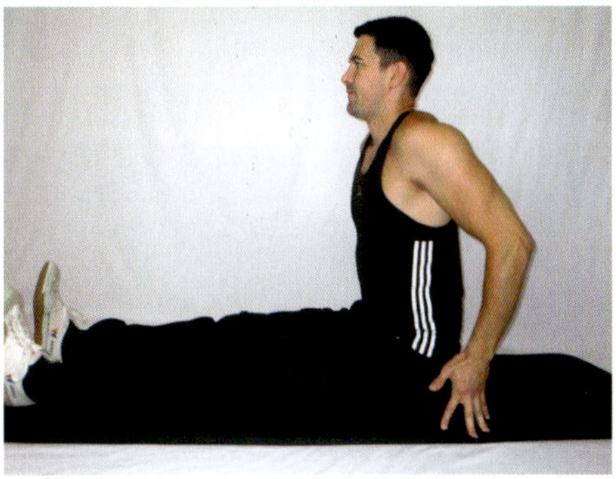

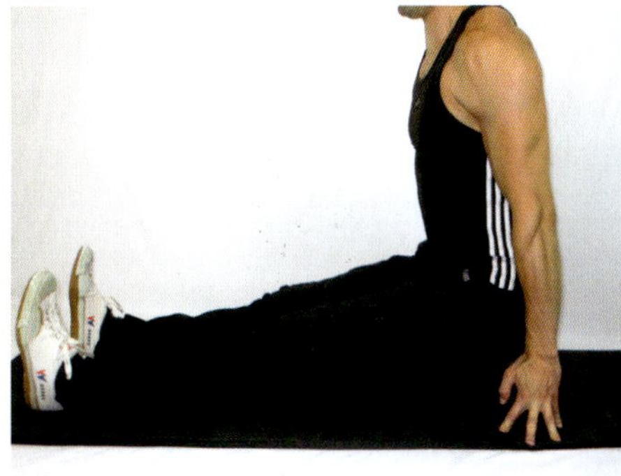

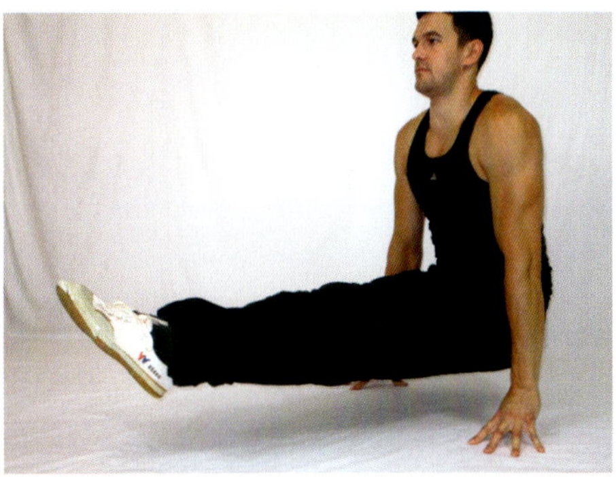

Setzen Sie sich mit komplett gestreckten Beinen auf den Boden. Platzieren Sie die Hände seitlich am Körper neben der Hüfte.

Drücken Sie mithilfe der Finger den Oberkörper hoch, sodass nur die Fersen und die Finger den Boden berühren.

Halten Sie diese Position, solange Sie können oder machen Sie Liegestützbewegungen.

Kommentar

Der *L-Sitz*, besser bekannt unter seinem englischen Namen, *L-Sit*, ist eigentlich eine Bauchübung, und wird später noch vorgestellt.

Wenn Sie die Fersen auch noch vom Boden heben und Ihr ganzes Körpergewicht nur noch auf den Finger halten können, haben Sie wahrscheinlich schon eine Zeit lang Fingertraining betrieben. Wenn Sie es noch nicht schaffen, können Sie sich das als Ziel setzen.

Die Übung besticht durch ihren Alltagswert: Es ist wahrscheinlicher, dass Sie sich nach einem harten Arbeitstag auf den Boden setzen und diese Übung machen, als dass Sie in die Liegestützposition gehen und die vorher beschriebene Übung ausführen. Beide Übungen sind sich ebenbürtig, was das Fingertraining angeht. Nur trainiert die Liegestützposition noch zusätzlich die Körperspannung.

Übung 5: Fingerhandstand

1
2
3
4
5

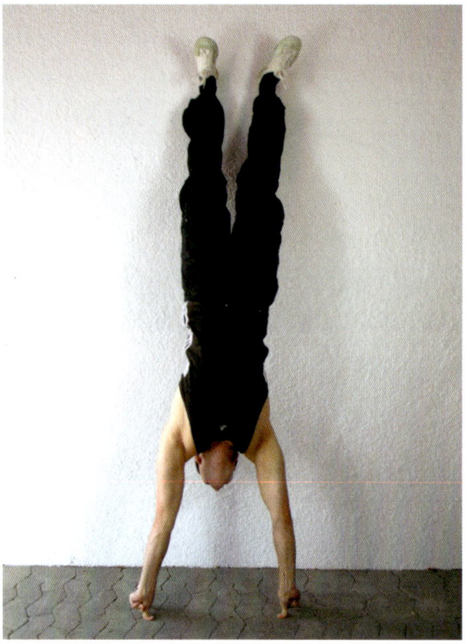
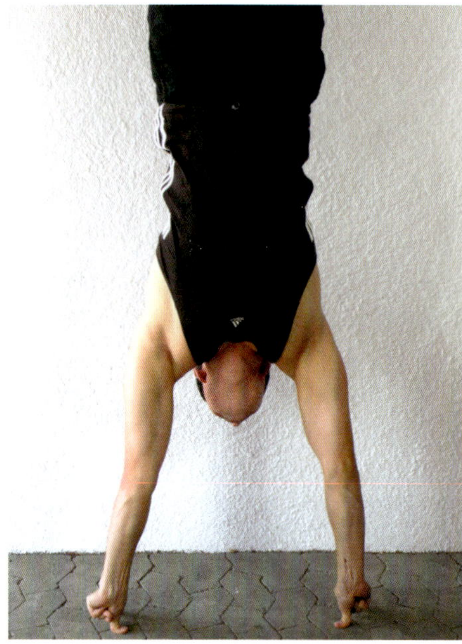

Im Grunde führen Sie den Fingerhandstand genauso aus wie den normalen Handstand. Platzieren Sie die Finger am Boden und gehen Sie in den Handstand.

Anfangen sollte man mit allen fünf Fingern am Boden und mit der Zeit und dem Fortschritt immer einen weglassen. Zuerst den kleinen-, danach den Ring-, später auch den Mittelfinger. Doch selbst wenn Sie mal in der Lage sein sollten, Ihr Körpergewicht mit nur einem einzigen Finger zu halten, sollten Sie immer wieder alle Finger der Hand trainieren. Oft ist es so, dass, wenn ein Sportler den Fingerhandstand mit Daumen und Zeigefinger halten kann, er den kleinen Finger total vernachlässigt und nur noch die sowieso starken Finger trainiert.

Üben Sie den Fingerhandstand an der Wand, bis Sie imstande sind, diese Pose eine Minute lang zu halten. Danach können Sie auch den freien Handstand versuchen, da Ihre Finger stark genug sein sollten, um den nach Gleichgewicht suchenden Körper zu halten.

Übung 6: Fingerklimmzug

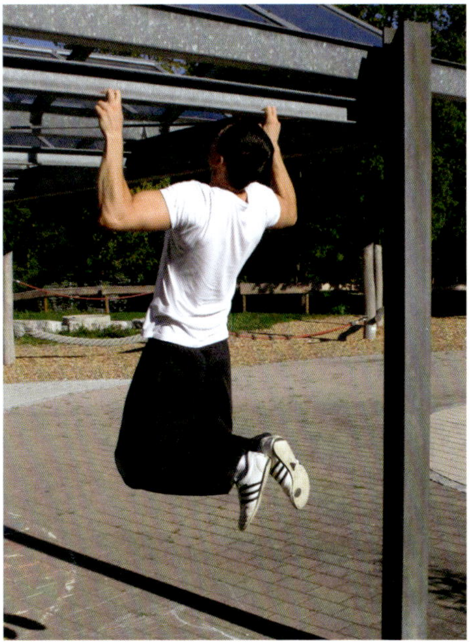

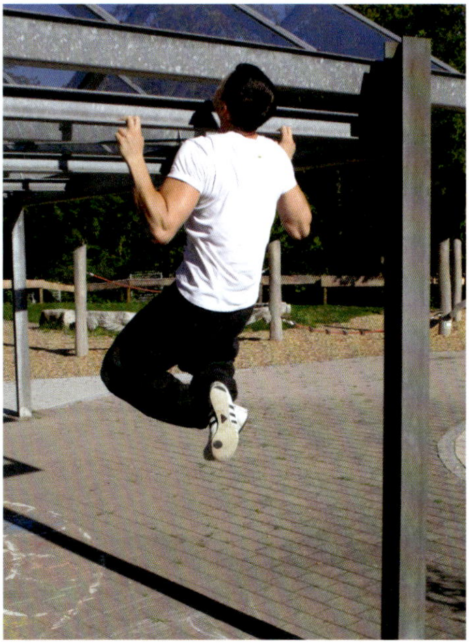

Umklammern Sie mit den Fingern (ohne den Daumen) eine Klimmzugstange und machen Sie einige Klimmzüge oder hängen Sie so einige Sekunden lang.

Entfernen Sie mit fortwährendem Fortschreiten immer einen Finger, bis Sie sich nur noch mit einem einzigen Finger an der Klimmzugstange halten können.

Kommentar

Eine Übung, die man im Klettern gerne benutzt. Seien Sie geduldig, um Verletzungen zu vermeiden. Falls Sie mal nach dieser Übung Schmerzen in der Hand-(Fläche) haben, machen Sie eine Pause vom Fingertraining und steigen Sie dann auf einem niedrigeren Level wieder ein.

4.8 Beinmuskeln

Die Beine sind das Fundament unseres Körpers. Gleichgültig, welche Sportart Sie trainieren, ohne starke Beine werden Sie Ihr volles Potenzial nicht erreichen. Selbst im Boxen, wo man scheinbar nur mit den Armen arbeitet, ist die Beinarbeit und die Kraft in den Beinen von essenzieller Bedeutung. Das Gleiche gilt sogar für Golf.

Beim Powerlifting oder Bodybuilding ist die Bedeutung der Beine besonders einleuchtend. Wer beispielsweise im Bodybuilding Masse aufbauen will, sollte unbedingt auf Kniebeugen zurückgreifen, denn die Übung ist so hart, dass sie den ganzen Körper zum Wachsen stimuliert, nicht nur die Beine. Kniebeugen sind also im Kraftsport das beste Dopingmittel, das es gibt.

Oft meinen die Menschen, sie hätten „schlechte" Knie und könnten die Übung deshalb nicht machen. Nun, die gute Nachricht ist, gerade durch die Kniebeugen kann man seine Knie wieder auf Vordermann bringen, die korrekte Ausführung wird natürlich vorausgesetzt. Für Menschen mit „schlechten Knien", die trotzdem auf die Kniebeuge verzichten wollen oder müssen (z. B. Empfehlung des Arztes), ist das isometrische Beintraining zu empfehlen. Die Gelenke werden nur wenig belastet und doch baut man Kraft und Ausdauer in den Muskeln auf.

Die Oberschenkelmuskeln, besser gesagt der Quadrizeps, ist der größte Muskel, den unser Körper besitzt (vom Volumen her). Die Muskeln mit der Streckfunktion befinden sich am vorderen Oberschenkel, unter ihnen der schon erwähnte Quadrizeps, der gerade Schenkelmuskel, der mittlere Schenkelmuskel und einige mehr. Zum Beinbeuger gehört bspw. der Beinbizeps. Zu den Muskeln der Unterschenkel zählt die Wadenmuskulatur, die ist extrem ausdauernd und lässt sich daher nur unter enorm viel Trainingsbelastung vergrößern. Oder auch die Schienbeinmuskeln.

Das isometrische Training kann uns, wie gesagt, behilflich sein, die Kraftausdauer in unseren Beinen zu verbessern. Was das Verbessern der reinen Muskelkraft angeht, so sehe ich persönlich keinen besseren Weg als die Kniebeuge. Trotzdem kann man bei Übungen wie Beinstrecken oder Bein Curls die isometrische Methode als Intensitätstechnik beim Gewichtheben einsetzen. Bei den Kniebeugen selbst rate ich allerdings davon ab, da die Belastung auch so schon extrem groß ist und zwar für den ganzen Körper.

Jedoch, wer Kniebeugen macht, wird nicht nur Kraft, sondern zwangsläufig auch Masse aufbauen. Was für die einen wünschenswert ist, möchten andere gänzlich vermeiden. Die isometrischen Übungen sind daher wieder für Menschen, die ihre Kraftausdauer verbessern möchten, und ihre Beine straffen, aber nicht an Muskelmasse zulegen möchten, ideal.

Übung 1: Vorwärtstritt halten

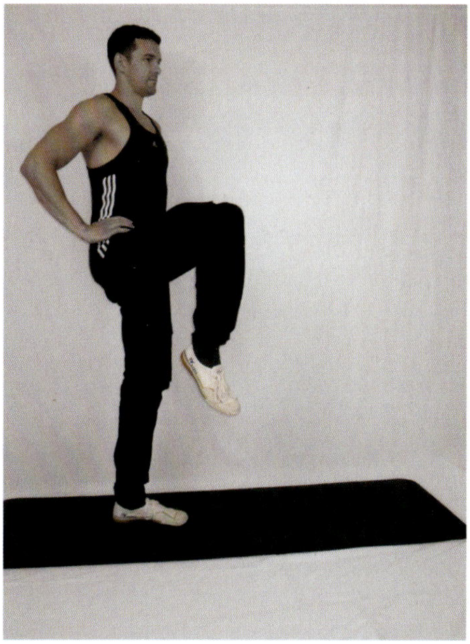
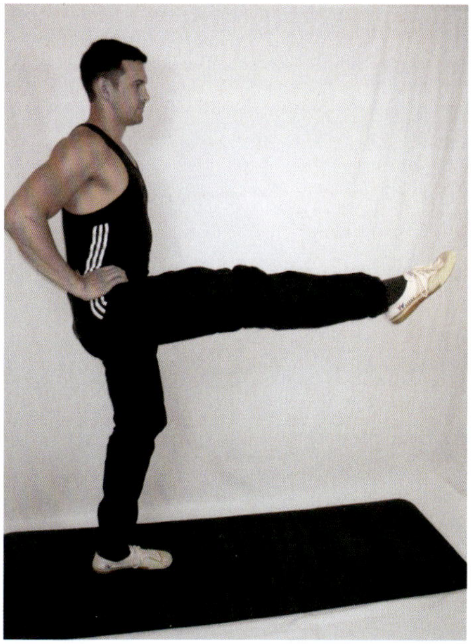

Stehen Sie aufrecht (Kampfsportler stehen in ihrer Kampfstellung).

Heben Sie ein Bein zu Ihrem Oberkörper und strecken Sie es komplett aus.

Idealerweise sollten sich Ihre Beine im 90°-Winkel zueinander befinden.

Halten Sie diese Pose bis zu 30 Sekunden, atmen Sie normal weiter.

Wiederholen Sie die Übung auch mit dem anderen Bein.

Kommentar

Wer möchte, kann sich bei der Übung an irgendetwas festhalten, um das Gleichgewicht zu bewahren. Diese Übung trainiert die vordere Oberschenkelmuskulatur.

Übung 2: Seittritt halten

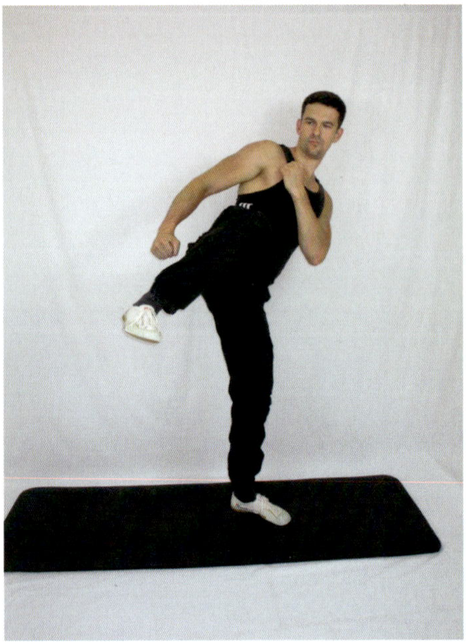

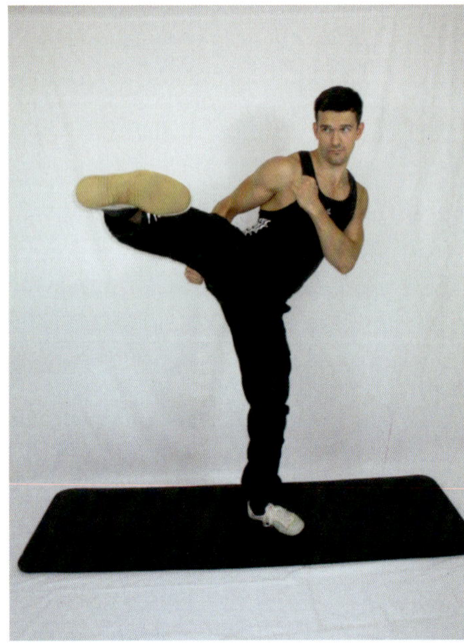

Stehen Sie aufrecht (Kampfsportler stehen in ihrer Kampfstellung).

Heben Sie ein Bein und strecken Sie es zur Seite aus.

Halten Sie diese Pose bis zu 30 Sekunden, atmen Sie normal weiter.

Wiederholen Sie die Übung auch mit dem anderen Bein.

Kommentar

Es ist nicht unbedingt notwendig, das Bein so weit oben wie möglich zu halten. Es geht hier nicht um Flexibilität, sondern um Ihre Muskeln. Sobald Sie spüren, dass alle Muskeln am seitlichen Oberschenkel angespannt sind, haben Sie die richtige Höhe. Man kann die Übung auch auf unterschiedlichen Ebenen machen; z. B. das Bein nur etwas heben, halten, es weiter hochheben, halten und dann, so hoch, wie es geht, heben und wieder halten.

Übung 3: Isometrische Bein Curls

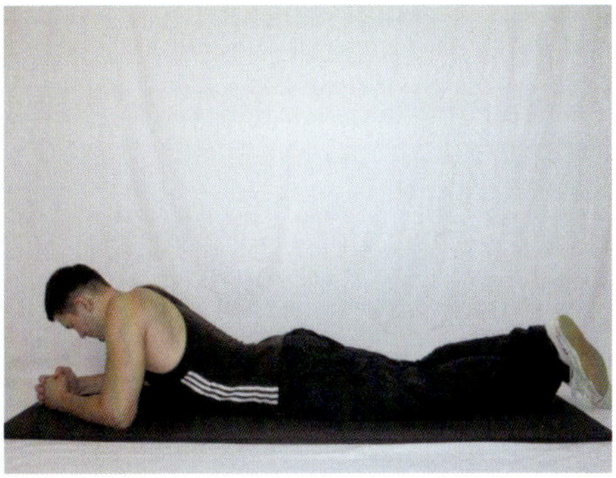

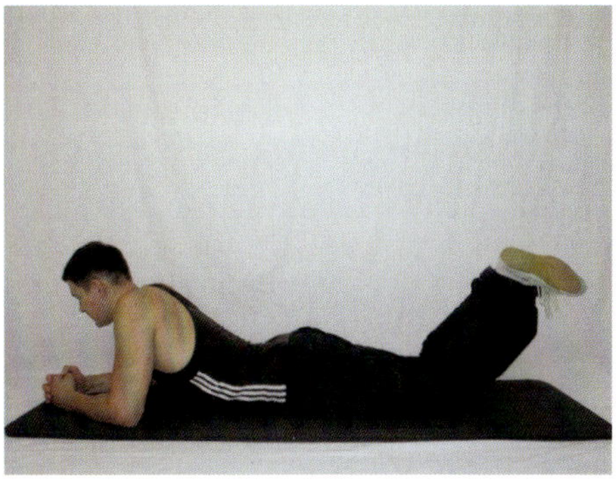

Legen Sie sich auf den Boden, stützen Sie dabei den Oberkörper mit den Ellbogen ab.

Heben Sie die Beine etwas vom Boden ab (die Knie bleiben auf dem Boden).

Kreuzen Sie die Füße so, dass der linke Fuß auf dem Knöchel des rechten Fußes liegt, atmen Sie ein.

Atmen Sie langsam aus und drücken Sie mit dem unteren, also rechten, Fuß gegen den oberen. Der obere Fuß leistet natürlich Widerstand dagegen.

Halten Sie die Spannung 4-12 Sekunden.

Wiederholen Sie die Übung 2-3 x mit beiden Beinen.

Kommentar

Diese Übung ist gut für den Beinbizeps, der sich auf der Rückseite des Oberschenkels befindet. Sie werden hier keine große Kraft aufbringen können, aber die Übung fördert die Durchblutung und hält den Muskel fit.

Übung 4: Isometrisches Beinstrecken

1
2
3
4
5

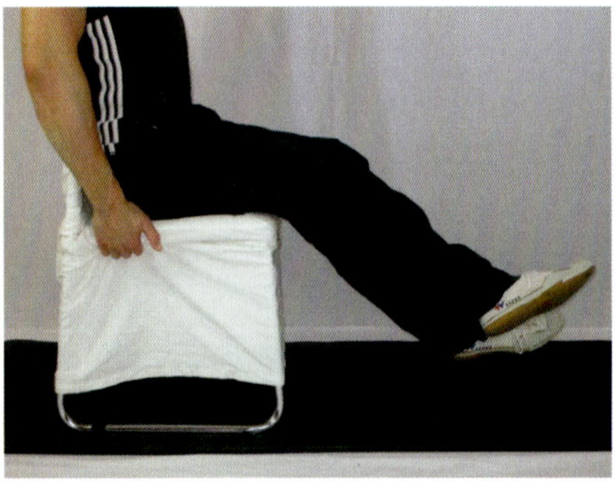

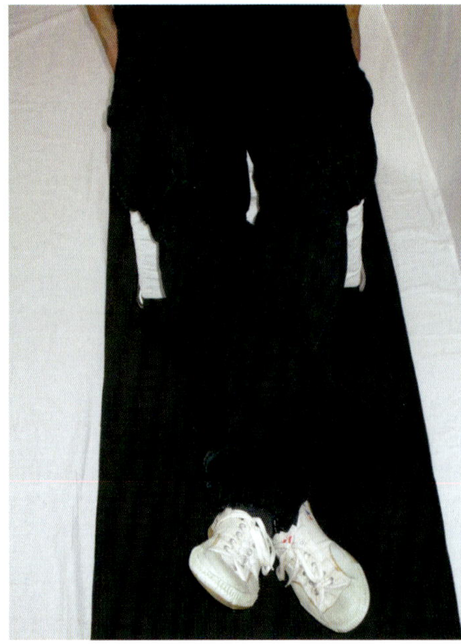

Setzen Sie sich auf einen Stuhl und kreuzen Sie vor sich die Beine. Atmen Sie ein.

Drücken Sie mit dem unteren Bein hoch, das obere Bein leistet dabei Widerstand. Atmen Sie langsam aus.

Halten Sie die Spannung 4-12 Sekunden.

Wiederholen Sie die Übung 2-3 x mit beiden Beinen.

Kommentar

Diese Übung trainiert die vorderen Muskeln des Oberschenkels, u. a. den vierköpfigen Oberschenkelmuskel, besser bekannt als Quadrizeps. Sie kennen die beiden zuletzt beschriebenen Übungen sicher aus dem Fitnesstraining, nur dass sie hier isometrisch ausgeführt werden. Daher können Sie die Übungen an den entsprechenden Maschinen auch als Intensitätstechnik nach dem Beenden der dynamischen Übung machen.

Übung 5: Gegen die Knie drücken – außen

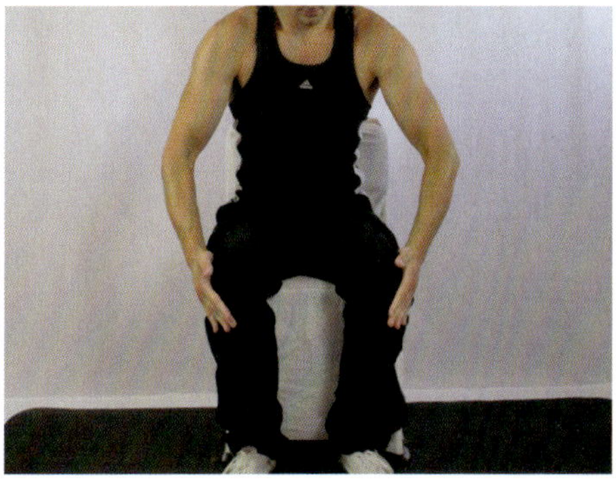

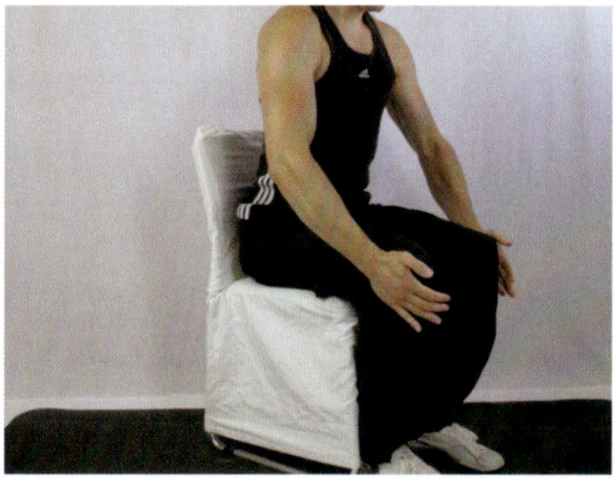

Setzen Sie sich auf einen Stuhl, die Beine stehen fest auf dem Boden und sind etwa 20-30 cm voneinander entfernt. Die Hände ruhen auf den Kniegelenken. Atmen Sie ein.

Pressen Sie mit beiden Händen die Oberschenkel zusammen, gleichzeitig leisten Sie Widerstand, indem Sie die Beine auseinanderdrücken. Atmen Sie langsam aus.

Halten Sie die Spannung 4-12 Sekunden.

Wiederholen Sie die Übung 2-3 x.

Kommentar

Sie trainieren die äußere Oberschenkelmuskulatur und teilweise den Trizeps. Achten Sie auf einen geraden Rücken.

Übung 6: Gegen die Knie drücken – innen

1
2
3
4
5

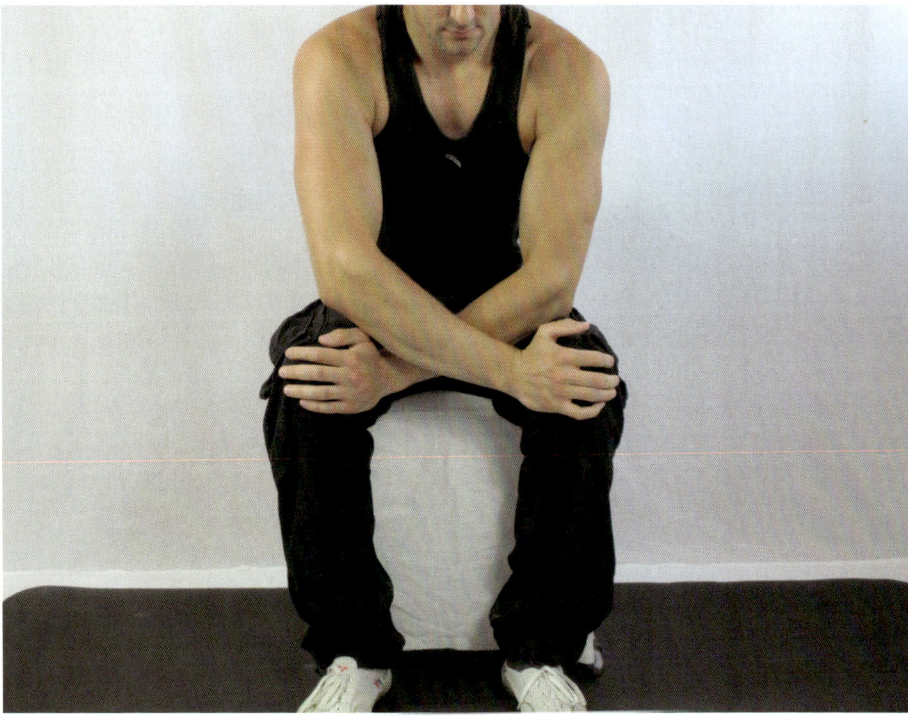

Setzen Sie sich auf einen Stuhl, die Beine stehen fest auf dem Boden und sind etwa 20-30 cm voneinander entfernt. Die Hände ruhen überkreuzt auf den Kniegelenken, d. h., die linke Handfläche ruht auf dem rechten Knie und die rechte Handfläche auf dem linken Knie. Atmen Sie ein.

Pressen Sie mit beiden Armen gegen die Knie und versuchen Sie, die Beine auseinanderzudrücken, gleichzeitig leisten Sie durch die Oberschenkel Widerstand. Atmen Sie langsam aus.

Halten Sie die Spannung 4-12 Sekunden.

Wiederholen Sie die Übung 2-3 x.

Kommentar

Diese Übung ist für die Innenseite des Oberschenkels. Achten Sie auf einen geraden Rücken.

Übung 7: Der Pferdeschritt oder Mabu

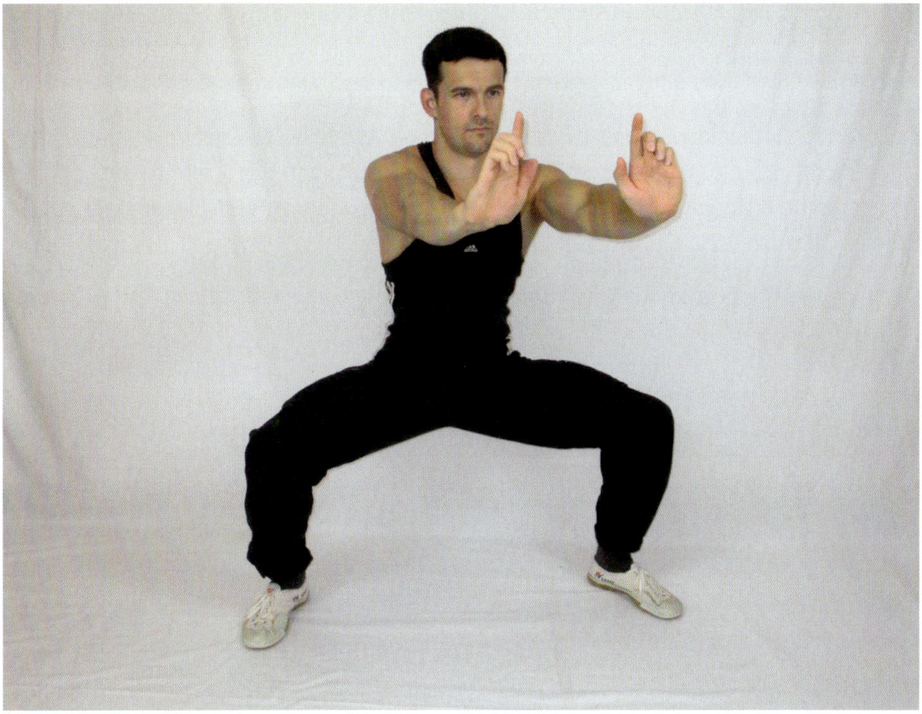

Stehen Sie aufrecht, die Beine sind zusammen. Die Füße sind geschlossen.

Machen Sie einen großen Ausfallschritt zur rechten Seite. Sie haben *Mabu* eingenommen:

- Die Füße sind parallel zueinander und stehen fest auf dem Boden.
- Die Fußspitzen zeigen nach vorne.
- Die Beine sind so gebeugt, als ob Sie auf etwas sitzen und die Oberschenkel sind parallel zum Boden.
- Der Rücken, oder besser der ganze Oberkörper, ist gerade.
- Das Becken ist nach innen gekippt.
- Die Arme können Sie entweder nach vorne ausstrecken oder die Hände in die Hüfte stemmen.

Halten Sie diese Pose, solange Sie können.

Kommentar

Mabu, was wörtlich übersetzt *Pferdeschritt* heißt, ist die Basis der meisten chinesischen Kampfkünste. In Deutschland kennt man *Mabu* auch als *Reiterstellung*, da der Stand an einen Reiter, der auf einem Pferd sitzt, erinnert. „Kein Mabu, kein Kung-Fu", heißt es gemeinhin in China, was den Stellenwert dieser Übung im Training deutlich macht.

Der Stand soll idealerweise so tief sein, dass man auf seine Oberschenkel einen Stock legen kann und dieser nicht wegrollt. Alternativ stellt man auch mit Wasser gefüllte Schalen auf die Oberschenkel und vermeidet es, das Wasser zu verschütten oder gar die Schalen fallen zu lassen.

Doch warum trainiert man *Mabu* so tief, es ist doch eine Kampfstellung? Ist es wirklich effektiv, so eine Stellung beim Kämpfen einzunehmen?

Nein, ist es nicht, doch *Mabu* legt das Fundament für einen Kampfkünstler.

Die Gründe für solch einen tiefen Stand sind vielfältig:

Erstens: Man trainiert so die Kraftausdauer der Muskeln, man stärkt die Sehnen und die Gelenke. Wie ich schon gesagt habe, sind die Beine das Fundament unseres Körpers und unserer Kraft; sind die Beine schwach, kann man sein Kraftpotenzial nicht völlig erreichen.

Zweitens: Tief zu kämpfen, hat Vorteile. Wenn man treten will und man in einer tiefen Stellung ist, ist es geschickter und vor allem nicht so vorhersehbar. Außerdem kann man aus dem tiefen Stand mehr Kraft aus dem Tritt herausholen. Besonders für gesprungene Techniken ist ein tiefer Stand ideal, denn um hochzuspringen, muss man zuerst tief nach unten gehen, um Schwung zu holen. Außerdem täuscht die tiefere Stellung eine geringere Reichweite vor, was den Gegner in die Irre führt, wodurch er die Distanz falsch einschätzt.

Der frühere Schwergewichtsweltmeister Mike Tyson liebte es auch, tiefe Stände einzunehmen und sich klein zu machen, bevor er einen Schlag machte, der den Gegner zu Boden zwang. Auch Roy Jones Jr., der für seinen ungewöhnlichen Kampfstil bekannt ist und als der beste „Pound for Pound"-Boxer der Welt gilt, ist ein Freund von tiefen Ständen und Ausfallschritten. Natürlich sollte man im Sparring nicht so tief stehen wie im Training, doch die Idee ist simpel: Man trainiert die schwerste Variante, um im Ernstfall die einfachste anzuwenden.

Drittens: Der tiefe Stand trainiert die Balance, besonders macht sich das im modernen *Wushu* bemerkbar. Kann man die komplizierten Bewegungen und Sprünge aus tiefen Ständen ausführen und wieder in tiefen Ständen landen, ist es ein Leichtes, die gleichen Bewegungen und Sprünge in einem halbtiefen Stand durchzuführen.

Viertens: Flexibilität ist eine Basisgröße in den Kampfkünsten speziell, und in vielen anderen Sportarten generell. Nicht jeder wird *Mabu* von Anfang an richtig ausführen können, einfach deshalb, weil die notwendige Gelenkigkeit fehlt. Um *Mabu* richtig zu machen, sollte man auf Dehnübungen zurückgreifen. Auch das Stehen selbst fördert die Beweglichkeit, da der Stand so tief ist.

Ich empfehle jedem Sportler, diesen Stand mehrmals die Woche zu trainieren. Anfangs sollten Sie sich damit vertraut machen, herauszufinden, wie der Stand am besten zu machen ist, um die Belastung auf die vordere und hintere Muskulatur der Oberschenkel zu verteilen.

Stehen Sie daher nur kurz in *Mabu* und lassen Sie auch den Sehnen Zeit, sich der ungewohnten Belastung anzupassen. Es reichen 10-15 Sekunden mit einem Stock auf den Oberschenkeln. Wenn Sie mehr Kraft in den Beinen spüren, verlängern Sie die Zeit in diesem Stand. Es heißt, dass die frühen *Shaolin*-Meister bis zu 30 Minuten in *Mabu* verharren konnten.

Übung 8: Im Spagat stehen

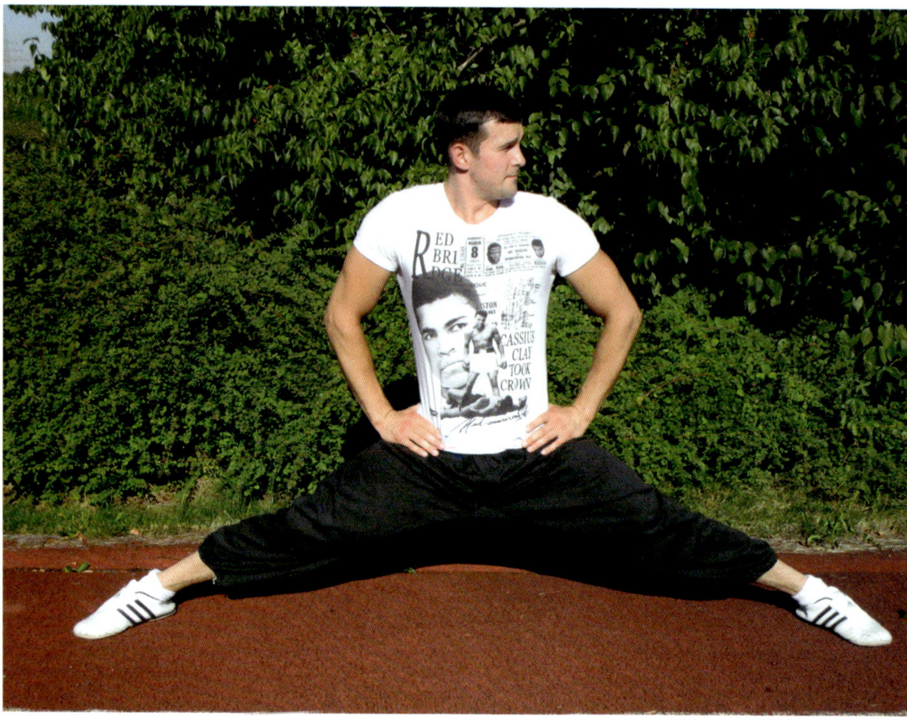

Stellen Sie sich breitbeinig hin.

Rutschen Sie beim Ausatmen mit den Beinen auseinander, so tief Sie können, ohne die Arme zu Hilfe zu nehmen.

Halten Sie diese Position bis zu 30 Sekunden lang.

Kommentar

Eine Übung, die wahrscheinlich nicht für jedermann geeignet ist, jedoch wollte ich sie der Vollständigkeit halber trotzdem vorstellen. Vor allem, weil hier das ganze Bein trainiert wird und man eine enorme Spannung aufzubauen lernt. Flexibilität ist leider Voraussetzung, denn sonst wird es zu einer reinen Dehnübung. Doch auch für gut Gedehnte gilt: nicht ohne vorheriges Aufwärmen ausführen, Verletzungsgefahr!

Übung 9: Die Waden pressen

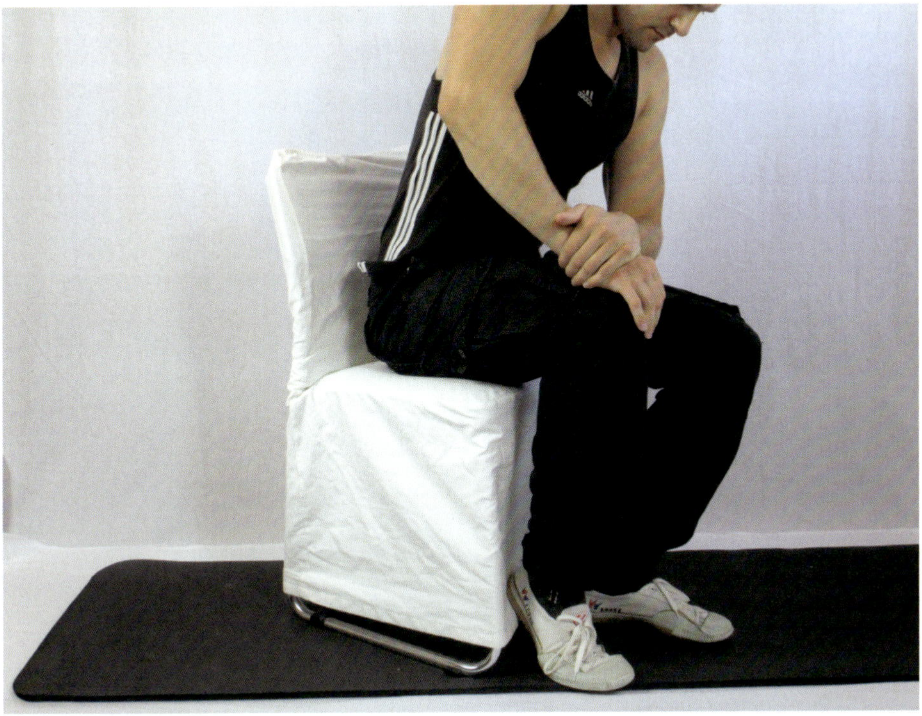

1
2
3
4
5

Setzen Sie sich auf einen Stuhl. Lehnen Sie sich vor und legen Sie beide Unterarme auf das linke Knie. Atmen Sie ein.

Heben Sie nun die linke Ferse vom Boden. Drücken Sie gleichzeitig mit den Unterarmen auf das Knie, doch nur so stark, dass Sie die Ferse weiterhin oben halten können. Atmen Sie langsam aus.

Halten Sie die Spannung 4-12 Sekunden.

Wiederholen Sie die Übung 2-3 x mit jedem Fuß.

Kommentar

Diese Übung zielt auf die Wadenmuskulatur ab. Diese ist jedoch extrem ausdauernd d. h., wer dort Masse aufbauen möchte, sollte mit Gewichten arbeiten. Darüber hinaus wird die Wadenmuskulatur im Alltag sehr oft beansprucht. Jedes Mal, wenn wir Treppen steigen, joggen oder einfach nur laufen, benutzen wir sie. Die Übung, welche hier beschrieben wird, soll Ihnen helfen, die Waden fit und durchblutet zu halten, auch dann, wenn Sie gezwungen sind, lange zu sitzen (z. B. bei einem langen Flug).

1
2
3
4
5

Übung 10: Wadentraining an der Wand

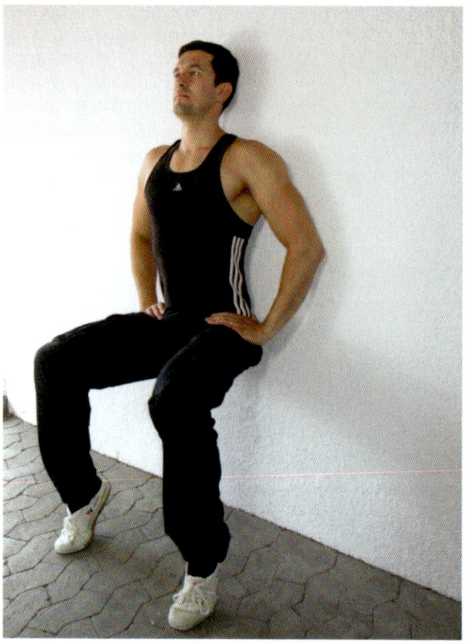

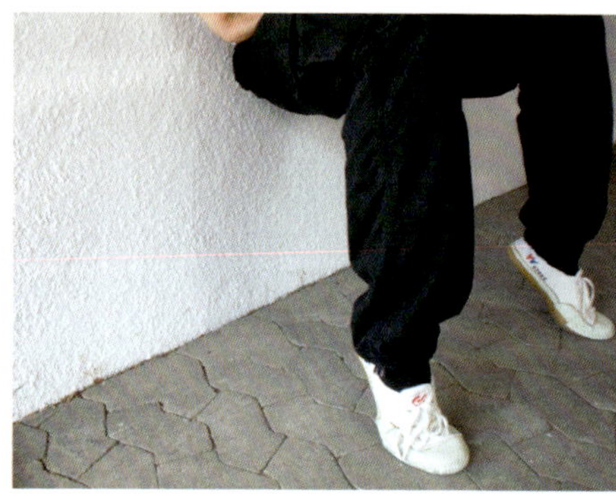

Stellen Sie sich mit dem Rücken zu einer Wand und gehen Sie in eine halbe Hocke. Die Oberschenkel sollten parallel zum Boden sein. Atmen Sie ein.

Stellen Sie sich auf die Zehenspitzen, spannen Sie bewusst die Waden an und halten Sie diese Position bis zu 30 Sekunden.

Kommentar

Achten Sie auf festes Schuhwerk oder machen Sie die Übung barfuß, um nicht wegzurutschen. Wenn man die Übung ausführt, ohne auf die Zehenspitzen zu gehen, trainiert man die Oberschenkel und die Übung nennt sich dann Wandsitz.

Übung 11: Den Spann trainieren

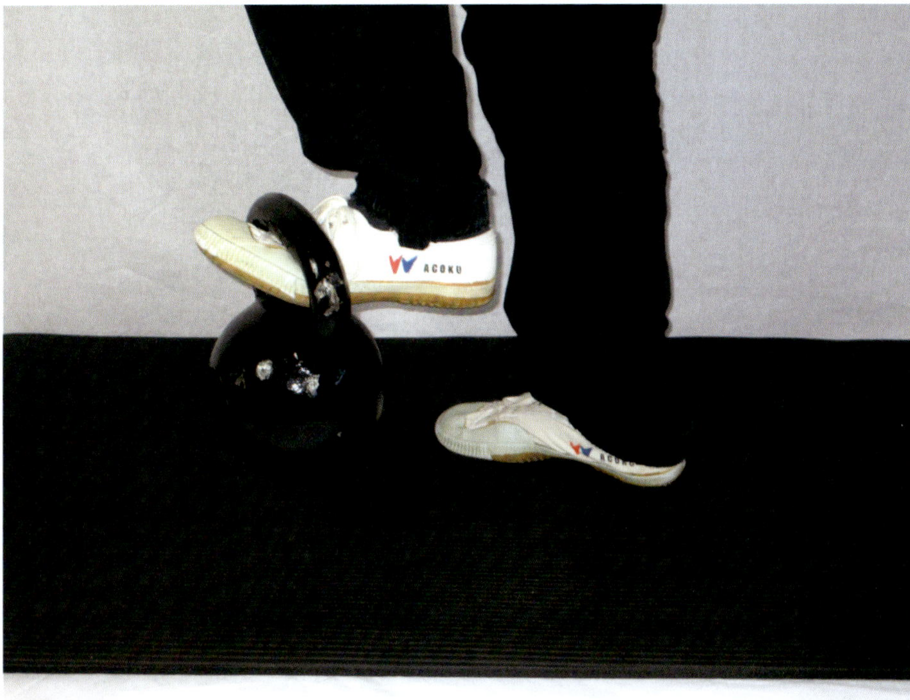

Nein, es geht hier nicht um das Dehnen des Spanns, wie man es vielleicht vom Ballett her kennt. Hier wollen wir den Spann und somit das Fußgelenk kräftigen.

Dazu brauchen wir aber Hilfsmittel. Wer eine Kugelhantel zu Hause hat, ist bestens versorgt. Alternativ geht auch das eigene Bett oder die Langhantelstange.

Zur Ausführung:

Stecken Sie den Fuß unter den Griff der Kugelhantel, der Langhantel oder eben unter das Bett und heben Sie den ausgewählten Gegenstand mit dem Fuß hoch. Halten Sie ihn bis zu 30 Sekunden bei normaler Atmung. Stellen Sie ihn wieder ab und wiederholen Sie das Gleiche mit dem anderen Fuß.

Die Übung bietet sich bei Kraftsportlern immer dann an, wenn man mit der Langhantel arbeitet. Einfach nach dem Beenden des Satzes ausführen, dabei ist es natürlich nicht unbedingt erforderlich, die Stange vom Boden zu heben, eine Spannung aufzubauen, ist schon genug. Für alle anderen: Machen Sie bloß das Bett nicht kaputt, wenn Sie es heben! Ist es nicht besonders stabil, schauen Sie nach Alternativen um, man findet immer etwas.

Übung 12: Spanntraining à la Franco

1 Hängen Sie sich an eine Klimmzugstange oder an ein Fußballtor.

2 Heben Sie mithilfe der Bauchmuskulatur Ihre Beine über den Kopf, so weit, bis der Fuß-
3 rücken (Spann) beider Füße zwischen den Händen auf der Klimmzugstange liegt.

4 Nehmen Sie vorsichtig die Hände weg und strecken Sie Ihren Körper nach unten aus.

5 Halten Sie diese Position einige Zeit.

Kommentar

Sicherlich eine sehr schwere Übung. Bevor man sich an sie rantraut, sollte man die vorher beschriebene Übung 11 einige Zeit trainiert haben. Am besten fängt man mit dieser Übung an, wenn man mit einem Fuß die Hälfte seines eigenen Körpergewichts halten kann. Anfangs sollte man sich nicht ausstrecken, sondern die Hände nur von der Stange nehmen und so verharren, jederzeit bereit, einzugreifen. Auch sollte man diese Übung nie ohne einen Partner machen, der einen sichert.

Ein weiterer wichtiger Punkt ist das Schuhwerk. Selbst wenn man genug Kraft hat, um sich so zu halten, rutschen die Schuhe einfach weg. Deshalb sehr vorsichtig sein oder barfuß üben.

Soweit ich weiß, ist diese Übung kein Bestandteil irgendeiner Sportart oder irgendeines Systems. Ich kenne sie lediglich von zwei Bildern. Auf einem ist Franco Columbu zu sehen, nach welchem ich diese Übung hier benannt habe. Franco ist einer der wenigen, der den höchsten Bodybuildingtitel *Mr. Olympia* geholt hat, außerdem ist er für seine Kraft und viele damit in Verbindung stehende Tricks bekannt. Auf einem anderen Bild ist Alleskönner Jackie Chan zu sehen, der einfach mal kopfüber relaxt.

Für Calisthenics-Begeisterte ist diese Übung sicher um ihrer selbst willen sehr interessant. Darüber hinaus ist Spanntraining im Allgemeinen für Kickboxer interessant, um Verletzungen bei falsch ausgeführten Tritten vorzubeugen. Auch Fußballer hätten sicher keinen Nachteil vom Spanntraining.

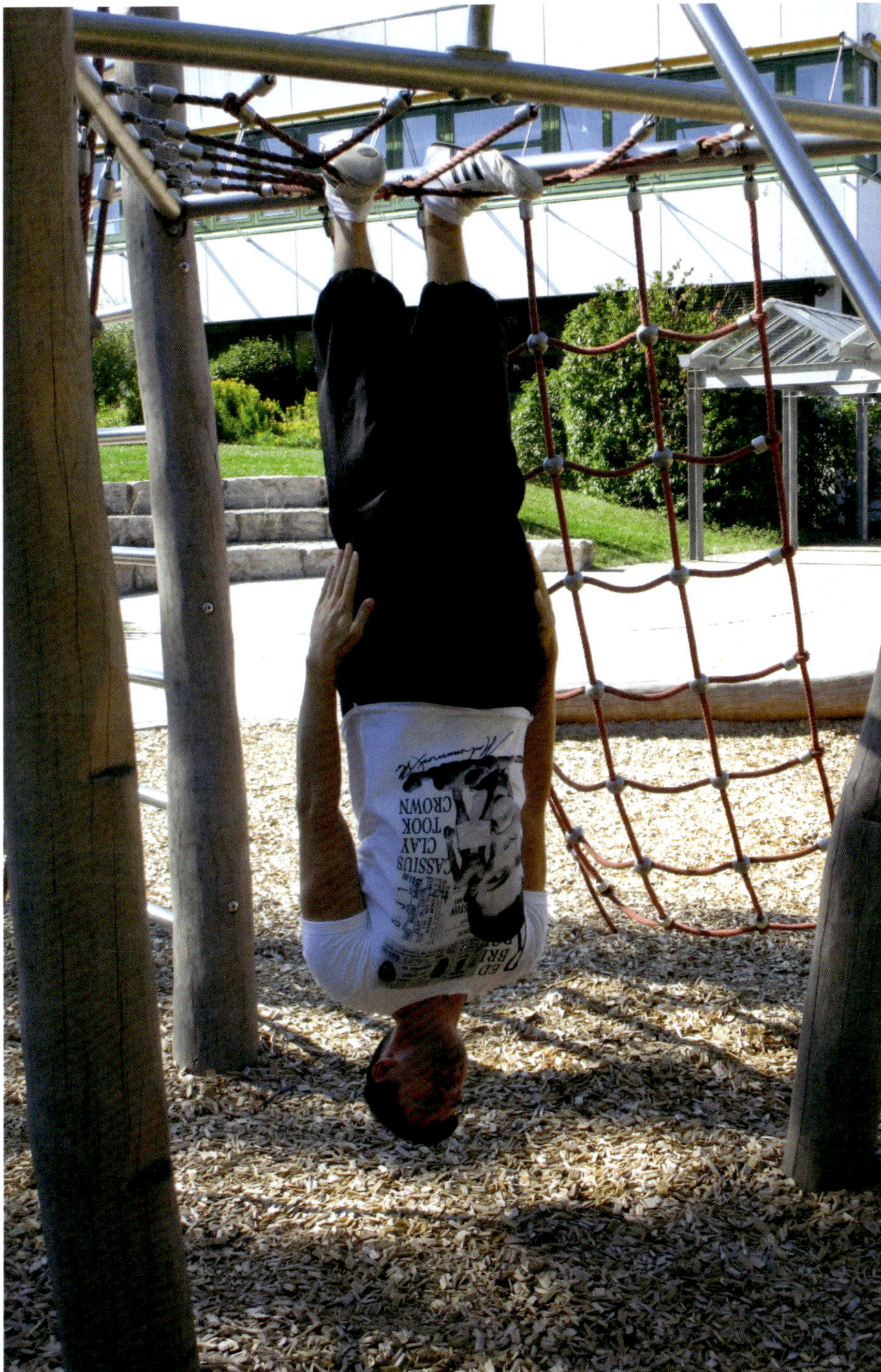
CASSIUS
CLAY
TOOK
CROWN

4.9 Bauch und Körperspannung

Die Körpermitte gehört zu den drei Säulen der Kraft, die anderen beiden, Beine und Arme bzw. Griffkraft, haben wir ja schon besprochen.

Die Bauchmuskeln verwenden wir bei unzähligen Tätigkeiten. Sogar wenn wir laufen oder einfach nur lachen, wird unser Bauch mehr oder weniger trainiert. Es wundert da nicht, dass auch beim Heben von schweren Dingen die Bauchmuskeln eine Menge zu tun haben, denn sie stabilisieren unseren Körper. Die Körpermitte ist das Zentrum der Kraft und der Vitalität. Können wir unseren Körper nicht aufrecht halten, ist auch das Heben von schweren Gewichten unmöglich.

Selbst wenn wir Muskeln, wie den Bizeps, trainieren, arbeitet die Bauchmuskulatur mit. Deshalb tragen Kraftathleten auch meistens einen Gewichthebergürtel, um den Rumpf zusätzlich zu stabilisieren und einem Leistenbruch vorzubeugen. Außerdem stützt er die Wirbelsäule und den Rücken.

Und hier merken wir erneut, dass nicht nur die Bauchmuskeln als die „Körpermitte" bezeichnet werden, sondern die gesamte *Core*-Muskulatur: vordere und seitliche Bauchmuskeln, Rückenmuskulatur, Hüftmuskulatur und Beckenbodenmuskulatur; also die komplette Rumpfmuskulatur, inklusive der Tiefenmuskulatur (Muskeln, die wir nicht von außen sehen). So führt eine kräftige *Core*-Muskulatur zu mehr physischer Kraft. Doch das ist nicht alles.

Durch das Training der „Körpermitte" lassen sich Fehlhaltungen und muskuläre Dysbalancen oft korrigieren, denn die entstehen oft in dieser Region. Da der Bauch die Hüfte stabilisiert, lassen sich auch solche Fehlhaltungen korrigieren, die im Hüftbereich beginnen.

Ein weiterer Punkt ist die Körperspannung, die man durch ein Core-Training verbessern kann. Die ist vor allem für eine gute Haltung wichtig und somit beispielsweise auch für Tänzer, die darauf einen besonderen Wert legen.

Auch in den Kampfkünsten ist die Körpermitte extrem wichtig. Zum einen muss der Bauch „hart" genug sein, um Schläge des Gegners auszuhalten und dadurch die innen liegenden Organe zu schützen. Zum anderen ist ja eine gewisse Kraft für Kampfsportler zwingend notwendig. Des Weiteren kommt ein großer Teil der Kraft, die in Schlägen und Tritten steckt, aus der Körpermitte.

In den östlichen Kampfkünsten weiß man, dass Kraft und Gesundheit Hand in Hand gehen. Deshalb versuchen die Kampfkunstmeister, ihren Körper gesund zu halten. Sie machen *Qigongübungen*, um die Organe zu stärken, achten auf ihre Ernährung und ihre Haltung (beides körperlich und mental).

Dem *Dan Tien*, der Körpermitte, wird dabei eine besondere Bedeutung zugemessen. Dort kann man durch Atemübungen das Qi sammeln und so zu Gesundheit und Kraft gelangen. Eine beliebte Übung ist die Bauchatmung. Immer wenn man einatmet, wölbt sich der Bauch nach außen und wenn man ausatmet, nach innen. Konzentrieren sollte man sich dabei auf einen Punkt, der etwa 3-4 Fingerbreit unter dem Bauchnabel liegt. So sammelt man dort das Qi und massiert durch die Atembewegung den Darm, was zu einer gesunden Verdauung führt.

Heutzutage kommt in jedem anständigen Kurs zum Thema Bauchmuskeltraining ergänzend zu den üblichen Übungen auch die isometrische Muskelkontraktion zum Einsatz. Man hält die Spannung, wo man nur kann: beim Beinheben, bei allen Arten von Crunches und bei Situps. Ich möchte hier nicht erklären, wie man die allgemein bekannten Bauchübungen isometrisch ausführt, ich denke, das müssten Sie mittlerweile selbst hinkriegen. Ich möchte Sie nur darauf hinweisen, dass es Sinn macht, diese Übungen auch isometrisch zu trainieren.

Übung 1: Vakuum

1 Stellen Sie sich auf Hände und Knie (Vierfüßlerstand). Der Rücken ist gerade.

2 Entspannen Sie Ihren Bauch.

3 Holen Sie nun tief Luft in den Bauch, sodass der sich mal richtig aufbläst, wie ein Ballon.

4 Ohne den Atem anzuhalten, gehen Sie sofort zum Ausatmen über. Atmen Sie langsam,
5 durch einen kleinen Spalt im Mund, die ganze Luft aus. Dabei wölbt sich der Bauch, so-
weit es möglich ist, nach innen.

Halten Sie die Luft an und halten Sie das Vakuum im Bauch, solange Sie können (in der Regel reichen 20-30 Sekunden). Für den Anfang sind vier Sekunden schon sehr gut.

Wiederholen Sie die Übung 2-3 x, auch über den Tag verteilt.

Kommentar

Eigentlich ist das die Basis für ein gutes Sixpack. Denn ein flacher Bauch hängt nicht nur mit der Entwicklung der Muskulatur zusammen, sondern auch mit dem Zustand Ihres Darms. Manchmal ist der Darm „verstopft" und der Bauch wölbt sich nach außen. Die Übung massiert sanft den Darm und führt so zu einer guten Verdauung. Aber Achtung! Die Übung regt extrem die Verdauung an und kann zu Durchfall führen. Machen Sie die Übung zu Beginn nicht öfter als zweimal die Woche, bis sich der Darm an sie „gewöhnt" hat.

Im Yoga wird neben der oben beschriebenen noch eine ähnliche Übung gemacht: Man bewegt den Bauch einfach hin und her, jedoch ohne dabei auszuatmen. Das ist eine gute, gesunde Organmassage. Doch kein Muskeltraining. Um die Muskeln zusätzlich zu aktivieren, atmen wir langsam aus und konzentrieren uns auf die Muskulatur. Die Übung kann man auch im Sitzen ausführen, sie fühlt sich dann aber weniger intensiv an.

Übrigens, wer jetzt denkt, es gibt ja genug Leute, die ein gutes Sixpack haben, ohne diese Übung zu machen, sollte mal genauer auf das Trainingsprogramm dieser Leute schauen. Weder der „Eisenguru" Vince Gironda noch Lazar Angelov, der ein extrem definiertes Sixpack mit sich rumträgt, verzichten auf diese gute, alte, fast in Vergessenheit geratene Übung.

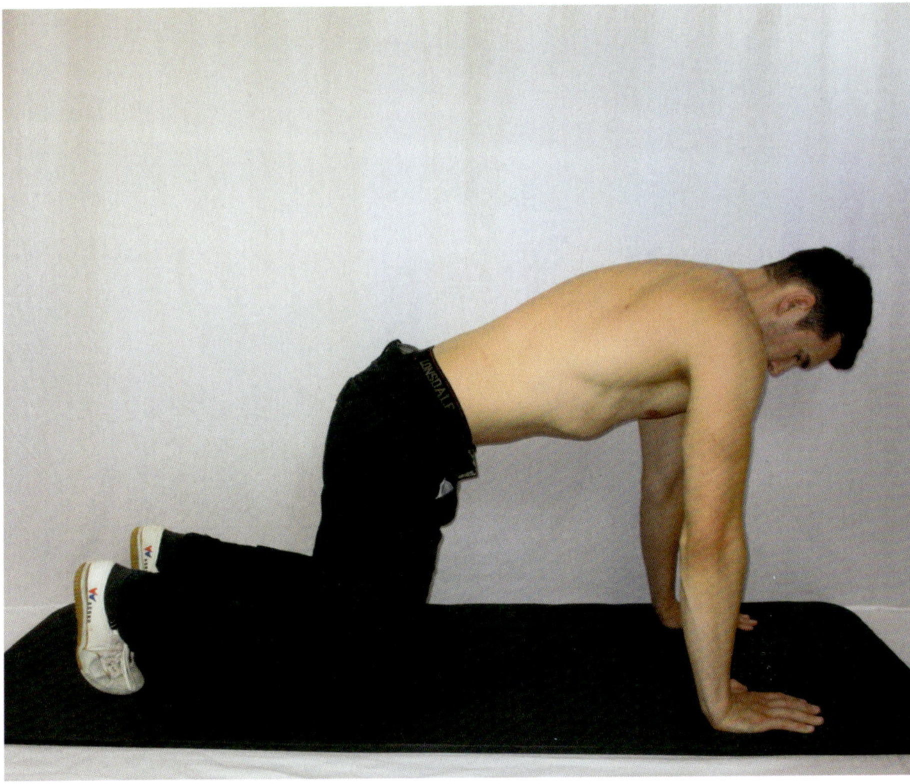

Übung 2: Isometrischer Diagonaler Crunch

1 2 3 4 5

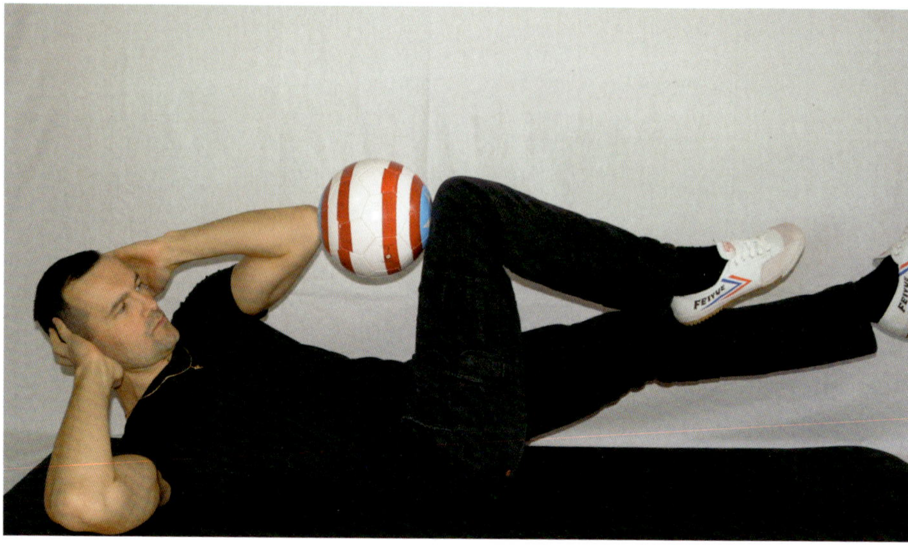

Legen Sie sich auf den Boden, die Beine können Sie aufstellen.

Beinarbeit: Beugen Sie ein Bein um Knie und bringen es zum Körper, während das andere gestreckt wird.

Oberkörper: Fuhren Sie den Ellbogen diagonal zum Knie (z.B. linker Ellbogen zum rechten Knie). Stecken Sie mit der anderen Hand den Ball zwischen Ellbogen und Knie.

Die andere Hand kann jetzt auch an den Hinterkopf oder Sie lassen sie gestreckt neben dem Körper liegen.

Halten Sie die Pose für 30 Sekunden und wiederholen Sie diese auf der anderen Seite.

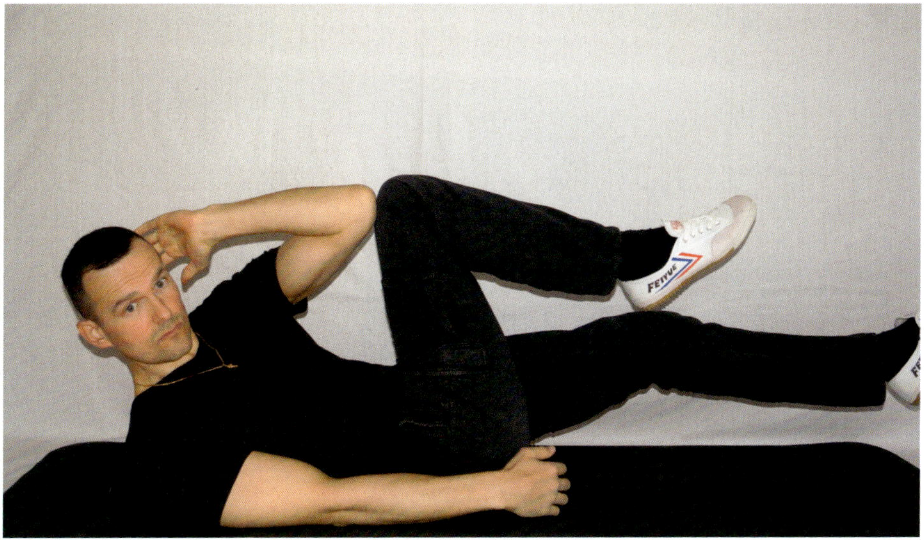

Alternative

Kommentar

Wenn Sie keinen Ball zur Hand haben, geht es natürlich auch ohne. Aber ein leichter Druck auf den Ball aktiviert meiner Meinung nach besser die Bauchmuskulatur. Alternativ können Sie, statt dass Sie das Knie und den Ellbogen zusammenführen, den Arm einfach möglichst gerade und weit nach hinten über den Kopf strecken.

Übung 3: Die Barke

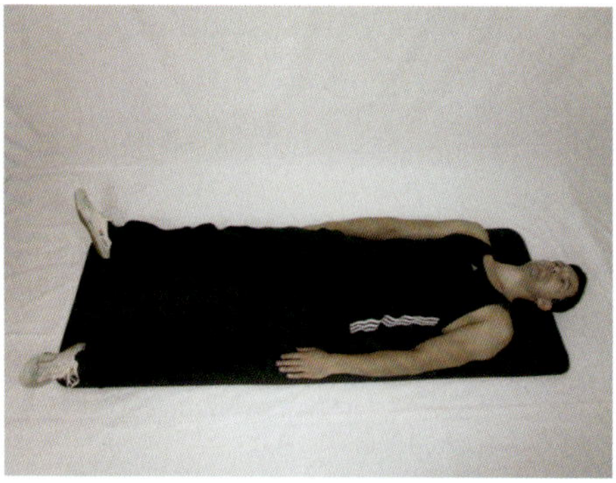

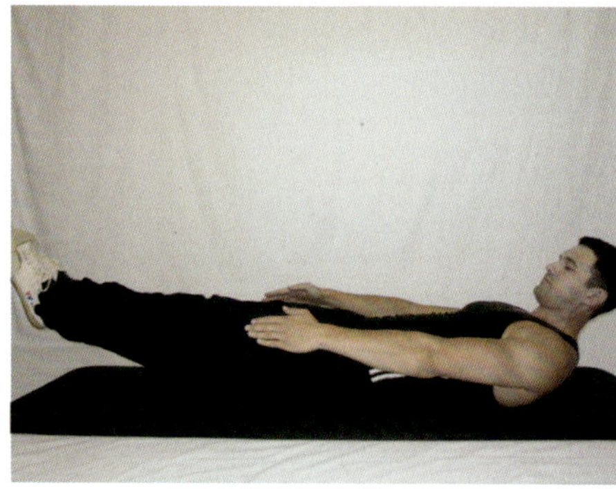

Legen Sie sich flach auf den Boden. Sie liegen auf dem Rücken und atmen ein.

Heben Sie Oberkörper und Beine vom Boden und halten Sie die Pose bis zu 30 Sekunden.

Atmen Sie normal weiter.

Wiederholen Sie die Übung nach einer kurzen Entspannungspause.

Kommentar

Hier ist es nicht wichtig, die Beine oder den Oberkörper besonders weit oben zu halten. Bleiben Sie „flach", es reicht, die Beine und den Oberkörper nur wenige Zentimeter vom Boden zu heben. Je höher Sie z. B. die Beine heben, desto weniger werden die Bauchmuskeln beansprucht und diese Übung wird auf einen Balanceakt reduziert. Auch wichtig ist, dass, während die Beine und der Oberkörper oben gehalten werden, Sie auf dem unteren Rücken liegen und nicht auf dem Gesäß. Das Gesäß soll möglichst den Boden nicht berühren. Nur anfangs ist das erlaubt.

Des Weiteren ist es für einen besseren Trainingseffekt wichtig, den Bauch einzuziehen und bewusst anzuspannen. Ein Drehen der Beine nach innen ermöglicht es Ihnen, zusätzlich die Bauchmuskulatur zu definieren.

Natürlich kann man die Übung, wie so oft, variieren. Statt Beine und Oberkörper vom Boden zu heben, können Sie es nur mit den Beinen versuchen und so eher die untere Region der Bauchmuskulatur trainieren. Andersrum geht es natürlich auch, wobei hier die Hüfte natürlich am Boden bleibt.

Übung 4: L-Sit

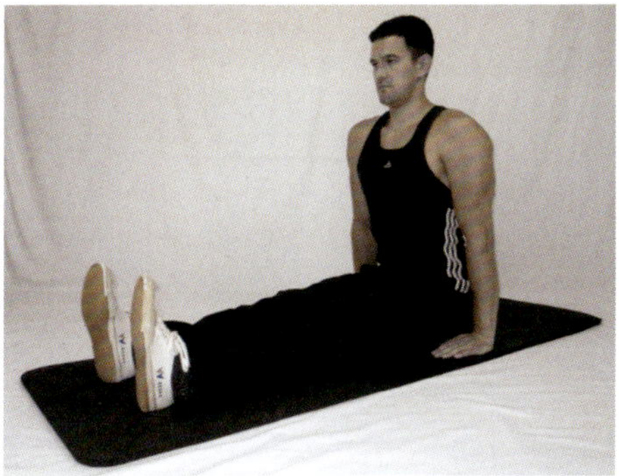

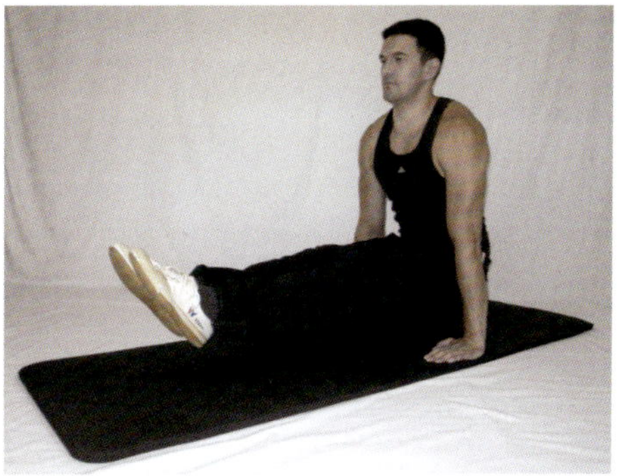

Setzen Sie sich auf den Boden. Die Beine sind vor Ihnen ausgestreckt, die Arme seitlich am Körper, die Hände sind auf Hüfthöhe fest gegen den Boden gedrückt und auf natürliche Weise im Ellbogen etwas gebeugt.

Verlagern Sie beim Ausatmen Ihr ganzes Gewicht auf die Handflächen und drücken Sie sich mit den Armen vom Boden weg, wobei die Beine immer noch vor Ihnen ausgestreckt bleiben und nun so, mithilfe der Bauchmuskulatur, in der Luft schweben.

Halten Sie diese Pose, solange Sie können.

Kommentar

L-Sit deshalb, weil der Oberkörper und die Beine in 90°-Winkel sind und so an ein L erinnern. Bei uns in der Familie haben es die Männer an allen möglichen Feiertagen nie versäumt, mit dieser Übung zu testen, wer die stärksten Bauchmuskeln hat. Die Übung ist zwar für Fortgeschrittene, aber durchaus für jeden gesunden Körper zu meistern. Neben dem Core und der Körperspannung trainieren Sie auch den Trizeps.

Übung 5: V-Sit

1 2 3 **4** 5

Setzen Sie sich auf den Boden. Die Beine sind vor Ihnen ausgestreckt, die Arme seitlich am Körper, die Hände sind auf Hüfthöhe fest gegen den Boden gedrückt und auf natürliche Weise im Ellbogen etwas gebeugt.

Verlagern Sie beim Ausatmen Ihr ganzes Gewicht auf die Handflächen und drücken Sie sich mit den Armen vom Boden weg, wobei die Beine immer noch ausgestreckt bleiben, sich jedoch nicht mehr vor Ihnen befinden, sondern auf Kopfhöhe gehalten werden.

Alternativ können Sie den L-Sit machen, dann die Beine im Knie beugen und nach oben ausstrecken.

Halten Sie die Pose, solange Sie können.

Kommentar

Eine sehr schwierige Übung, die ich das erste Mal vor Jahren auf einem Bild von Bruce Lee gesehen habe. Das Bild stammt wohl aus der Zeit, als er *Game of Death*, seinen letzten Film, gedreht hat, der wegen seines plötzlichen Todes nicht fertiggestellt werden konnte. Auf dem Bild trägt er nämlich sein berühmtes gelbes Kostüm mit den schwarzen Streifen an den Seiten. Als ich dann irgendwann die gleiche Pose bei Jackie Chan gesehen habe, wurde mein Interesse geweckt und ich fing an, diese Übung zu trainieren.

Dabei stellte ich fest, dass hier nicht nur starke Bauchmuskeln wichtig sind; sondern auch, neben einem gewissen Grad an Flexibilität, der Trizeps. Deshalb sollte man die Ellbogen ganz besonders gut aufwärmen, denn da ist einfach zu viel Druck auf den Gelenken drauf! So viel, dass ich mir bei der Übung einen Ellbogen verletzt habe, natürlich nur, weil ich mich vorher nicht aufgewärmt habe. Also nicht meinen Fehler wiederholen und immer schön warm bleiben!

Eine kleine Warnung: Wer den V-Sit lernen möchte, wird nicht umhinkommen, immer wieder aus der Pose nach hinten zu kippen. Da ist es von Vorteil, wenn man sich etwas mit der Fallschule, also der Kunst zu fallen sozusagen, beschäftigt, damit man sich nicht verletzt. Üben Sie beispielsweise die Rolle rückwärts, um sich anzugewöhnen, bei einem Fall nach hinten den Kopf einzuziehen.

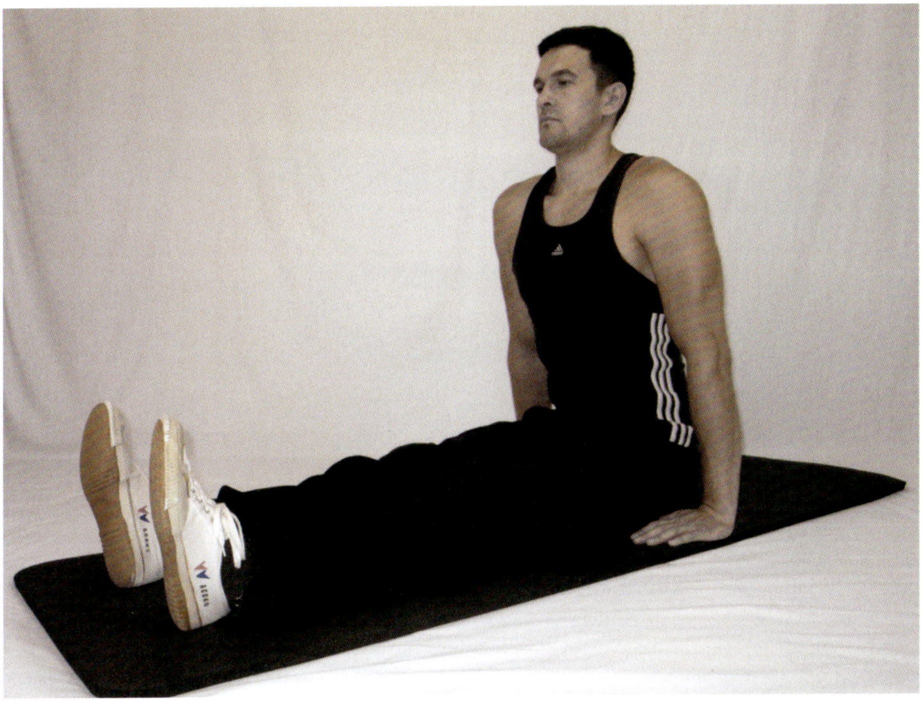

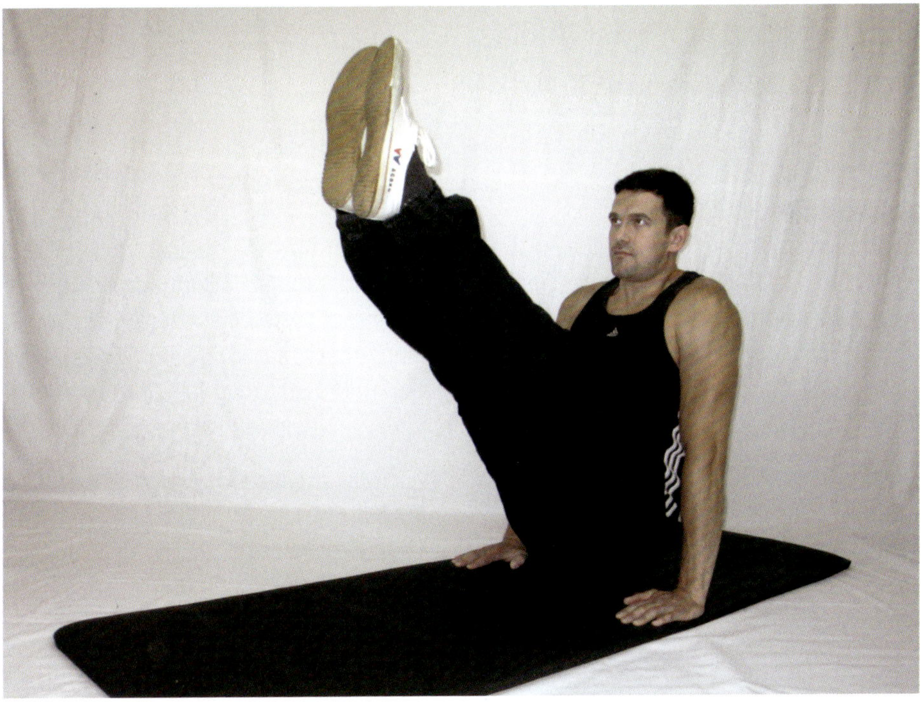

Übung 6: Superman auf dem Stuhl: Teil 2

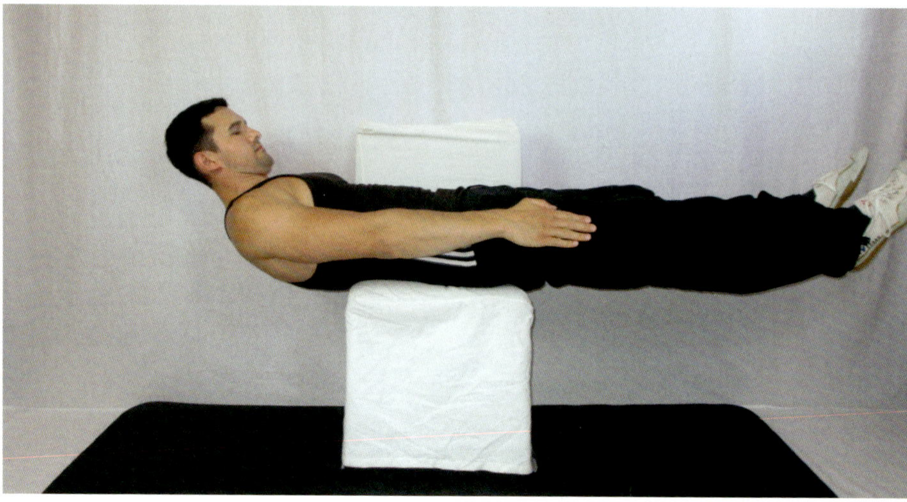

Legen Sie sich mit dem unteren Rücken auf einen Stuhl.

Strecken Sie die Arme nach vorne aus und heben Sie gleichzeitig mit dem Ausatmen Ihre Beine in die Luft. Sie liegen nun komplett ausgestreckt auf dem Stuhl. Der ganze Körper ist angespannt und parallel zum Boden.

Halten Sie diese Position bis zu 30 Sekunden.

Atmen Sie normal.

Kommentar

Sie erinnern sich noch an die *Übung 2* aus dem Kapitel über das Rückentraining? Das ist eine Variation davon. Im ersten Teil liegen Sie auf dem Bauch. Der ganze Körper ist zwar angespannt, doch der untere Rücken macht einen Großteil der Arbeit. Hier ist der untere Rücken nur die Liegefläche und die Bauchmuskulatur hat für die Körperspannung zu sorgen. Sie können sich auch auf die Seite legen und den Körper parallel zum Boden halten, so trainieren Sie ebenfalls die Körperspannung und die seitlichen Bauchmuskeln.

Die Position des Kopfs und der Arme wirkt sich auch bis zu einem gewissen Grad darauf aus, wie schwierig die Übung ist. Wenn Sie den Kopf etwas nach vorne beugen (Bild), sollten Sie die vordere Bauchmuskulatur intensiver spüren. Halten Sie den Kopf gerade, sollten Sie die schräge Bauchmuskulatur intensiver spüren. Strecken Sie die Arme nach hinten aus, wird die Pose ein Stück schwieriger zu halten und die obere Partie der Bauchmuskulatur übernimmt mehr Arbeit.

Übung 7: Die eiserne Brücke

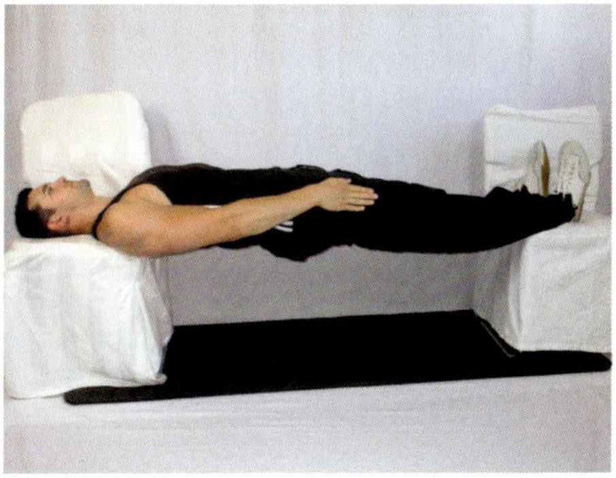

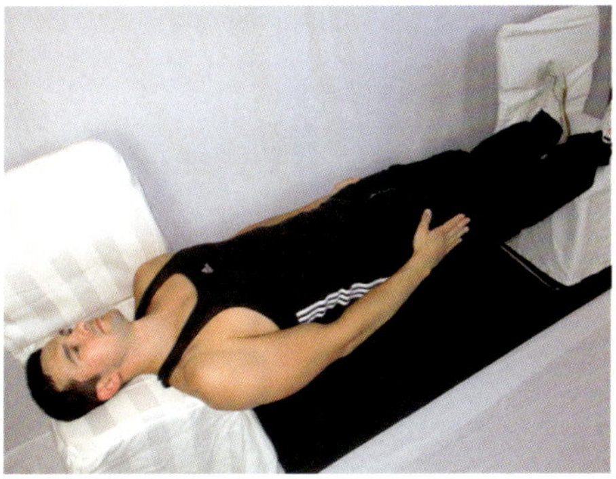

Für diese Übung benötigen Sie zwei Stühle.

Stellen Sie die zwei Stühle einander gegenüber auf. Gehen Sie zwischen die Stühle und legen Sie auf einen Stuhl nur die Schultern ab. Stützen Sie sich mit den Armen vom Boden ab und legen Sie nun auf den anderen Stuhl Ihre Füße.

Nehmen Sie Ihre Arme vom Boden weg und halten Sie die Pose bis zu fünf Minuten.

Kommentar

Über diese Übung haben wir schon mal gesprochen und Sie erinnern sich vielleicht noch, dass sie oft im Kung-Fu trainiert wird. Sie ist ideal, um eine gute Körperspannung aufzubauen und sie ist eigentlich leichter, als es auf den ersten Blick aussieht. Anfangs sollten Sie die Übung mit einem Partner machen. Der Partner kann dann für den richtigen Abstand zwischen den Stühlen sorgen und Ihnen helfen, die Position einzunehmen oder eben aus der Position wieder aufzustehen. Später kann man den Abstand zwischen den Stühlen, den man braucht, ganz gut abschätzen und, wenn es sein muss, mit den Füßen korrigieren.

Wichtig ist auch, darauf zu achten, dass die Stühle stabil stehen und nicht kippen. Bei dieser Übung werden Sie die ganze Rückseites des Körpers arbeiten spüren; Rücken, das Gesäß, die Beinrückseite und selbst die Waden. Den Bauch aber eher weniger. Trotzdem bleibt diese Übung hier und nicht im Kapitel zum Rücken, da sie einfach eine der besten Übungen für die Körperspannung ist.

Übung 8: Front Lever

1 Hängen Sie sich an eine Klimmzugstange, die Arme sind gestreckt.

2 Heben Sie, mithilfe der Core-Muskulatur, Ihren Körper parallel zum Boden.

3 Die Beine und der Rücken sind komplett gestreckt. Auch die Arme sind gestreckt, die
4 Hände befinden sich in etwa auf Hüfthöhe.

5 Atmen Sie normal.

Halten Sie diese Pose solange wie möglich.

Kommentar

Dies hier ist wieder eine sehr schwierige Übung, sie gehört zu den schwierigsten dieses Buches. Aber wenn Sie diese Übung gemeistert haben, gehören Sie zu einem kleinen Prozentsatz der ganzen Weltbevölkerung, der in der Lage ist, das zu tun. Und, das ist noch wichtiger, Ihre Körperspannung ist nun auf dem höchsten Level. Bevor es aber so weit ist, haben Sie noch einige Trainingseinheiten vor sich.

Um diese Übung zu meistern, braucht man starke Bauchmuskeln. Diese sollte man sich mit verschiedenen traditionellen Bauchübungen antrainieren. Sehr gut dafür geeignet ist z. B. Beinheben an der Klimmzugstange.

Darüber hinaus brauchen Sie eine gute Griffkraft, starke Schultern, einen starken Rücken und eine Menge Konzentration. Sprich, bevor Sie diese Übung machen können, werden Sie durch die Vorbereitungen darauf viel stärker werden. Wenn Sie es geschafft haben und sich in der Position einige Sekunden halten können, werden Sie mit einer einheitlichen Körperspannung und einem völlig neuen Körpergefühl belohnt. Das ist in jeder Sportart sehr wichtig.

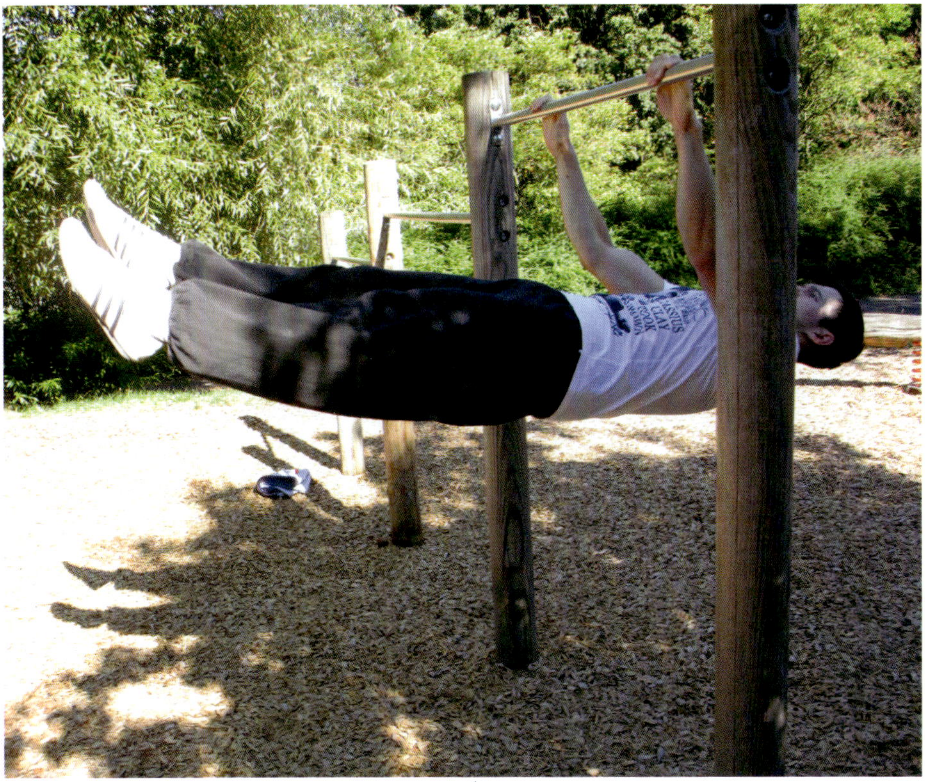

Übung 9: Plank

1
2
3
4
5

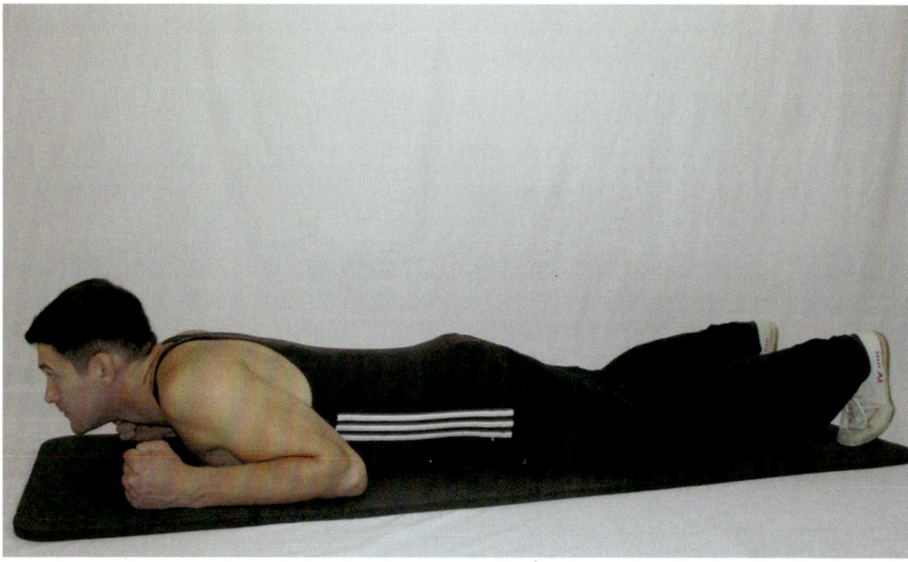

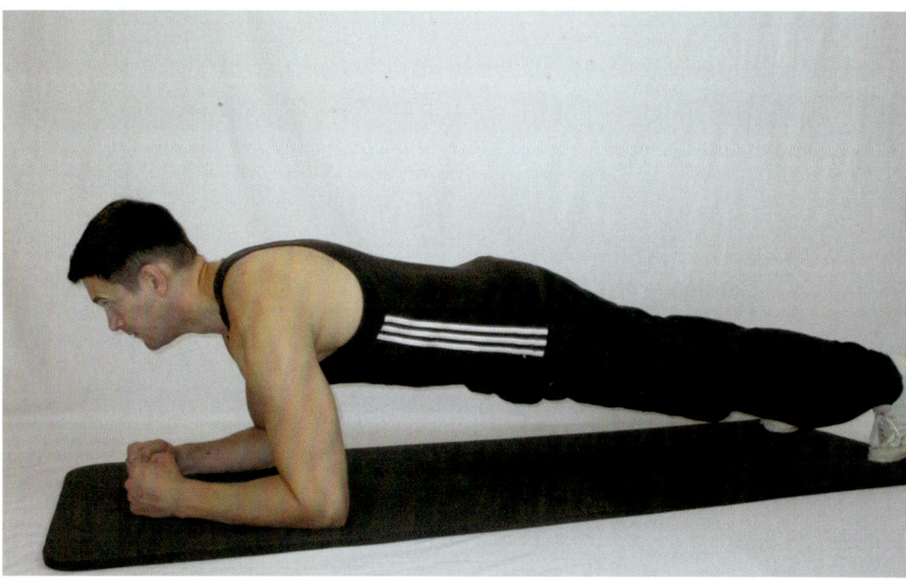

Legen Sie sich auf den Boden, sodass Ihr ganzer Körper gestreckt ist und Sie sich dabei mit den Ellbogen vom Boden abstützen. Die Ellbogen sind schulterbreit voneinander entfernt. Sie blicken nach unten.

Heben Sie Ihre Hüfte vom Boden, sodass das Gewicht des Körpers nun auf Ellbogen und Füße verteilt ist. Der Körper ist gerade. Vermeiden Sie ein Hohlkreuz.

Atmen Sie normal.

Halten Sie die Pose bis zu zwei Minuten.

Kommentar

Man kann die *Plank*, auch Unterarmstütz genannt, und ihre Variationen sehr gut als Vorbereitung auf *Front Lever* machen. Einige Variationen:

1. Plank mit einem Bein nach oben gestreckt,
2. seitliche Plank,
3. seitliche Plank mit einem Bein nach oben bzw. zur Seite gestreckt.

Am besten ist es, jede der Variationen immer 30 Sekunden zu halten und nacheinander zu absolvieren, so trainiert man die ganze Core-Muskulatur und baut eine gute Körperspannung auf, und das innerhalb von wenigen Minuten.

Bei der Ausführung ist es wichtig, dass der ganze Körper immer eine schöne Linie bildet. Lassen Sie die Hüfte nicht zu sehr hängen und heben Sie diese auch nicht zu hoch. Ziehen Sie den Bauch ein. Obwohl diese Übung auf die Core-Muskulatur abzielt, ist sie eine Ganzkörperübung, deshalb sollte man beim Ausführen darauf achten, dass auch der ganze Körper gespannt bleibt, d. h., nicht nur der Bauch, sondern auch die Beine und selbst der Hals.

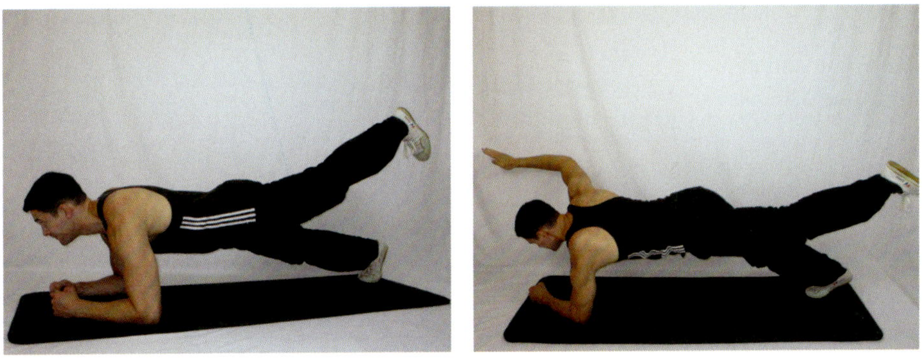

Varianten

Übung 10: Side Plank

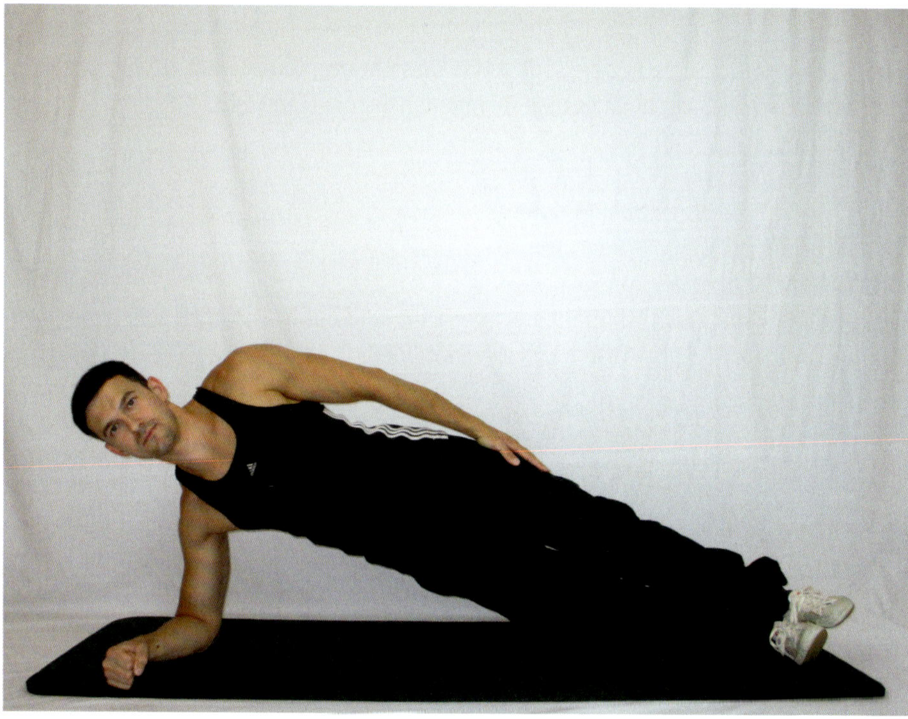

Legen Sie sich auf die Seite. Die Beine sind gestreckt, der Oberkörper wird vom Ellbogen gestützt.

Heben Sie mithilfe der Rumpfmuskulatur die Hüfte vom Boden. Das Gewicht des Körpers lastet auf dem Ellbogen/Unterarm und den Füßen.

Atmen Sie normal.

Halten Sie die Pose bis zu zwei Minuten.

Kommentar

Eine weitere Variation der Plank für die schräge Bauchmuskulatur. Der Arm, welcher nicht als Stütze für den Körper dient, bestimmt, wie intensiv die Übung ist. Legen Sie ihn locker auf die Hüfte, ist es einfacher, die Pose zu halten. Strecken Sie ihn über dem Kopf, wird's schwerer.

Übung 11 : Der schlafende Mönch

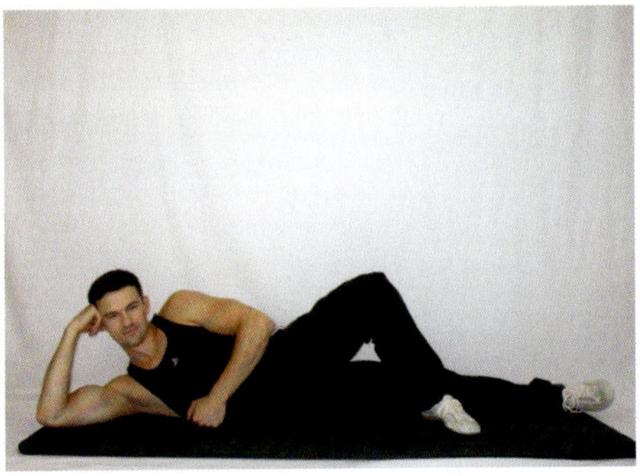

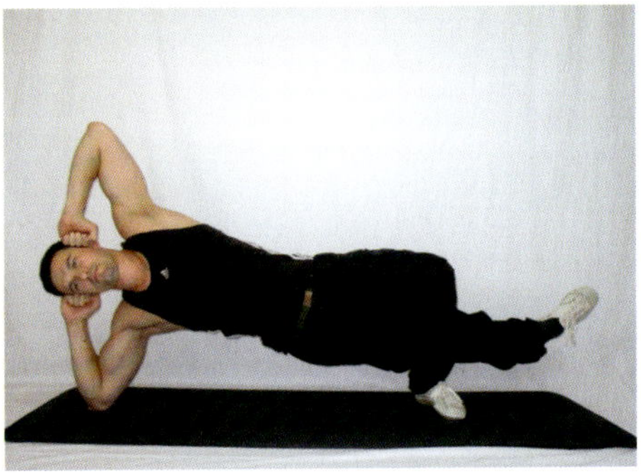

1 2 3 4 5

Legen Sie sich auf die rechte Seite. Der rechte Arm stützt den Kopf. Das rechte Bein ist gestreckt, das linke steht fest auf dem Boden und ist oberhalb des Knies platziert.

Heben Sie, mithilfe der Core-Muskulatur, die Hüfte vom Boden, sodass das Körpergewicht zwischen rechtem Ellbogen und linkem Fuß verteilt ist.

Atmen Sie normal.

Halten Sie die Pose, solange Sie können.

Wiederholen Sie sie mit der anderen Seite.

Kommentar

Sie trainieren die Körperspannung, die Core-Muskulatur und härten Ihre Ellbogen ab. Den Ellbogen härten Sie deshalb ab, weil diese Übung aus dem *Shaolin-Kung-Fu* kommt und dort ein abgehärteter Ellbogen eine gute Selbstverteidigungswaffe ist. Genauer gesagt, kommt diese Übung aus dem *Luohan Quan*, einem der ältesten Stile des *Shaolin-Kung-Fu*. Dort heißt die Übung *Louhan Shuijiao*, was in etwa *schlafender Mönch* bedeutet.

Interessant ist, dass man bei der Übung wirklich die Augen schließt. Dies soll die Konzentration fördern und dem Körper mitteilen, an welchen Stellen Verbesserungen möglich sind. Die *Shaolin* konzentrieren sich dabei auf die Spitze des Ellbogens. Kann man machen, doch für unser Core-Training ist das nicht unbedingt notwendig.

Die *Shaolin* stützen außerdem den Kopf auch noch mit der Faust. Falls Ihnen diese Stellung am Anfang zu unbequem ist, können Sie natürlich die Hand aufmachen und den Kopf in die Handfläche legen. Auch können Sie anfangs, statt sich auf dem Ellbogen abzustützen, den ganzen Unterarm benutzen.

Übung 12: Die Pfauenstellung

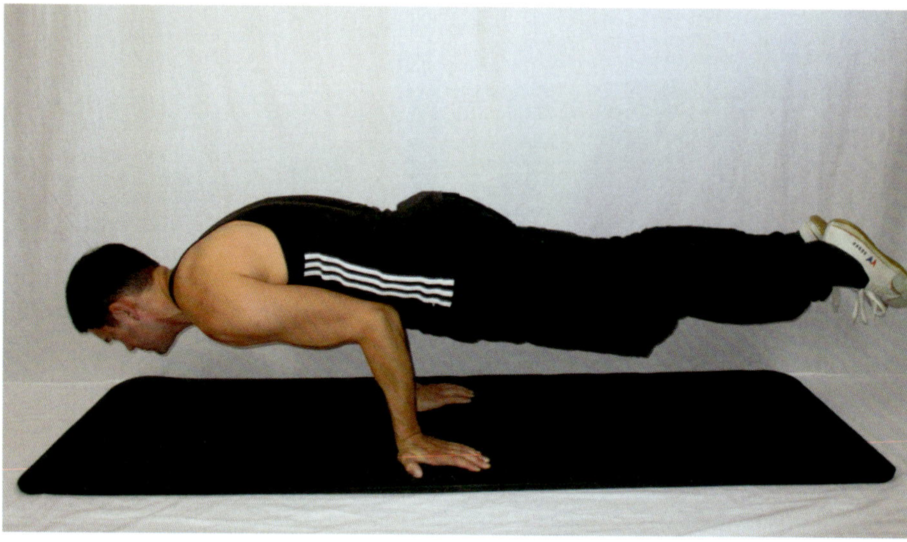

Gehen Sie in die Liegestützposition, nur dass die Finger nach hinten in Richtung Füße zeigen.

Beugen Sie die Arme im Ellbogen und stemmen Sie diese in Ihren Unterbauch, sodass das Gewicht des Oberkörpers nun darauf lastet.

Finden Sie die Mitte und bringen Sie mit einem kleinen Ruck den Körper vor, sodass die Zehenspitzen in der Luft sind.

Der ganze Körper balanciert nun auf den in den Unterbauch gestemmten Ellbogen.

Halten Sie die Pose solange wie möglich.

Kommentar

Die *Pfauenstellung* heißt im Yoga *Mayurasana* und gilt dort als eine Übung, um den ganzen Körper zu stärken. Anfangs kann man die Stellung auch vereinfacht üben, indem man sich aus einer knienden Stellung nach vorne beugt, sich die Ellbogen in den Unterleib stemmt, die Beine etwas vom Boden hebt, sie jedoch dabei im Knie gebeugt hält. Im Yoga sagt man, dass diese Übung neben dem offensichtlichen Training der Muskulatur vor allem bei Verdauungsproblemen helfen soll. Die etwas merkwürdige Krümmung in der Region des Rückens ist normal.

Übung 13: Kerze

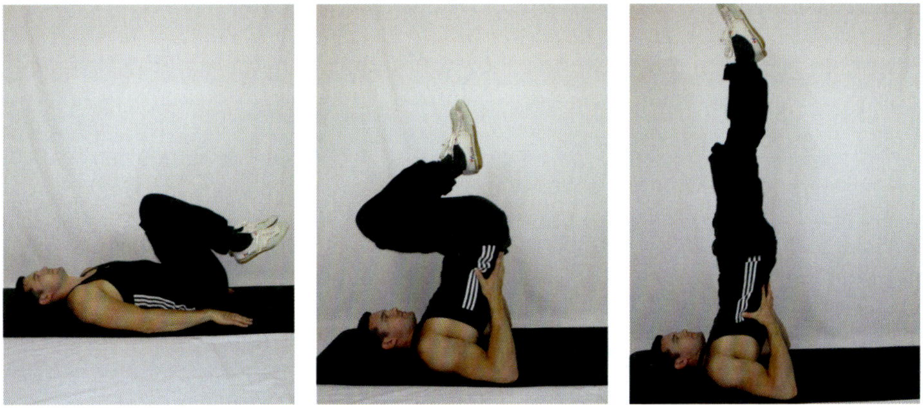

Legen Sie sich flach auf den Boden. Arme und Beine sind gestreckt.

Winkeln Sie die Beine an und bringen Sie die Knie zur Brust.

Heben Sie die Hüfte vom Boden und stützen Sie diese mit Ihren Händen, die nun im Ellbogen gebeugt sind.

Strecken Sie die Beine senkrecht nach oben aus. Das Gewicht des Körpers ist zwischen Hinterkopf, Schultern, Trizeps und Ellbogen gleichmäßig verteilt. Das Kinn berührt die Brust.

Halten Sie diese Pose zwischen 30 Sekunden und fünf Minuten.

Kommentar

Diese Übung ist im Yoga unter dem Namen *Salamba Sarvangasana* bekannt und ist dort eine der wichtigsten Posen für die Gesunderhaltung des Körpers. Sie soll Harmonie in unseren Organismus bringen und hilft bei den verschiedensten Beschwerden. So soll sie bei Atemnot, Asthma, Kopfschmerzen, Erkältungen, Verstopfung, Schlaflosigkeit und vielen Darm- und Blasenerkrankungen Linderung verschaffen. Außerdem trainiert sie unsere Gefäße und unsere Muskulatur bzw. die Körperspannung.

Eine schwierigere Variante wäre, wenn Sie die Arme nicht zur Unterstützung in die Hüften stemmen, sondern ausgestreckt auf dem Boden positionieren.

Übung 14: Human Flag

1 Stellen Sie sich seitlich neben eine vertikal zum Boden verlaufende stabile Stange o. Ä.

2 Fassen Sie die Stange mit einem Arm auf etwa Hüfthöhe oder tiefer, mit dem anderen
3 Arm, soweit Sie können, über dem Kopf.

4 Gehen Sie einen großen Schritt zur Seite, sodass beide Arme an der Stange maximal ge-
5 streckt sind.

Wichtig: Stehen Sie seitlich zur Stange. Der obere Arm ist dann komplett über dem Kopf gestreckt und nicht irgendwo vor der Brust.

Schwingen Sie die Beine hoch, dabei drücken Sie sich mit dem unteren Arm weg von der Stange. Der obere Arm zieht mit ganzer Kraft den Körper in die Waagerechte und hilft der Core-Muskulatur, sich in der Pose, die nun komplett parallel zum Boden ist, zu stabilisieren. Der Winkel Stange zu Körper beträgt im Idealfall 90°.

Kommentar

Human Flag ist sicher eine der schwersten Übungen, die man sich mit dem eigenen Körpergewicht vorstellen kann. Und je mehr der Athlet, der sie ausführt, wiegt, desto schwerer die Übung. Hier braucht man nicht nur eine sehr starke Bauchmuskulatur, sondern auch wirklich starke und ausdauernde Schultern. Wichtig bei der Ausführung ist, die Arme komplett gestreckt zu halten, ja, sie sogar im Ellbogen zu überstrecken. Hier liegt aber leider der Hund begraben, denn jeder vernünftige Fitnesstrainer tut alles, damit seine Kunden die Gelenke nicht überstrecken. Deshalb ist *Human Flag* nichts für Anfänger.

Jetzt denkt sich vielleicht jemand: Welcher Anfänger wird denn gleich die *Human Flag* üben? Was für große, schwergewichtige Athleten extrem schwer ist, ist besonders für sich noch im Wachstum befindliche Jugendliche nur eine Frage der Disziplin. Deshalb mein Rat an alle jungen Leser: Um sich nicht zu verletzen, sollten Sie sicher sein, dass Sie wirklich die hierfür nötige Muskulatur gut entwickelt haben, bevor Sie sich an solche Übungen wagen. Machen Sie Liegestütze, Klimmzüge, üben Sie den Handstand oder das Rad. Und erst wenn die Muskulatur Ihren Körper wirklich gut unterstützt, können Sie mit der Königin aller Calisthenics-Übungen beginnen.

Für alle anderen gilt schrittweises Steigern der Belastung. Um die *Human Flag* zu lernen, gibt es eine Reihe von Vorübungen, hier sind nur ein paar:

- Die Human Flag mit angewinkelten Knien trainieren.
- Die Human Flag mit gegrätschten Beinen trainieren.
- Sich weit über die Waagerechte schwingen und sich langsam wieder absenken.
- Klimmzüge mit unterschiedlichem Griff trainieren (eine Hand im Ristgriff, d. h., die Finger zeigen weg vom Körper, die andere Hand ist im Kammgriff, d. h., die Finger zeigen zum Körper).
- Human Flag an einer Sprossenwand statt an einer vertikalen Stange zu üben, ist wegen der geschickteren Griffposition einfacher. Außerdem dreht man sich dann nicht im Kreis, was bei einer Stange durchaus oft vorkommt.

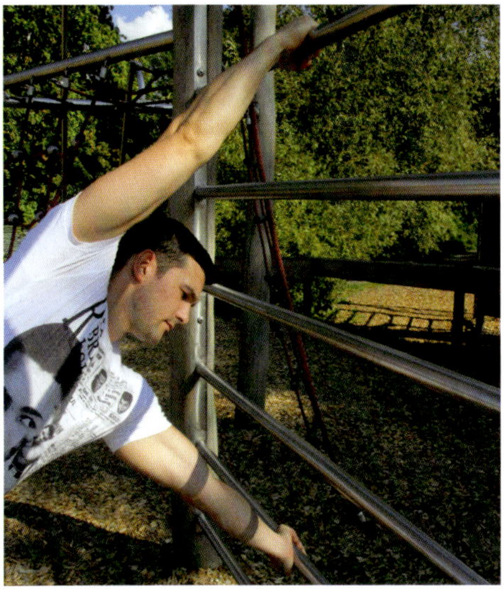

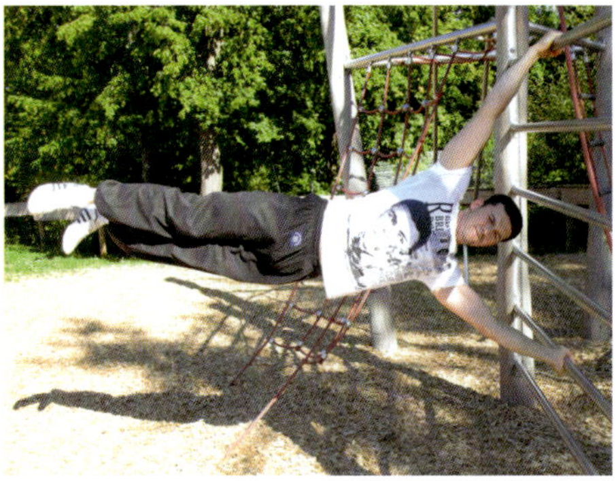

4.10 Isometrische Übungen – der Weg zum Sixpack?

Wer sich ein ästhetisches *Sixpack* wünscht, kann sich weder nur durch isometrische Übungen noch durch *Crunches* oder was es sonst noch an Bauchübungen gibt, seinen Traum erfüllen. Um einen *Sixpack* zu haben, muss man nämlich vier Bedingungen erfüllen.

1. Der Darm: Er ist maßgeblich für die Form des Bauchs. Wenn der Darm aufgebläht und nicht sauber ist, wird er größer und sitzt nicht an seinem Platz in der Bauchhöhle. Der Bauch hängt dann oft oder ist oben aufgebläht. Um dem vorzubeugen, ist eine gesunde Ernährung das A und O. Viele Prominente lassen auch auf die verschiedensten Weisen ihren Darm reinigen. Das fängt an mit Kräuterkuren und endet bei Einläufen. Ist der Darm gereinigt, kann er normal funktionieren und der Bauch wird flacher.

2. Der Bauchumfang: Ein *Sixpack* sieht nur dann gut aus, wenn die Proportionen stimmen. Das heißt aber, dass ein zu dünner Bauch, genauso wie ein zu dicker, keinen ästhetischen *Sixpack* aufbauen kann. Viele Bodybuilder haben oft einen „Blähbauch". Obwohl man die gut definierten Bauchmuskeln sieht, ist das nicht besonders ansehnlich. Andere haben einen so dünnen Bauch, dass sie den Oberkörper vorbeugen müssen, damit man den trainierten *Sixpack* sieht. Wer den Bauch einziehen oder sich irgendwie beugen muss, um die Bauchmuskeln zu sehen, muss an seinem Umfang arbeiten.

Hat man einen zu großen Bauch, kann man ihn durch richtige Ernährung und Darmreinigung verkleinern. Hat man einen zu geringen Bauchumfang, muss man ihn wieder durch die richtige Ernährungsweise steigern, hier ist einfach nur viel zu essen die richtige Strategie, mindestens 500 kcal mehr, als Sie sonst essen. Und das täglich. Aber natürlich nicht irgendwelches Fastfood, es sollte qualitativ sein, damit der Körper damit arbeiten kann. Damit das ganze viele Essen in die richtigen Körperregionen gelenkt wird, ist Krafttraining enorm wichtig.

Oft helfen da die ganz üblichen Übungen aus dem Bodybuilding: Bankdrücken, Kniebeugen, Kreuzheben ... Je stärker Sie werden, desto größer wird Ihr Bauchumfang. So hat der Umfang des Bauchs einen direkten Einfluss auf die Kraft. Wenn Sie mal genau hinsehen, haben die stärksten Männer der Welt ziemlich große Bäuche.

Doch was ist ein guter Bauchumfang für einen ästhetischen *Sixpack*? (Und hier geht es wirklich nur um Ästhetik und ein von außen aufgezwungenes Schönheitsideal und nicht etwa um Gesundheit!). Idealerweise sollte der Bauchumfang (Taille) etwa dem Umfang der Hüfte entsprechen oder wenige Zentimeter darüber liegen. So hat man die Figur einer umgedrehten Pyramide. Für Frauen gelten natürlich andere Maßstäbe, da wird das Verhältnis 90-60-90 als schön empfunden. Wobei es hier nicht auf die Zahlen ankommt, sondern wirklich auf das Verhältnis von Hüfte zu Taille zu Brust. Es können genauso gut 100-70-100 oder Ähnliches sein.

Im Übrigen haben es Frauen etwas leichter, einen schönen Bauch zu haben als Männer, denn bei ihnen ist schon einfach ein flacher Bauch recht ansehnlich, und den kann man durch richtige Ernährung und einen sauberen Darm super in Form halten. Auf Übungen kann man da getrost verzichten, na ja außer vielleicht auf *Vakuum*.

Doch Vorsicht vor einem zu großen Bauchumfang, dieser kann die Gesundheit gefährden. Wenn der Fettansatz im Bauchraum steigt, so steigt auch das Risiko an Bluthochdruck, Diabetes oder Fettstoffwechselstörungen zu erkranken. Im Gesundheitssport verwendet man u. a. den Taille-Hüft-Quotienten, um mehr oder weniger auf die Verteilung des Körperfetts zu schließen. So sagt man in der Fitnessbranche, dass das Verhältnis von Taillen- zu Hüftumfang bei Männern nicht mehr als 1,0 sein sollte. Bei Frauen sollte er nicht 0,85 überschreiten. Das heißt für uns, dass wir besonders beim Zunehmen vorsichtig sein sollten, um nicht nur Fett statt Muskeln anzusetzen.

Den Taille-Hüft-Quotient (in der Fachsprache WHR, waist-to hip-ratio, genannt) können Sie wie folgt berechnen:

WHR = Umfang auf Taillenhöhe / Umfang auf Hüfthöhe

3. Die Fettschicht oder der Körperfettanteil: Oft, aber nicht immer, wird der *Sixpack* hinter einer Fettschicht versteckt. Es kann auch sein, dass selbst bei Männern mit einem zu geringen Bauchumfang (also deutlich weniger Umfang als an der Hüfte) sich eine Fettschicht bildet. Für die ist es aber trotzdem Priorität, den Umfang durch Kraftzuwachs zu vergrößern. Später kann man mit aeroben Übungen und einer entsprechenden Diät an den Speck gehen. Wichtig ist, dass man sehr abwechslungsreiche Übungen ausführt. Wenn Sie joggen gehen, sollten Sie daher auch Sprints einlegen oder aus dem nahen Spielplatz ein Hindernisrennen machen. Ich habe oft beobachtet, dass Menschen, die *Wushu* trainieren, recht schnell ihre Pfunde verlieren. Das liegt daran, dass *Wushu* Kraft und Ausdauer schult.

4. Die Bauchmuskeln: Ja, die Bauchmuskeln sind der letzte Schritt auf dem Weg zum *Sixpack*! Haben Sie einen gesunden Darm, einen passenden Umfang und die Fettschicht um den Bauch reduziert, werden Sie schon „von Natur aus" ein *Sixpack* haben. Jetzt können Sie durch gezieltes Training die noch relativ kleinen Muskeln vergrößern und definieren.

Sie sehen, dass für einen schönen Bauch die Ernährung zusammen mit den verschiedensten Trainingsmethoden Hand in Hand gehen muss.

Schauen wir uns mal kurz an, wie hier das isometrische Training zum Einsatz kommen kann.

Zu Punkt eins, dem Darm. Wer einen gesunden Darm haben möchte, sollte auf keinen Fall auf *Vakuum* verzichten. Durch das Einziehen der Bauchmuskeln wird der Darm massiert und man hilft ihm dabei, seine Arbeit zu erledigen, nämlich sich zu entleeren. Diese sanfte Massage stimuliert außerdem die Verdauung. Zu Punkt zwei, dem Bauchumfang, eignen sich die in diesem Kapitel vorgestellten Übungen der Körperspannung, jedoch nur ergänzend zu einen angemessenen Training. Was die Fettverbrennung angeht, so führt kein Weg an aeroben Übungen vorbei. Jedoch können Sie noch zusätzlich Übungen wie den Handstand oder *Mabu* über mehrere Minuten halten.

Und schließlich Punkt vier, die Bauchmuskeln vergrößern und definieren. Hier sollten Sie alle Übungen ausprobieren, die Sie in die Finger bekommen. Mischen Sie die verschiedensten Bauchübungen, halten Sie isometrische Spannung. Machen Sie viele Übungen, die die Körperspannung verbessern. Sie können auch isometrische Übungen umfunktionieren. Beispielsweise können Sie die *Human Flag* dynamisch trainieren. Sie heben sich in die *Human Flag*, halten sich eine Sekunde, senken sich ab und wiederholen das Ganze 10-20 x.

Wer etwas erreichen möchte, muss es meistern. Wenn Sie ein *Sixpack* haben möchten, müssen Sie alle Bedingungen dafür erfüllen und alle Bauchübungen, die Sie finden, meistern. Abkürzungen gibt es keine!

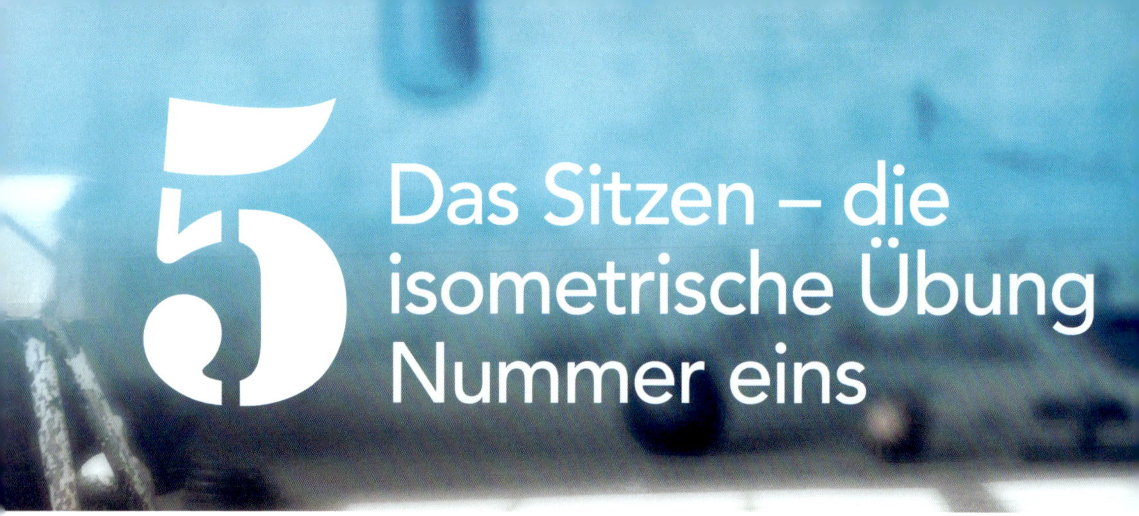

5 Das Sitzen – die isometrische Übung Nummer eins

Es gibt kaum eine Übung, die wir länger ausführen als das Sitzen. Wir sitzen. Sitzen im Auto, sitzen auf Bushaltestellen, sitzen vor dem Fernseher und vor dem Computer, sitzen im Büro, sitzen auf Parkbänken, am Esstisch, sitzen, sitzen, sitzen.

Dabei sind bestimmte Muskelgruppen immer angespannt. Manchmal über viele Stunden und schließlich über Jahre. Umso wichtiger ist es, diese Übung aller Übungen richtig auszuführen, und so möglichst Verspannungen und Fehlhaltungen zu vermeiden. Hier also eine Anleitung, wie Sie diese Übung richtig ausführen.

Der Stuhl

Der Stuhl sollte die passende Höhe haben. Wenn Sie sich auf ihn setzen, setzen Sie sich bitte auf die ganze Sitzfläche, sodass das Steißbein die Lehne berührt. Nun können Sie die Sitzhöhe einstellen. Dabei sollte der Stuhl eine Höhe haben, bei der Ihre Beine im Knie in einem 90°-Winkel gebeugt sind. Die Füße sollten flach auf dem Boden stehen.

Der Rücken

Der Rücken sollte gerade sein, der Bauch fest, der Kopf aufrecht. Um Rückenschmerzen beim Sitzen zu vermeiden, verlagern Sie Ihren Schwerpunkt mental auf einen Punkt etwas unterhalb des Bauchnabels. Halten Sie sich also von der Hüfte aus aufrecht und nicht durch die Rückenmuskeln.

Die Arme

Wenn Sie an einem Tisch sitzen, sollte der Tisch, genauso wie der Stuhl, die richtige Höhe haben. Das gilt nicht unbedingt für den Esstisch, aber beim Arbeitsplatz sollte es schon stimmen. Die richtige Höhe wäre hier, dass die Ellbogen etwa im 90°-Winkel gebeugt sind, wenn die Unterarme auf dem Tisch ruhen. Das dient besonders der Entspannung der Schultern. Sie sollten beim Sitzen stets darauf achten, dass die Schultern entspannt sind und Sie diese nicht hochziehen.

Der Kopf

Wer viel am Computer arbeitet, sollte darauf achten, dass der Bildschirm sich auf Augenhöhe befindet und der Kopf aufrecht bleibt. Dies geht nicht bei Laptops, deshalb wäre ein normaler Computer mit separatem Bildschirm geeigneter. So kann die Tastatur auf dem Tisch liegen (der ja jetzt die richtige Höhe hat) und der Bildschirm auf eine Erhöhung gestellt werden.

Jetzt wissen Sie, wie man richtig sitzt, klingt recht ungemütlich, nicht wahr? Aber genau das ist für Ihren Körper das Optimum. Doch auf Dauer wird auch die noch so richtige Sitzposition gesundheitsschädlich. Deshalb heißt es, regelmäßige Pausen vom Sitzen machen, idealerweise jede halbe Stunde für fünf Minuten aufstehen. Ein paar Aufwärm- und isometrische Übungen machen, um den Kreislauf in Schwung zu bringen.

Und dann kann man auch ab und zu ganz gemütlich sitzen, die Beine auf den Stuhl, den Rücken krumm: Was auch manchmal entlastend ist und nicht ungesund, sobald Sie nach einigen Minuten des „Falschsitzens" in die oben beschriebene Ausgangsposition wechseln. Wie ein Boxer: Er hat seine Ausgangsposition, seine Kampfstellung, die für ihn am gesündesten ist, da er so am besten geschützt ist, aber er verharrt nicht stundenlang in dieser Pose, er bleibt in Bewegung, verlässt immer wieder seine Ausgangsposition, kehrt aber stets zu ihr zurück.

Im Auto

Im Auto gilt im Prinzip das Gleiche wie oben, nur dass hier noch auf Sicherheit geachtet werden muss. So sollte Ihr Sitz so weit nach hinten verschoben werden, dass, wenn Sie die Pedale komplett durchdrücken, die Knie noch leicht gebeugt bleiben. Das reduziert verschiedene Risiken bei einem Umfall. Die Lehne des Autositzes sollte sich in einer Position befinden, aus der Sie mit dem Handgelenk das Lenkrad erreichen können. Weiter weg sieht zwar cool aus, aber die Kontrolle über das Auto zu haben, ist dann doch etwas cooler. Fragen Sie jeden Rennfahrer.

6 Die Kettenstange

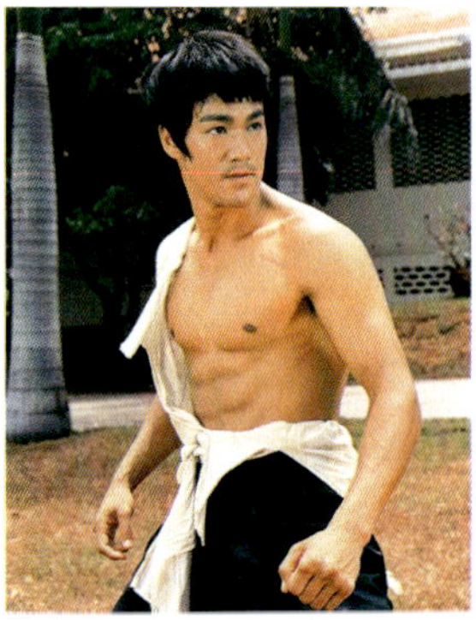

In diesem Kapitel möchte ich Ihnen ein Gerät vorstellen, welches beim isometrischen Training hilfreich sein kann. Soweit ich weiß, nannte Bob Hofman, einer der ersten Menschen, die über die isometrische Methode berichteten, dieses Gerät *Functional Isometric Contraction Strength Builder.* Ich nenne es lieber *Kettenstange*, ist einfach praktischer ...

Mit der Kettenstange trainierte man vor allem in den 1950er- und 1960er-Jahren sehr gerne. Der prominenteste Besitzer solch eines Trainingsgeräts war Bruce Lee, der das isometrische Training immer wieder in seine Workouts integrierte.

Mittlerweile kann man so ein Gerät auch online kaufen, wer möchte, kann es sich aber ganz einfach selbst basteln.

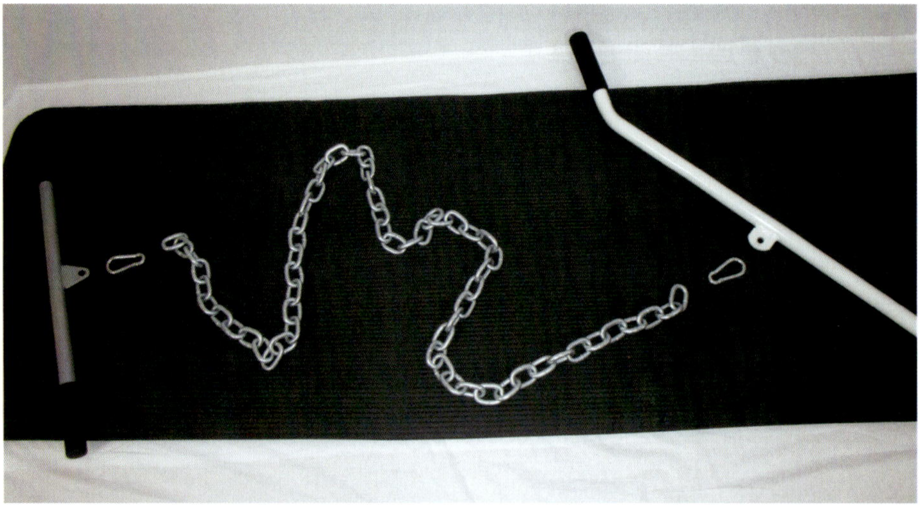

Man nehme dazu:

1. eine Stahlkette, die sollte etwa Ihre Körpergröße mit nach oben ausgestreckten Händen haben;
2. zwei Latzuggriffe,
3. zwei Karabinerhaken.

Nun verbindet man die Kette mithilfe der Karabinerhaken mit den Latzuggriffen und schon hat man ein selbstgebasteltes Trainingsgerät. Bei Bruce Lee sieht es auch nicht viel professioneller aus!

Alternativ kann man auch ein etwa 5 Meter langes Seil nehmen.

6.1 Das Training mit der Kettenstange

Auf den folgenden Bildern sehen Sie einige Trainingsmöglichkeiten. Im Grunde gibt es da wieder unzählige Möglichkeiten, aber ich verzichte darauf, all die Übungen hier zu erfinden. Ich denke, mittlerweile hat der Leser das Prinzip verstanden, und hat nun selbst viele Ideen und Anwendungsmöglichkeiten für die Kettenstange.

Hier nur einige Grundregeln:

Die Kettenstange ermöglicht es Ihnen, Ihre persönlichen Schwachstellen bei traditionellen Übungen, wie Bizeps Curls oder Kniebeugen, gezielt zu eliminieren, indem Sie an der schwersten Stelle ansetzen und durch isometrische Spannung die Leistung der Muskeln verbessern.

Jede Übung kann auf drei verschiedenen Höhen ausgeführt werden:

- bei der Ausgangsposition einer Übung;
- am schwierigsten Punkt;
- nahe der Endposition.

Halten Sie die Spannung 4-12 Sekunden, wenn Sie diese Übungen in ein Workout einbauen. Falls Sie planen, aus diesen Übungen ein Workout zu machen, können Sie die Spannung je nach Ziel halten:

- bis 12 Sekunden/Kraft;
- 20-60 Sekunden/Hypertrophie;
- 60-120 Sekunden Kraftausdauer.

Verwenden Sie die Kettenstange je nach Bedarf bis zu 3 x die Woche.

6.2 Die Übungen mit der Kettenstange

Übung 1: Isometrisches Kreuzheben (Beine, unterer Rücken)

Stellen Sie sich etwa schulterbreit hin, die Füße stehen auf dem unteren Griff der Kettenstange.

Gehen Sie in eine tiefe Kniebeuge und greifen Sie das obere Ende der Kettenstange mit einer Griffweite, die etwas größer ist als der Abstand Ihrer Beine.

Halten Sie die Arme ausgestreckt und drücken Sie sich mit den Beinen nach oben, bis die Kette gespannt ist. Erhöhen Sie die Spannung, soweit es geht, und halten Sie diese über einen festgelegten Zeitraum.

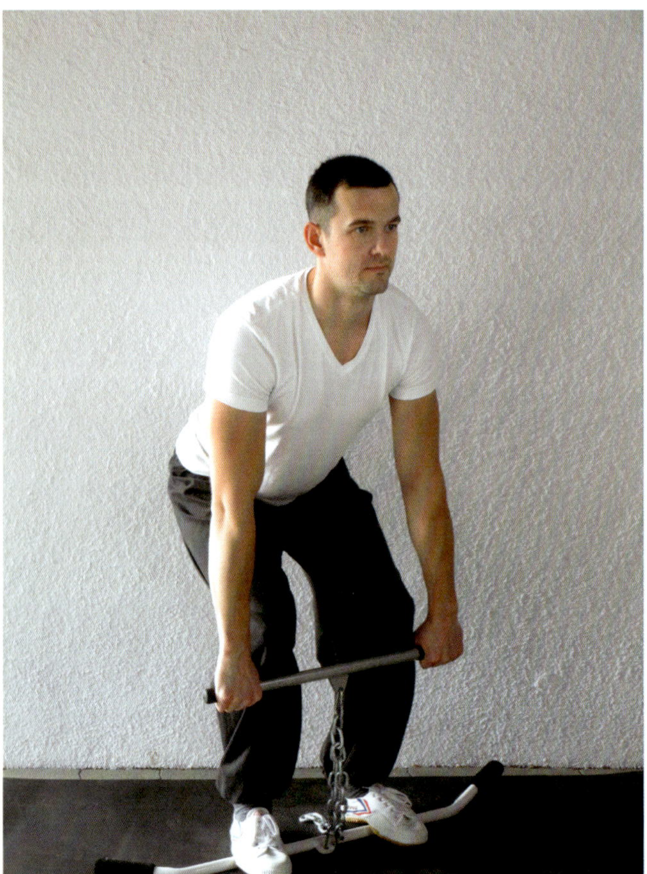

Übung 2: Isometrisches Wadenheben (Wadenmuskulatur)

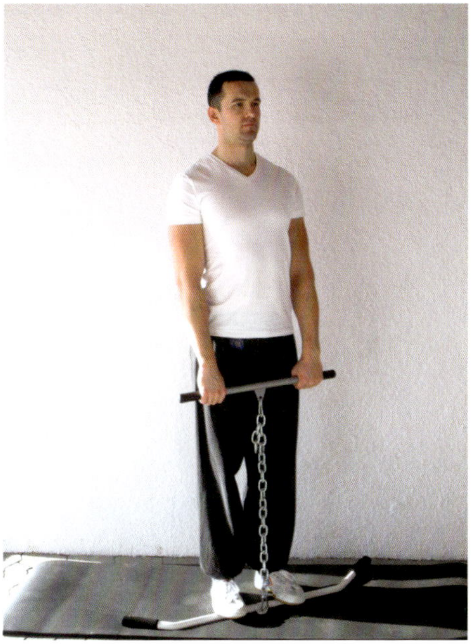
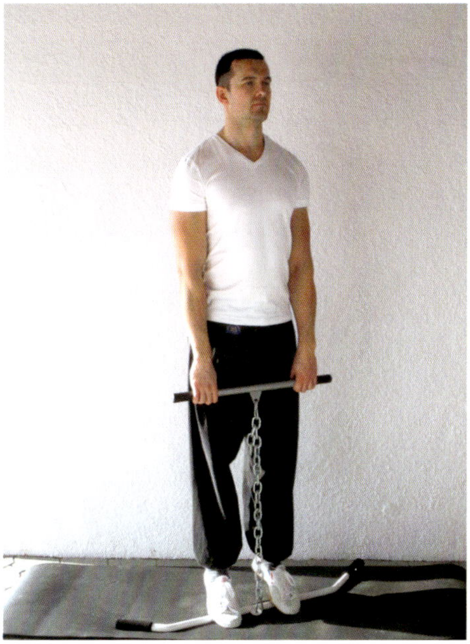

Stellen Sie sich etwas weniger als schulterbreit hin, die Füße stehen auf dem unteren Griff der Kettenstange.

Das obere Ende der Stange halten Sie nahe am Oberschenkel vor Ihrem Körper.

Heben Sie Ihre Fersen an, sodass Sie nun mit den Zehenspitzen auf dem unteren Ende der Kettenstange stehen. Die Kette ist gespannt. Drücken Sie sich mithilfe der Wadenmuskulatur weiter nach oben und erhöhen Sie so die Spannung.

Halten Sie diese über einen festgelegten Zeitraum.

Übung 3: Isometrisches Frontheben (vorderer Deltamuskel)

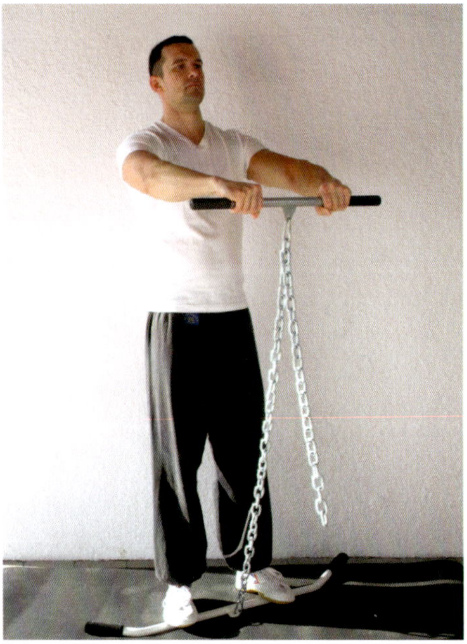

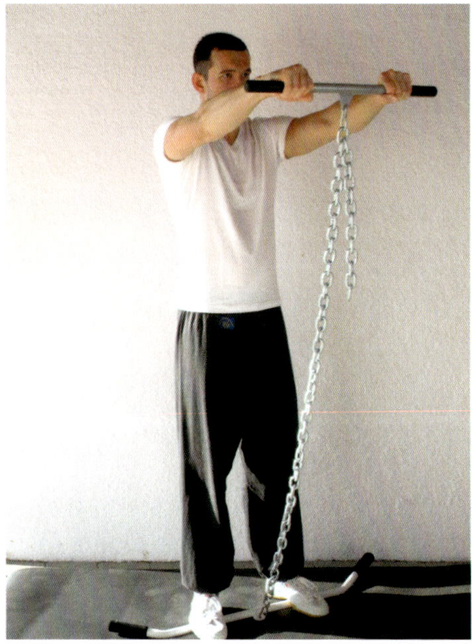

Stellen Sie sich etwa schulterbreit hin, die Füße stehen auf dem unteren Griff der Kettenstange.

Bringen Sie das obere Ende in eine Position etwas unterhalb der Brustmuskulatur. Ziehen Sie am Griff, bis die Kette gespannt ist und halten Sie die Spannung über einen festgelegten Zeitraum.

Wiederholen Sie die Übung mit dem oberen Ende der Kettenstange auf etwa Schulterhöhe oder an einem Punkt, an dem Ihnen die Übung persönlich am schwersten erscheint.

Übung 4: Isometrische Bizeps Curls mit der Kettenstange (Bizeps)

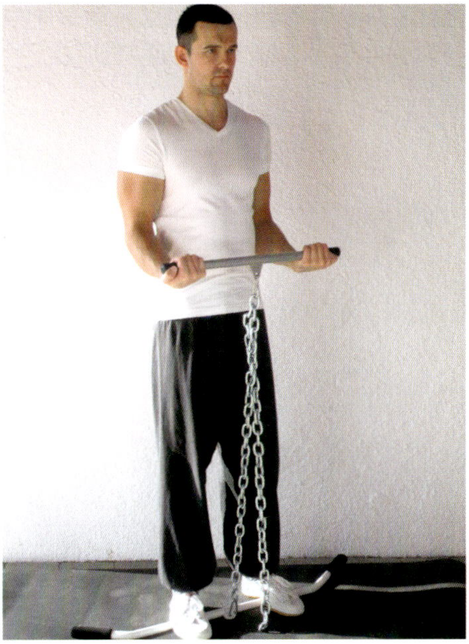
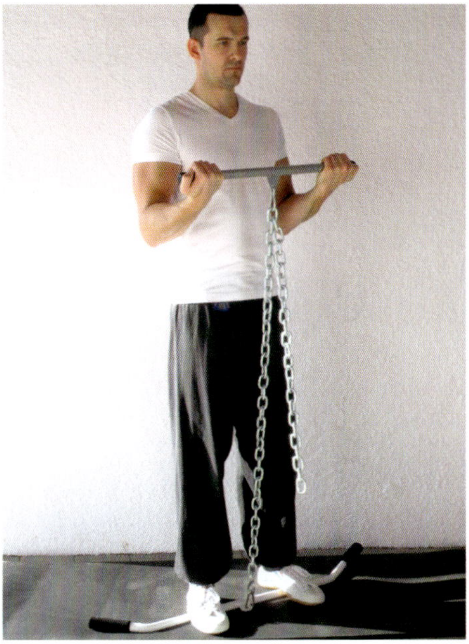

Stellen Sie sich etwa schulterbreit hin, die Füße stehen auf dem unteren Griff der Kettenstange.

Fassen Sie das obere Ende der Kettenstange auf der Höhe des Bauchnabels mit einem Untergriff.

Ziehen Sie mithilfe der Armbeugemuskulatur (Bizeps) das obere Ende der Kettenstange nach oben.

Halten Sie die Spannung über einen festgelegten Zeitraum.

Wiederholen Sie die Übung mit dem oberen Ende der Kettenstange auf etwa Brusthöhe oder an einem Punkt, an dem Ihnen die Übung persönlich am schwersten erscheint.

Übung 5: Isometrisches Trizepsdrücken mit der Kettenstange (Trizeps)

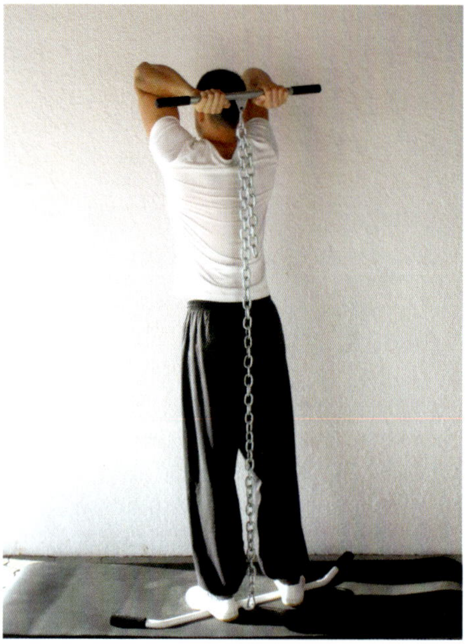

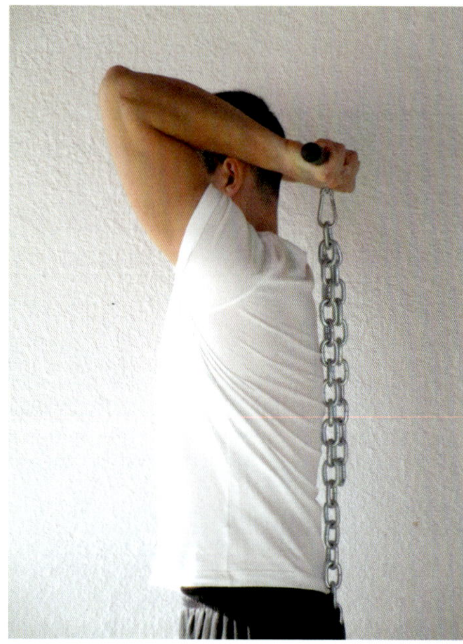

Stellen Sie sich etwa schulterbreit hin, die Füße stehen auf dem unteren Griff der Kettenstange.

Halten Sie das obere Ende der Kettenstange nah am Hinterkopf. Die Arme sind im Ellbogen nach hinten gebeugt. Die gespannte Kette verläuft dabei am Rücken entlang.

Drücken Sie mithilfe der hinteren Oberarmmuskulatur (Trizeps) das obere Ende der Kettenstange hoch.

Halten Sie die Spannung über einen festgelegten Zeitraum.

Vorsicht: Es ergibt sich eine unnatürliche Position für die Handgelenke.

Übung 6: Sich aus der Kniebeuge mit gestreckten Armen hochdrücken (Beine, Schultern)

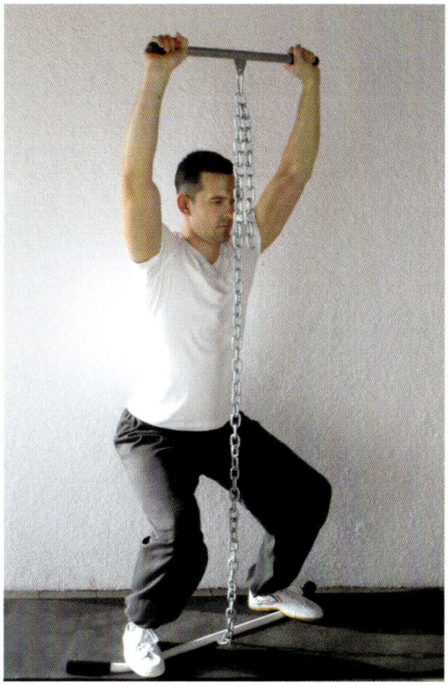

Stellen Sie sich etwa schulterbreit hin, die Füße stehen auf dem unteren Griff der Kettenstange.

Gehen Sie in die Hocke, strecken Sie die Arme und halten Sie das obere Ende der Kettenstange so über dem Kopf.

Versuchen Sie, sich nun mithilfe der Beinmuskulatur aufzurichten. Die gestreckten Arme leisten dabei Widerstand, indem sie gegen das obere Ende der Kettenstange drücken.

Halten Sie die Spannung über einen festgelegten Zeitraum.

Übung 7: Über dem Kopf drücken (Schultern, Körperspannung, Core-Muskulatur)

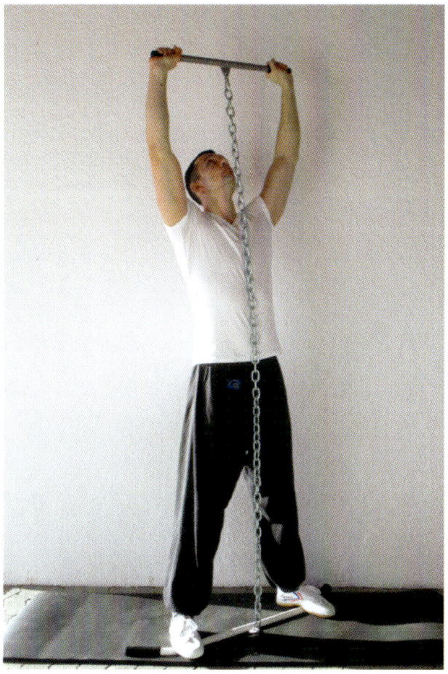

Stellen Sie sich etwas breiter als schulterbreit hin, die Füße stehen auf dem unteren Griff der Kettenstange.

Das obere Ende der Kettenstange befindet sich über dem Kopf, die Arme sind im Ellbogen etwas gebeugt.

Drücken Sie nun das obere Ende der Kettenstange mit den Armen nach oben.

Halten Sie die Spannung über einen festgelegten Zeitraum.

7 Weitere Hilfsmittel für ein abwechslungsreiches isometrisches Krafttraining

Das isometrische Krafttraining geht zwar auch komplett ohne Hilfsmittel, aber es gibt doch ein paar nützliche Dinge, die das Training interessanter machen können. Die Kettenstange ist eines davon. Weitere Hilfsmittel möchte ich hier kurz vorstellen.

Gummibänder

Gummibänder, welche man für Klimmzüge benutzt, sind für das isometrische Krafttraining wirklich gut.

Verwenden wir ein Gummiband, um isometrische Bizepscurls zu machen, so nehmen wir das Gummiband, stellen uns mit einem Fuß darauf, greifen es mit beiden Händen und ziehen es hoch – und zwar so, als würde man einen Bizepscurl machen wollen. Logisch: Jetzt noch den anderen Arm wegnehmen und nur mit einem Arm die Pose halten.

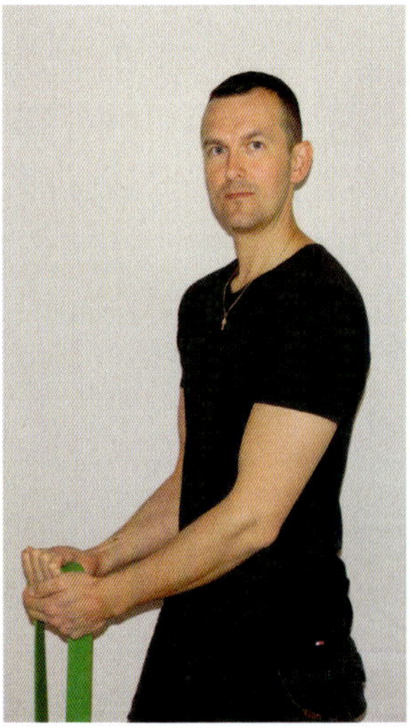

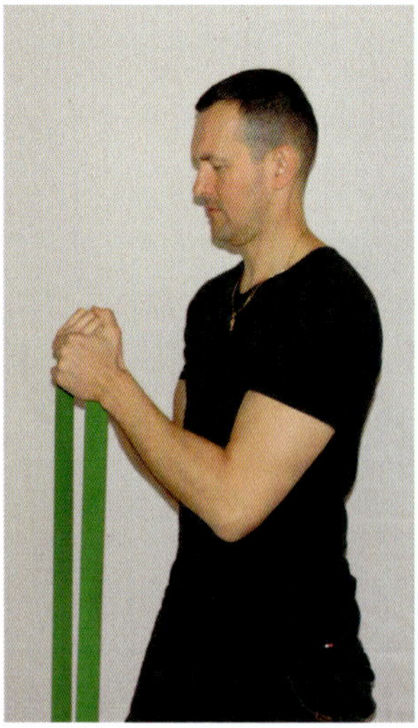

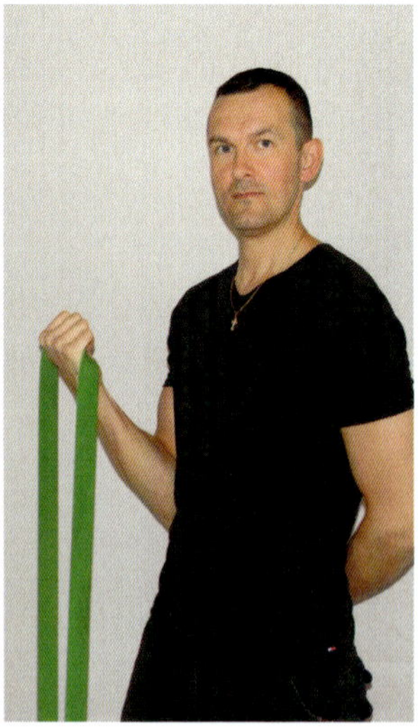

Das Interessante dabei ist, dass man hier nicht ziehen muss, sondern dagegenhalten. Unsere Muskulatur arbeitet ja bei einem normalen Bizepscurl mit den Hanteln konzentrisch, also eine Last überwindend, oder exzentrisch, sprich einer Last nachgebend. Die Übungen mit der Kettenstange sind alle konzentrischer Art, wir versuchen stets eine Last zu überwinden. Übungen mit dem Gummiband können dagegen auch exzentrischer Art sein, denn das Gummiband zieht uns zurück. Die Arbeit mit einem Gummiband kann auch für die Psyche gut sein. Wenn man das Gummiband vor sich hält und es versucht zu zerreißen, so hat das Gummiband einen psychologischen Vorteil gegenüber einem Handtuch oder einer Kette. Da es sich dehnt, kann ich versuchen, das Band das nächste Mal einen Zentimeter weiter auseinander zu ziehen, was dank einem sichtbaren Ergebnis sehr motivierend sein kann.

Gymnastikringe

Gymnastikringe ermöglichen es, viele Posen, die auf dem Boden vielleicht zu schwer sind, in einer leichteren Variante zu üben.

Nehmen wir zum Beispiel die Übungen vier und fünf aus dem Kapitel Brustmuskulatur. Sollten die Übungen aus diesem Kapitel zu schwer sein, so kann man diese mit Gymnastikringen probieren. Durch den Winkel von unserem Körper zum Boden lassen sich die Übungen so leicht ausführen, dass sie jeder machen kann. Je aufrechter man steht, desto leichter die Übung.

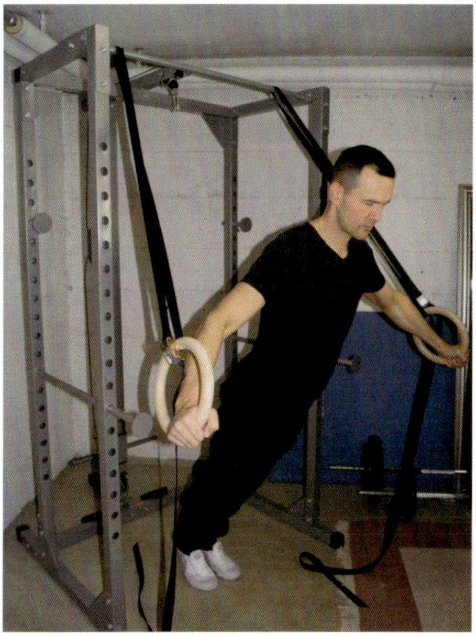

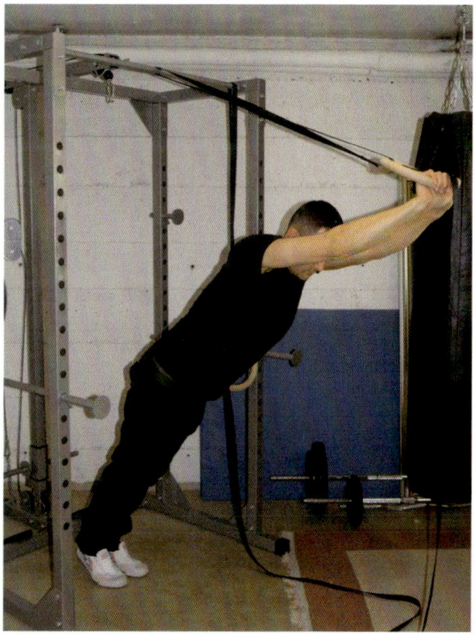

Andererseits lassen sich die selben Übungen mit Gymnastikringen sogar noch intensivieren, indem wir die Ringe fast am Boden hängen lassen und uns dann eben an den Ringen und nicht dem Boden festhalten. Die Ringe sind ja beweglich und wir müssen somit sehr viel Kraft aufwenden, um uns in der Pose zu halten und noch dafür sorgen, dass die Ringe am Platz bleiben. Ein Balanceakt! Und dieser Balanceakt ist eine große Herausforderung. Manche Athleten machen aus diesem Grund Liegestützen mit Gymnastikringen, wobei diese statt dem Barren benutzt werden. Um diese Art der Liegestütze zu lernen, hilft es auch, den Liegestütz auf Ringen isometrisch zu halten.

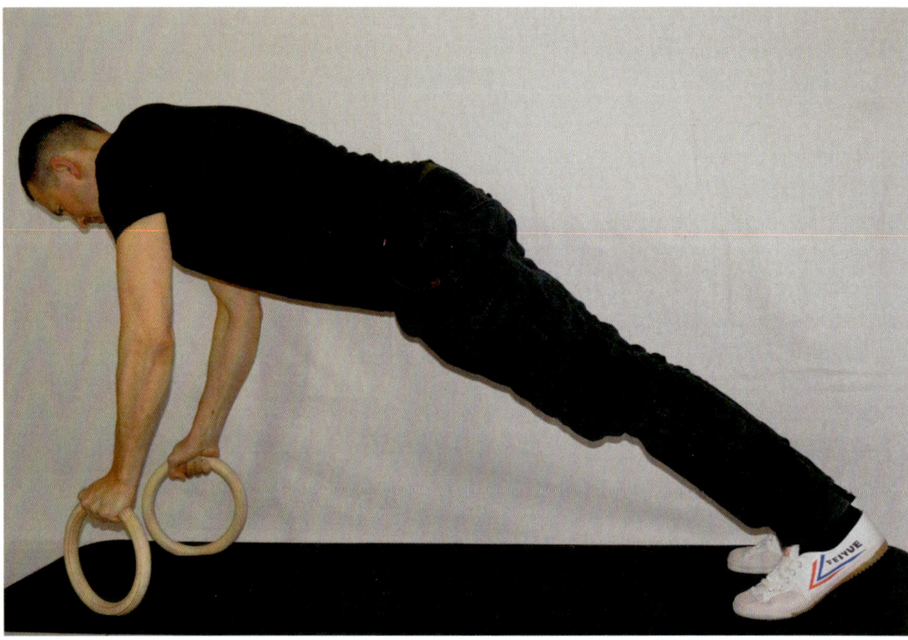

Handtücher, Seile, Ketten, Gürtel...

Alle Übungen mit der Kettenstange lassen sich auch mit einem langen Seil ausführen, indem man sich in der Mitte auf das Seil stellt und die beiden Seilenden als Griffe benutzt. Die Kettenstange lässt sich ohne Zweifel besser greifen, aber so ein Seil hat man vielleicht schneller zur Hand.

Ein paar Übungen mit der Kette oder dem Handtuch wurden ja in den vorherigen Kapiteln schon gezeigt. Mit ein wenig Fantasie lässt sich fast jede Übung aus dem Bodybuilding mit einem Seil oder einem Handtuch isometrisch ausführen. So können wir direkt an unseren Schwachstellen arbeiten.

Hier einige Impressionen:

Isometrischer Liegestütz mit Seil

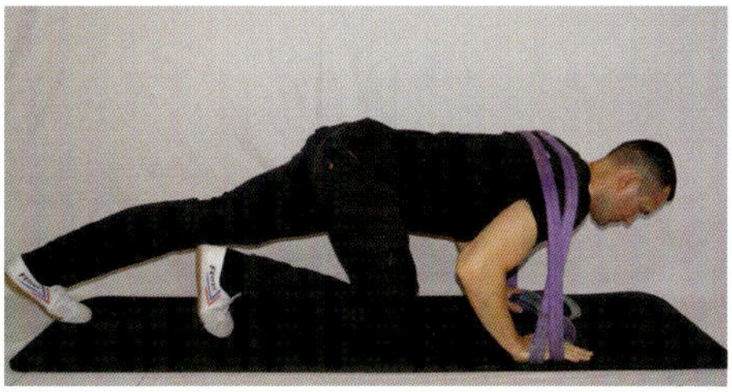

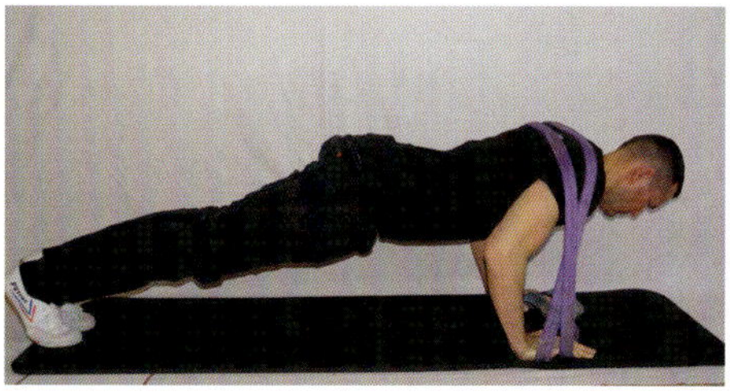

Isometrisches Seitheben

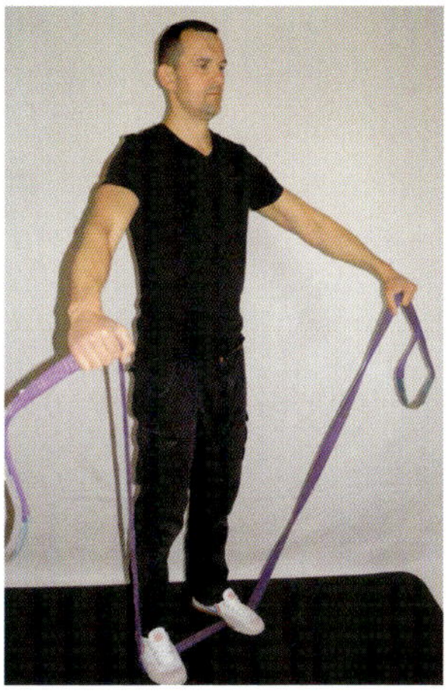

Isometrischer Bizepscurl

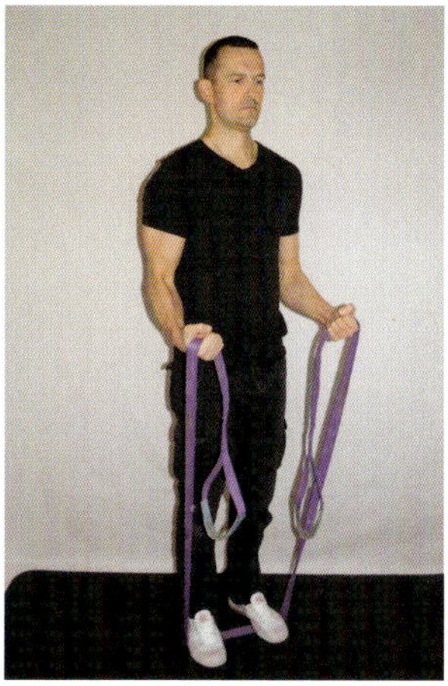

Isometrische Kniebeugen

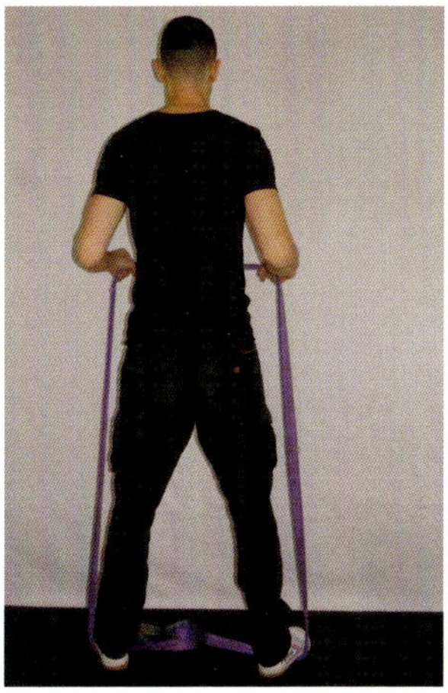

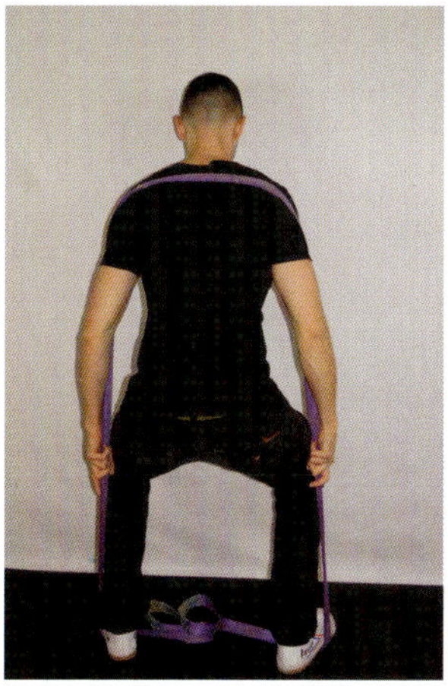

Rotatorenmanschette isometrisch trainieren

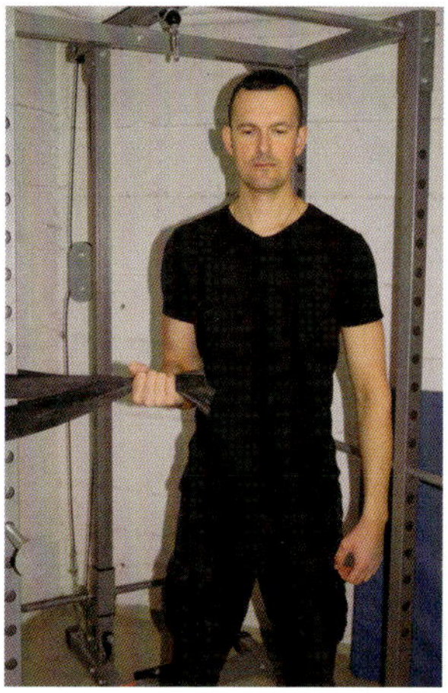

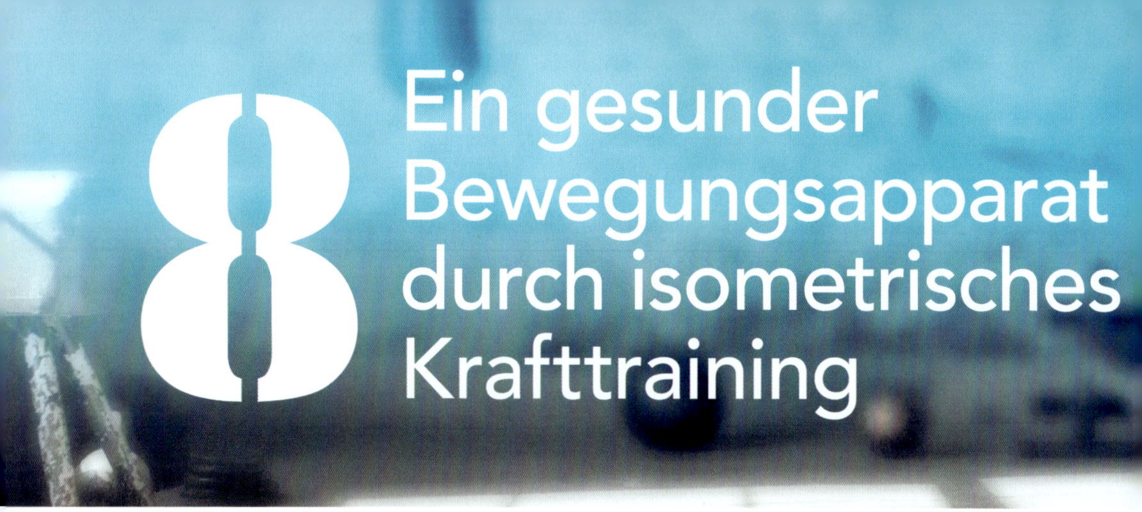

8 Ein gesunder Bewegungsapparat durch isometrisches Krafttraining

Durch das isometrische Krafttraining kann man einen gesunden Körper aufbauen, der lange Zeit beschwerdefrei funktioniert. Am besten geht das natürlich durch Prävention. Kurativ kann man das isometrische Krafttraining auch einsetzen, aber da ich ohne eine ausführliche Anamnese nicht genau wissen kann, ob diese Übungen für Sie vielleicht kontraproduktiv sein könnten, beschränke ich mich in diesem Kapitel nur auf Prävention.

Dazu habe ich kleine Programme zusammengestellt, die häufig von Verletzungen betroffene Körperpartien kräftigen sollen. Im Folgenden geht es um

- gesunde Nackenmuskulatur
- gesunde Schultern
- einen gesunden Rücken
- gesunde Beine

Es ist nicht so, dass isometrisches Krafttraining die Lösung für alles ist, das habe ich im Laufe des Buches deutlich gemacht, aber es ist auch in der Prävention ein sehr gutes Hilfsmittel. Deshalb werde ich in diesem Kapitel manchmal über den Tellerrand blicken und empfehle neben dem isometrischen Krafttraining auch ein paar andere Methoden wie zum Beispiel Joint Mobility.

Sie müssen nicht alle Bereiche gleichzeitig kräftigen. Sie wissen ja, welche Bereiche bei Ihnen immer mal wieder Probleme machen, fangen Sie also mit diesen Problemzonen an. Wenn Sie gar keine Beschwerden haben, so fangen Sie mit den Beinen an, denn Beine sind unser Fundament. Wenn wir gesunde, stabile und ausbalancierte Beine haben, so wird in der Regel der ganze Bewegungsapparat auch gesund sein. Es sei denn, dass wir unsere Balance durch Zwangshaltungen im Job stören. Ein Maler, der fünf Tage am Stück die Decke streicht, wird auch trotz kräftiger Beine Nacken- oder Schulterbeschwerden entwickeln. Für so einen Menschen wäre ein Schultertraining wichtig, noch wichtiger eine Massage und Entspannungsübungen.

Eine gute Sache wäre es, sich mit der Prävention aller oben genannten Körperpartien zu beschäftigen. Am besten geht das, wenn wir jedes Programm ca. 6-8 Wochen durchführen und dann zum nächsten gehen. So machen wir immer weiter bis alle Programme durchgeführt worden sind und fangen wieder mit dem ersten neu an.

8.1 Ein gesunder Nacken

1. Ein gesunder Nacken sollte mobil, also beweglich sein. Deshalb empfehle ich vor der Kräftigung die Mobilisierung.

Machen Sie bei allen Mobility-Übungen 8-16 Wiederholungen.

Stellen Sie sich vor den Spiegel und prüfen Sie stets, dass alle Übungen symmetrisch ausgeführt werden. Machen Sie die Übungen langsam und kontrolliert. Bei stechenden Schmerzen sofort aufhören!

- Schauen Sie nach links hinten. Danach nach rechts hinten.
- Schauen Sie auf und legen den Kopf in den Nacken, schauen Sie runter und berühren Sie mit dem Kinn das Brustbein.
- Neigen Sie den Kopf nach rechts und links.
- Schauen Sie etwa 45° zur Seite, dann beugen sie den Kopf nach unten und berühren mit dem Kinn das Schlüsselbein. Wiederholen Sie die Übung zur anderen Seite.
- Schauen Sie etwa 45° zur Seite, dann legen Sie den Kopf aus dieser Position vorsichtig in den Nacken, sodass das Kinn zur Decke zeigt.
- Legen Sie das Kinn auf das Brustbein und „rollen" Sie von Ohr zu Ohr.

2. Ein gesunder Nacken sollte kräftig sein.

Nachdem Sie sich durch die Mobility-Übungen aufgewärmt haben, machen Sie bitte die:

- Übungen 1.1 - 1.3 und die
- Übungen 2.1 - 2.2

aus dem Kapitel 4.1 Nacken und Halsmuskulatur. Machen Sie dabei alle Übungen hintereinander und nachdem Sie alle durch haben, wiederholen Sie den ganzen Kraftzirkel noch 1-2 x, sodass Sie auf insgesamt 2-3 Runden kommen.

3. Ein gesunder Nacken sollte entspannt sein.

Nachdem Sie den Nacken nun mobilisiert und gekräftigt haben, machen Sie noch ein paar leichte Dehnübungen und massieren Sie den ganzen Nacken- und Halsbereich, indem Sie Zeigefinger, Mittelfinger, Ringfinger und den kleinen Finger zusammenlegen zu einer Art Schaufel. Machen Sie dabei großzügige, langsame und kreisende Bewegungen.

8.2 Gesunde Schultern

1. Gesunde Schultern müssen mobil sein.

Machen Sie bei allen Mobility-Übungen 8-16 Wiederholungen.

Stellen Sie sich vor den Spiegel und prüfen Sie stets, dass alle Übungen symmetrisch ausgeführt werden. Machen Sie die Übungen langsam und kontrolliert.

- Heben und senken Sie die Schultern.
- Bringen Sie die Schultern so weit es geht nach vorne und nach hinten.
- Kreisen Sie mit ausgestreckten Armen.

2. Gesunde Schultern sollten kräftig sein.

Unsere Schultern sind ein komplexes System, das von vielen Muskeln stabilisiert wird. Da wir in der Schulter im Vergleich zu anderen Gelenken sehr beweglich sind, braucht es sehr viele Muskeln, um den Oberarmkopf (Humerus) in der Schultergelenkkapsel in seiner Position zu halten. Diese Aufgabe übernimmt, laut gängiger Meinung, die Rotatorenmanschette, die aus aus mehreren Muskeln besteht (M. subscapularis, M. subraspinatus, M. infraspinatus, M. teres minor). Natürlich ist das richtig, doch wenn wir nur die Rotatorenmanschette mit den gängigen Übungen trainieren, werden wir nur in seltenen Fällen gesunde Schultern haben (Sie kennen es sicher aus dem Fitnessstudio: Jemand fixiert den Ellbogen an der Hüfte und zieht am Seilzug, dabei ist der Arm im Ellbogen gebeugt (90° Oberarm zu Unterarm)). Das ist die üblich verschriebene Übung bei Schulterbeschwerden, da sie besonders gut den Muskulus subscapularis und infraspinatus trainiert, sprich Innenrotation und Außenrotation im Schultergelenk. Doch zu starken Schultern gehört noch viel mehr: die Deltamuskeln, der Trapezmuskel, ja selbst Bizeps, Trizeps, Brust und der Latissimusmuskel, da sie alle ihren Ursprung oder Ansatz rund um das Schultergelenk haben. Das ist einer der Gründe dafür, warum es so viele Schulterbeschwerden gibt. Für eine vernünftige Therapie braucht es eine genaue Untersuchung. Präventiv reichen aber ein paar wenige grundlegende Übungen. Und hier geht es mir hauptsächlich um Stabilität. Wir fixieren das Gelenk in einer bestimmten Position, halten die Position und werden dadurch stärker. Dafür gibt es sehr viele Übungen, ein paar meiner Favoriten möchte ich Ihnen hier vorstellen.

Übung 1: Seitstütz mit gestrecktem Arm (linker und rechter Arm)

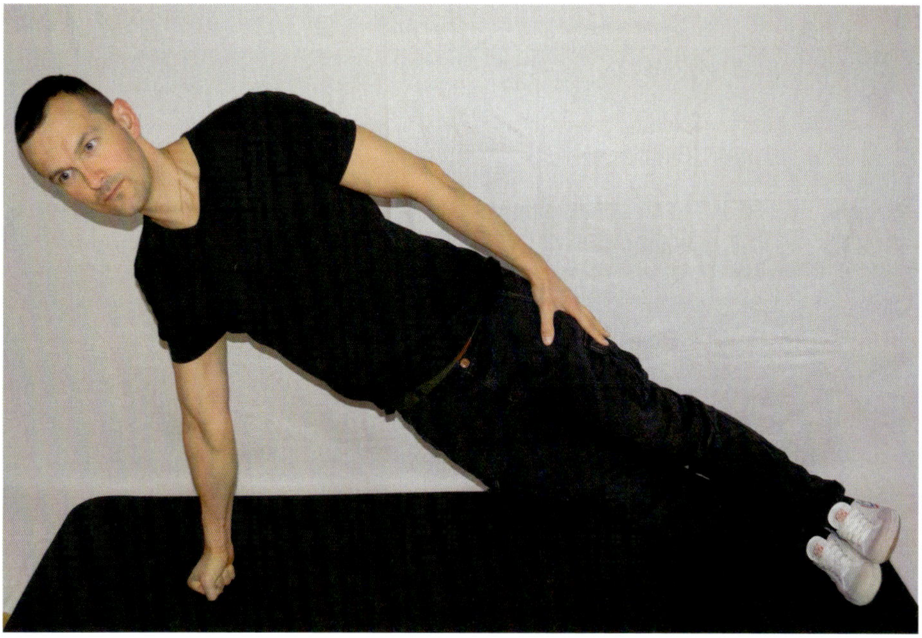

Legen Sie sich auf die Seite, die Beine komplett gestreckt, das obere Bein liegt auf dem unteren.

Der Arm, auf welchem wir uns abstützen wollen, ist gestreckt. Gestützt wird mit der Handfläche oder der Faust.

Heben Sie nun die Hüfte vom Boden und strecken Sie sich in den Seitstütz.

Den Ellbogen lassen Sie leicht gebeugt.

Halten Sie die Pose 10-30 Sekunden und wiederholen Sie das Ganze auf der anderen Seite mit dem anderen Arm.

Kommentar

Diese Übung ist ja bekannt dafür, dass sie den Rumpf trainiert, doch wenn wir sie nicht, wie oft üblich, auf dem Ellbogen machen, sondern mit gestrecktem Arm halten, spüren wir sehr schnell, wie die Schultermuskulatur arbeitet. Auch ist diese Übung sehr gut, um die Schultern auf den Handstand vorzubereiten. Sie werden merken, dass sich innerhalb kürzester Zeit die Schulterstabilität erhöht. Eine leichtere Alternative wäre Übung 4 aus dem Kapitel 4.2 Schultermuskulatur.

Übung 2: Pike Push Up Ausgangsposition halten

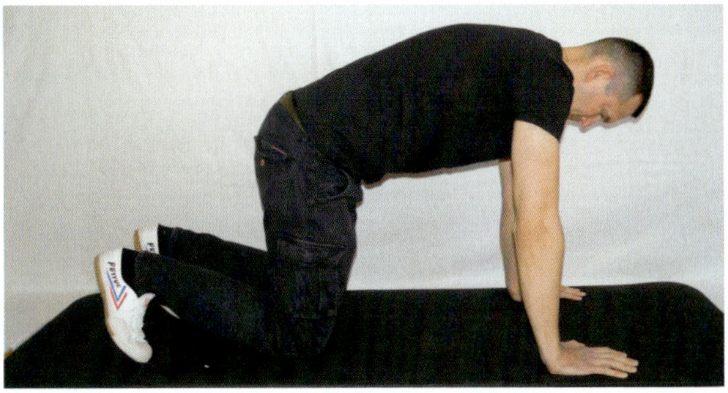

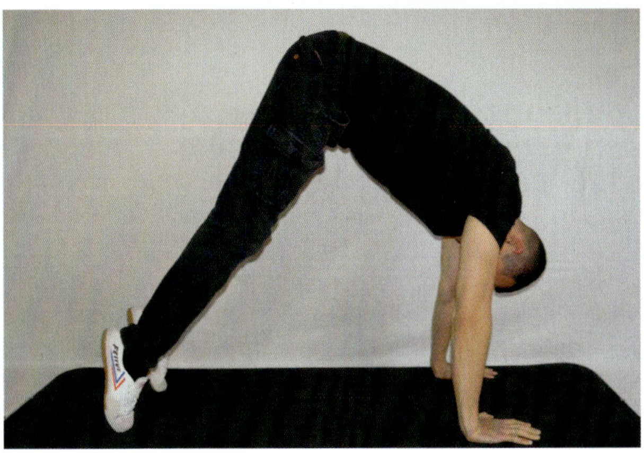

Gehen Sie in den Vierfüßlerstand.

Strecken Sie Ihre Beine aus der Position und heben Sie die Hüfte hoch.

Verlagern Sie möglichst viel Gewicht auf die Schultern, dafür können Sie gerne auf die Fußspitzen gehen.

Halten Sie die Pose 10-30 Sekunden.

Übung 3: Tischplatte

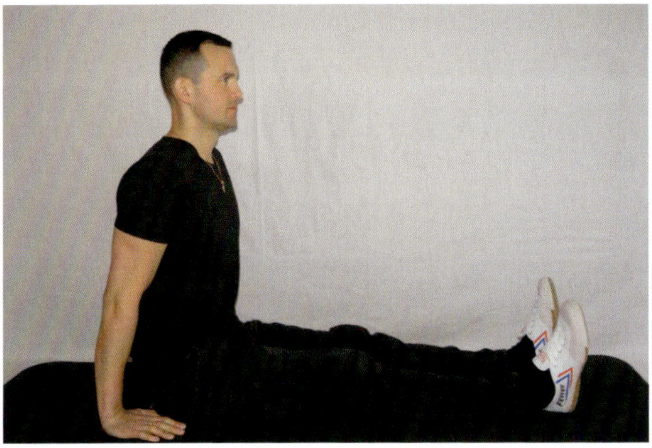

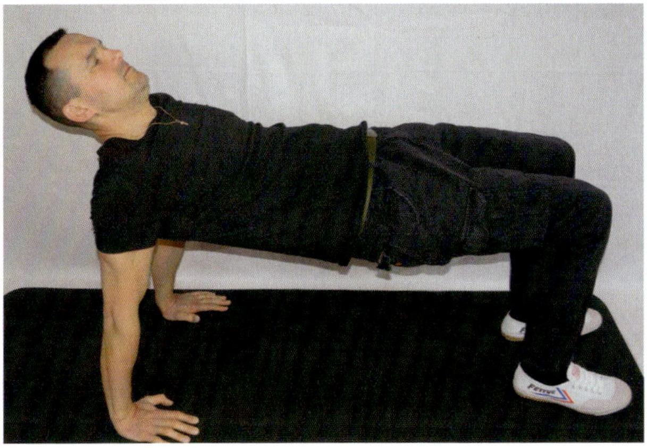

Setzen Sie sich mit gestreckten Beinen auf den Boden, die Hände sind neben der Hüfte platziert.

Heben Sie das Gesäß hoch, bis der ganze Körper parallel zum Boden ist.

Die Pose erinnert an einen Tisch, der Körper ist die Tischplatte, die Unterschenkel und Arme sind die Tischbeine.

Halten Sie die Pose 10-30 Sekunden.

Kommentar

Mit dieser Übung schlägt man zwei Fliegen mit einer Klappe, denn die Übung vermischt Beweglichkeit und Kraft und stammt eigentlich aus dem Yoga (Ardha Purvottanasana).

Übung 4: Dips Ausgangsposition halten

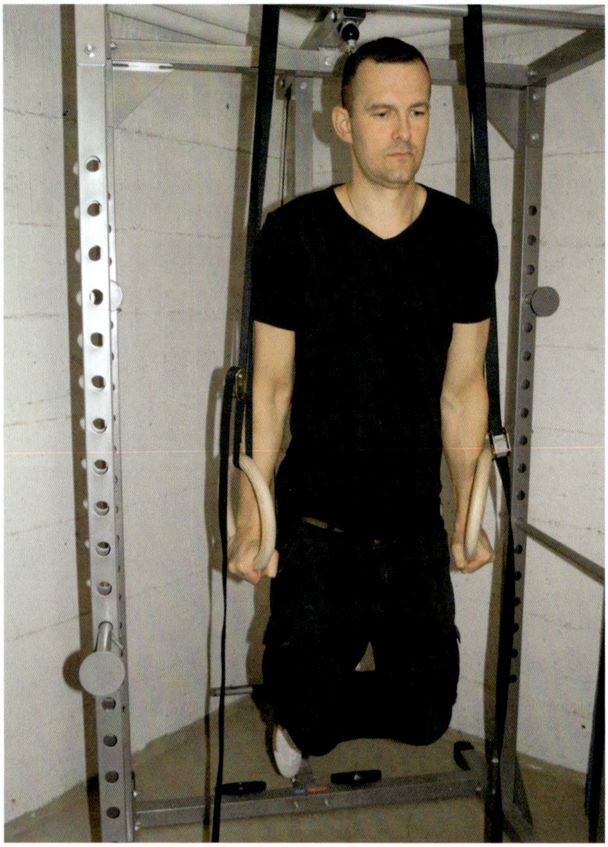

Für diese Übung brauchen Sie entweder zwei Stühle, eine Dipstation oder sonst etwas, woran Sie sich hochstemmen können. Ich benutze hier Gymnastikringe.

Halten Sie sich mit durchgestreckten Armen an den Barren oder den Stuhllehnen fest. Die Ellbogen bleiben aber leicht gebeugt.

Halten Sie die Pose 10-30 Sekunden.

Kommentar

Hier ist es wichtig, sich nicht durchhängen zu lassen, sondern die Schultern aktiv nach unten zu drücken (beziehungsweise den Körper immer nach oben zu drücken). Wenn Sie diese Übung nicht ausführen können, setzen Sie sich auf einen Stuhl und drücken Sie sich mit den Armen von der Sitzfläche weg, während die Beine einfach am Boden bleiben, so müssen Sie lediglich das Gewicht des Oberkörpers halten.

Wollen Sie sich herausfordern, nehmen Sie auch die Gymnastikringe.

Übung 5: Handstand

Den Handstand habe ich bereits in Kapitel 4.2 Schultermuskulatur beschrieben. Falls Sie den Handstand noch nicht halten können, könnten Sie als Variante einfach eine Langhantelstange mit gestreckten Armen über dem Kopf halten oder tragen. Ich trainiere das gerne, nachdem ich Langhanteldrücken (Militaty Press) gemacht habe. Beim letzten Satz und nach der letzten Wiederholung laufe ich eine halbe Minute mit der Langhantel über dem Kopf. Dadurch, dass ich laufe, trainiere ich gleichzeitig noch meine Core-Stabilität.

8.3 Gesunder Rücken

Über den Rücken gibt es ja mittlerweile unzählige Bücher auf dem Markt. Sportwissenschaftler, Ärzte, Chiropraktiker, Osteopathen und viele andere nehmen sich dem Thema an und versuchen Ansätze zu kreieren, um den Menschen zu helfen, denn Rückenschmerzen hatte schon fast jeder von uns einmal. Natürlich ist richtiges Verhalten im Alltag der wichtigste Faktor, um einen gesunden Rücken zu haben. Richtiges Heben, keine langen Zwangshaltungen, regelmäßige Pausen, sogar die richtige Ernährung (Stichwort Übergewicht, Säure-Basen-Haushalt) und auch die richtige Atmung (entspanntes Zwerchfell) sind sehr wichtig sowohl bei der Prävention als auch der Heilung akuter Schmerzen. Soweit sind sich eigentlich alle Spezialisten einig. Auch sind sich alle darüber einig, dass Krafttraining den Zustand des Rückens enorm verbessern kann. Hier wird der Fokus auf den ganzen Core gelegt und nicht nur den Rücken. Generell ist es wichtig, starke Beine und einen starken Core zu haben, um keine Rückenschmerzen zu bekommen. So gehen Beintraining und Rückentraining meiner Ansicht nach Hand in Hand. Egal ob präventiv oder bei chronischen Rückenschmerzen.

Bei starken und akuten Rückenschmerzen sind Massagen, Physiotherapie, Entspannungsübungen, Wärme- oder Kälteanwendungen, Stressabbau und leider oft Medikamente erforderlich.

Um es gar nicht erst soweit kommen zu lassen, kann man präventiv mit nur einigen wenigen Übungen sehr viel für die Rückengesundheit tun. Als ich dieses Kapitel konzipiert habe, war es mir von Anfang an klar, dass ich hier mit drei aus meiner Praxis bewährten Übungen arbeiten werde; dem Seitstütz, der eiserne Brücke und der Barke. Interessant ist, dass ich bei meiner Recherche für das Kapitel auf Dr. Stuart McGill gestoßen bin, der bei seinem Konzept sehr ähnliche Übungen verwendet (McGills Big 3). Dr. McGill empfehlt ebenfalls den Seitstütz: eine Übung für den Rücken und eine weitere für den Bauch. Dabei lässt er die Übungen allesamt isometrisch ausführen. Über seine Big 3 gibt es eine ganze Reihe Videos im Internet, deshalb möchte ich hier auf weitere Recherche verweisen und nicht seine Übungen in das vorliegende Buch integrieren.

Wie bereits gesagt, empfehle ich für einen gesunden Rücken die drei folgenden Übungen:

1. den Seitstütz (Side Plank, Kapitel 4.9 Bauch und Körperspannung, Übung 9).
2. die eiserne Brücke (Kapitel 4.9 Bauch und Körperspannung, Übung 7).
3. die Barke (Kapitel 4.9 Bauch und Körperspannung, Übung 3).

8.4 Gesunde Beine

Starke und gesunde Beine sind das Fundament für Kraft und oft auch für die Gesundheit unseres ganzen Muskel-/Sehnenkomplexes. Viele unserer Probleme mit Knien, der Hüfte, Sprunggelenken und selbst mit dem Rücken lassen sich durch rechtzeitiges, korrektes Beintraining vermeiden. Korrekt heißt in diesem Falle, dass die Beinmuskulatur beweglich und stark sein sollte. Wenn Sie beispielsweise nicht in einer tiefen Hocke sitzen können oder keine tiefe Kniebeuge machen können, sollten Sie unbedingt Beweglichkeitstraining in Ihr Beinworkout einführen. Was die Kraft angeht, so geht es mir um funktionelle Kraft, das heißt, Sie sollten in der Lage sein, ein paar dutzend Kniebeugen ohne Zusatzgewicht ausführen zu können, wobei ich mich hier auf keine genaue Zahl festlegen möchte. Auch Jump Squats sollten kein Problem darstellen. Ein guter Test für Kraft und Beweglichkeit ist es, sich aus dem Stand in den Schneidersitz zu setzen und dann, ohne die Hilfe der Hände, wieder aufzustehen (Sitting-Rising-Test). Sehr wichtig ist auch die Hüftstabilität, die hier sichtbar wird, denn Hüftstabilität ist wichtig, um balancieren zu können. Als absolute Grundlage kann man aber die Fußsohle nehmen. Genauer gesagt, wie wir das Gewicht auf der Fußsohle verteilen. Denn wenn wir das Gewicht nicht richtig verteilen und beispielsweise zu viel Gewicht auf den Fußballen unter dem großen Zeh haben, werden wir eher zu X-Beinen neigen. Idealerweise sollte die Gewichtsverteilung wie folgt aussehen: Der Fuß ist gleichmäßig belastet und steht auf dem Dreieck aus Ferse – Fußballen unter dem großen Zeh – Fußballen unter dem kleinen Zeh. So haben wir auch ein aktives Fußgewölbe. Auf diese Gewichtsverteilung und einen aktives Fußgewölbe sollte nicht nur bei den folgenden Übungen zum Kräftigen der Beine geachtet werden, sondern bei jeder Übung, die im Stehen ausgeführt wird.

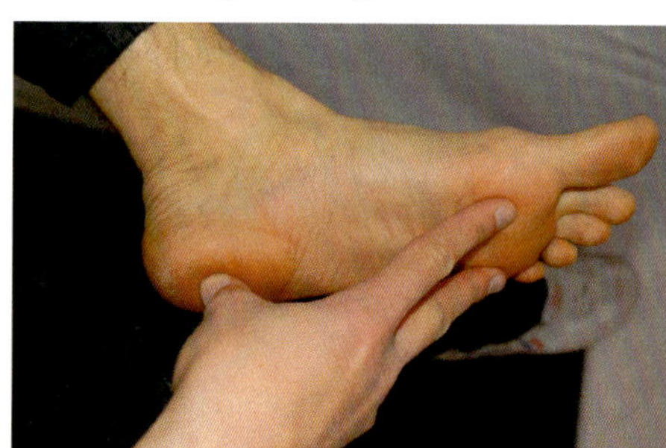

Wie Sie die nötige Kraft aufbauen können und auch Ihre Hüftstabilität verbessern, zeige ich Ihnen gleich. Die Beweglichkeit sollte aber unbedingt auch eine wichtige Rolle in Ihrem Training spielen, denn ohne eine gewisse Beweglichkeit werden die folgenden Übungen etwas schwierig sein.

Für starke Beine schlage ich vor, die folgenden Übungen regelmäßig auszuführen:

1. Mabu
2. Seittritt halten
3. Vorwärtstritt halten
4. Adduktor-Plank
5. Auf einem gebeugten Bein balancieren

Alle Übungen, die nun folgen, sollten möglichst barfuß trainiert werden, um die Fußsohle auf die richtige Weise zu belasten (Socken sind erlaubt).

Mabu (Übung 7, Beine)

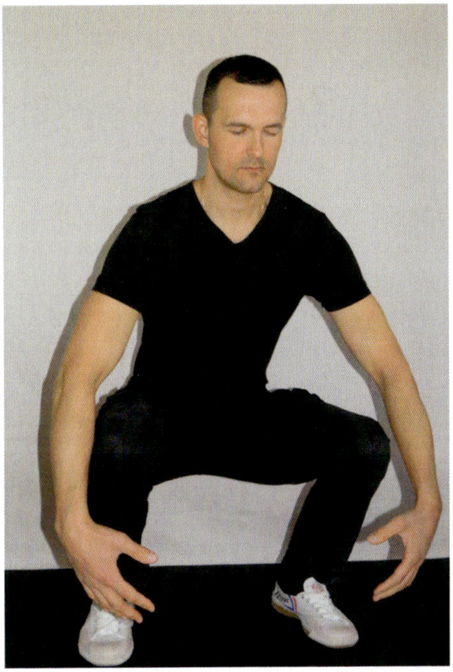

Wie schon in diesem Buch erwähnt, ist Mabu, oder die Reiterstellung, eine der wichtigsten Stellungen im chinesischen Kung Fu. Und das hat einen guten Grund. Durch diese Übung kann man, ohne sich zu verletzen, langsam sowohl die Muskeln als auch die Sehnen aufbauen und außerdem verbessert sich automatisch die Beweglichkeit und das Gleichgewicht. Dabei ist es für den Anfänger vielleicht besser, die Reiterstellung etwas enger auszuführen. Traditionell steht man recht breit, vielleicht so, als würde man Sumo-Kreuzheben machen. Aber um Kraft aufzubauen, kann man mit einem etwa schulterbreiten Stand anfangen und so lernen, erst einmal die Muskeln der Oberschenkel zu spüren und zu isolieren.

Beim Lernen der Stellung ist es wichtig, diese oft zu wiederholen. In älterer Literatur aus China wird es empfohlen, Mabu zehnmal am Tag auszuführen, dafür aber nicht so lange zu halten. Wenige Sekunden genügen bereits. Ein Stock kann beim Erlernen sehr hilfreich sein. Legen Sie sich diesen auf die Oberschenkel, er sollte weder zum Knie noch zur Hüfte rollen. Die optimale Stellung ist es, wenn die Oberschenkel parallel zum Boden sind. In dieser Stellung werden unsere Wadenmuskeln, Oberschenkel und unsere Gesäßmuskulatur trainiert, außerdem noch viele Synergisten besonders um die Hüfte. Man sollte unbedingt auf ein aktives Fußgewölbe und die drei Punkte, auf denen das Gewicht verteilt wird, achten:

1. Ferse
2. Fußballen links unter dem großen Zeh
3. Fußballen rechts unter dem kleinen Zeh

Seittritt halten (Übung 2, Beine)

Diese Übung trainiert die Abduktoren wie z.B. den mittleren Gesäßmuskel. Sollte der Seittritt zu schwer sein, können Sie die Übung auch im Liegen machen, indem Sie sich seitlich hinlegen und das obere Bein abspreizen. So verlieren wir jedoch den Faktor Gleichgewicht und können auch nicht an einem aktiven Fußgewölbe arbeiten.

Vorwärtstritt halten (Übung 1, Beine)

Mit dieser Übung trainieren wir vorrangig die Hüftbeugemuskulatur. Wenn Sie das Bein nicht gestreckt halten können, versuchen Sie anfangs, das Bein im Knie gebeugt oben zu halten. Um die Balance zu trainieren, sollten Sie es sich abgewöhnen, sich während der Übung an etwas festzuhalten.

Adduktoren-Plank

Um die Adduktoren (die Muskeln, die unser vom Körper abgespreiztes Bein zurück zum Körper ziehen) zu stärken, gibt es eine wunderbare Übung, die sehr an den Seitstütz erinnert, jedoch keiner ist. Für die Übung brauchen Sie einen stabilen Stuhl, ein Sofa, Bett oder was sonst eine ähnliche Höhe hat.

Legen Sie das Bein, welches Sie als erstes trainieren möchten, auf den Stuhl. Der Oberkörper wird wie beim Seitstütz mit dem im Ellbogen gebeugten Arm gehalten. Heben Sie sich aus dieser Position nun in die Luft, das Bein, welches unten ist und nicht trainiert wird, beugen Sie im Knie nach hinten. Halten Sie die Pose 5-30 Sekunden und wiederholen Sie die Übung mit dem anderen Bein. Wie intensiv die Übung ist, können Sie bestimmen,

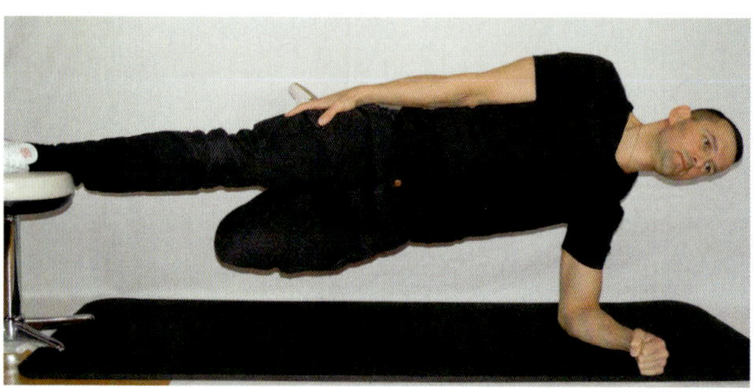

indem Sie den Abstand zwischen dem Stuhl und dem Ellbogen variieren: Großer Abstand, und das Bein wird nur mit dem Sprunggelenk abgestützt, ist schwer. Kleiner Abstand, und Sie halten sich mit dem Knie am Stuhl, ist einfacher.

Auf einem gebeugten Bein balancieren

Ich kann es nicht lassen und möchte hier wieder eine Übung aus den chinesischen Kampfkünsten vorstellen. Diese Übung trainiert wie kaum eine andere das Gewicht auf der Fußsohle richtig zu verteilen.

Stellen Sie sich auf ein Bein.

Beugen Sie das Bein und legen Sie den Fuß des anderen Beines auf die Stelle über dem Knie.

Strecken Sie die Arme nach vorne und versuchen Sie, so tief wie möglich zu gehen.

Achten Sie hier besonders auf ein aktives Fußgewölbe und die drei Punkte, auf denen das Gewicht verteilt wird:

1. Ferse
2. Fußballen unter dem großen Zeh
3. Fußballen unter dem kleinen Zeh

Halten Sie die Stellung bis zu 30 Sekunden und wiederholen Sie die Übung mit dem anderen Bein.

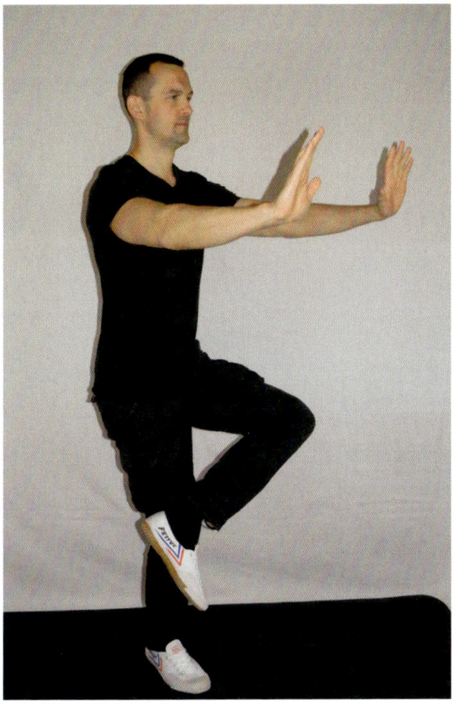

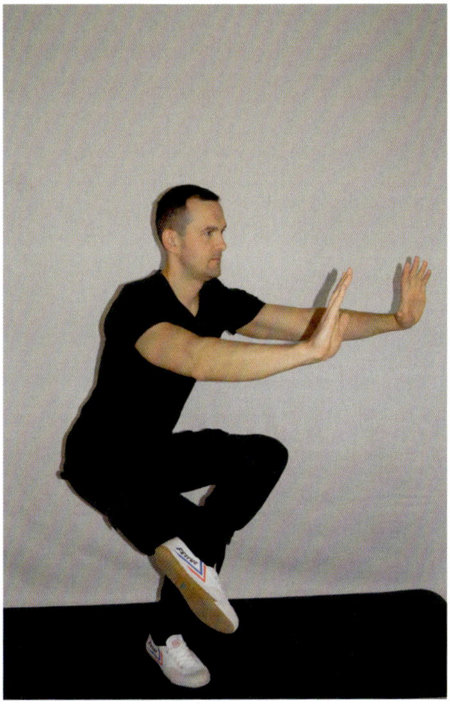

8.5 Trainingspläne für einen gesunden Bewegungsapparat

Präventionstraining: Nacken

1. Mobilitätsübungen, 8-16 Wiederholungen.
2. Übungen 1.1-1.3 Mit den Händen gegen den Kopf drücken, alle Übungen hintereinander 4-12 Sekunden ausführen. Insgesamt 2-3 Runden.
3. Übungen 2.1-2.2 Mit dem Kopf Widerstand gegen das Handtuch leisten, beide Übungen 2 x 4-12 Sekunden.
4. Leichte Dehnübungen und Selbstmassage der Nackenmuskulatur.

Präventionstraining: Schultern

1. Mobilitätsübungen, 8-16 Wiederholungen.
2. Seitstütz mit gestrecktem Arm.
3. Pike Push Up Ausgangsposition halten.
4. Tischplatte.
5. Dips Ausgangsposition halten.
6. Handstand.

Alle isometrischen Übungen entweder 3 x 10, 2 x 15 oder 1 x 30 Sekunden halten.

Präventionstraining: Rücken

1. Seitstütz (Side Plank, Kapitel 4.9 Bauch und Körperspannung, Übung 9).
2. Eiserne Brücke (Kapitel 4.9 Bauch und Körperspannung, Übung 7).
3. Barke (Kapitel 4.9 Bauch und Körperspannung, Übung 3).

Alle Übungen entweder 3 x 10, 2 x 15 oder 1 x 30 Sekunden halten.

Präventionstraining: Beine

1. Mabu
2. Seittritt halten
3. Vorwärtstritt halten
4. Adduktor-Plank
5. Auf einem gebeugten Bein balancieren
6. Beweglichkeitstraining

Alle isometrischen Übungen entweder 3 x 10, 2 x 15 oder 1 x 30 Sekunden halten.

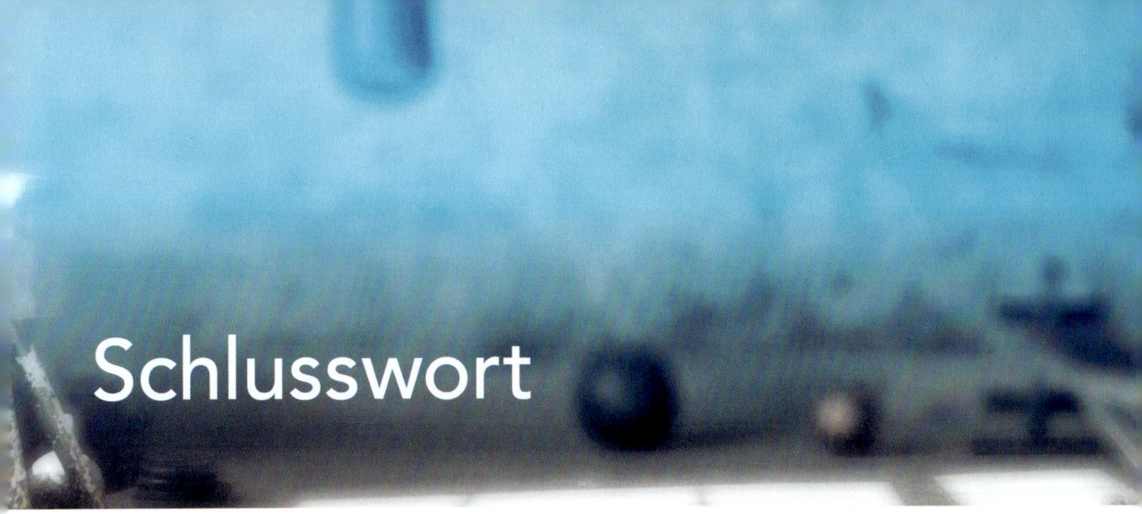

Schlusswort

Und schon sind wir am Schluss angelangt. Sie haben nun eine Menge über die isometrische Methode gelernt und können endlich mit dem Training anfangen, falls Sie es noch nicht bereits gemacht haben. Außerdem hoffe ich, dass ich das Prinzip klarmachen konnte und dass Sie nun jederzeit selbst eigene isometrische Übungen erfinden können.

Eine mögliche Denkrichtung wären da Partnerübungen. Wer einen Trainingspartner hat, kann noch eine Menge aus der isometrischen Methode rausholen. Der Partner kann dann nämlich einen guten Widerstand leisten. So können Sie sich beispielsweise beim Armdrücken ausprobieren oder vielleicht mal das Tauziehen kennenlernen. Außerdem kann man sich immer wieder gegenseitig motivieren.

Es liegt an uns selbst, unseren Körper gesund zu erhalten oder zu vernachlässigen. Diejenigen, die das Buch gekauft haben, haben sich für das Erste entschieden. Sport hält uns gesund, fit, lebensfroh, verleiht Selbstbewusstsein und lehrt uns, Ziele zu setzen und zu erreichen und somit erfolgreich zu sein. Viele der Übungen in diesem Buch sind eine Herausforderung. Um sie zu lernen, sie über längere Zeit halten zu können, müssen wir uns selbst überwinden und stärker werden. Meistern wir eine Übung, so erreichen wir ein von uns gesetztes Ziel. Und wer es lernt, gesetzte Ziele zu erreichen, für den ist nichts mehr unmöglich. Man wird die Prinzipien, die man im Sport gelernt hat, in den Alltag umsetzen und unweigerlich Erfolg haben, gleichgültig, was man anpackt!

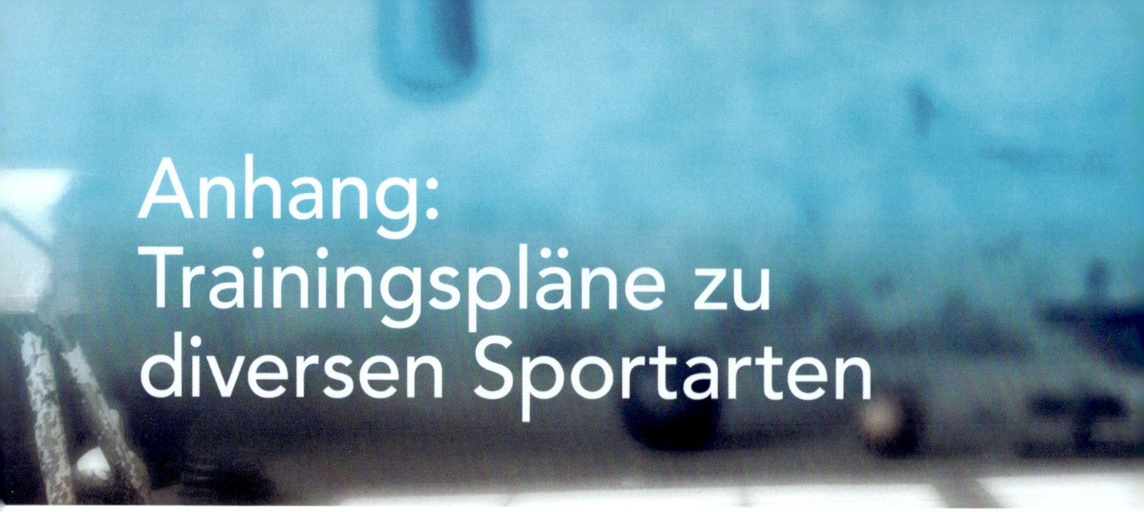

Anhang: Trainingspläne zu diversen Sportarten

Anmerkungen

Die folgenden Trainingspläne enthalten zum Teil dynamische und zum Teil isometrische Übungen.

Dynamische Übungen werden kursiv dargestellt.

Die isometrischen Übungen, die ich in den Trainingsplan eingebaut habe, finden Sie im jeweiligen Kapitel (z. B. Schultern - Übung 4, sprich das Kapitel zur Schultermuskulatur und dort die vierte Übung).

Home-Workout: Level 1

Mit diesem Workout wollen wir den gesamten Körper ganzheitlich trainieren. Dazu mischen wir die isometrische Methode mit einigen allgemein bekannten Übungen.

Das Workout ist als Zirkeltraining angelegt. Machen Sie alle Übungen nacheinander und wiederholen Sie das Ganze 2-3 x. Wenn Sie an bestimmten Körperregionen mehr arbeiten möchten, bauen Sie einen kleinen Zirkel innerhalb des Zirkels ein (hier am Beispiel der Brustmuskulatur dargestellt).

Ziel: Muskeln und Sehnen stärken, Gewebe straffen, Durchblutung anregen, Herz-Kreislauf-Training, Sauerstoffaufnahme optimieren.

1. Auwärmen

Hampelmänner oder Seilhüpfen

2. Das Workout

Schultern	Den Türrahmen auseinanderdrücken (Übung 4) Den Türrahmen hochdrücken (Übung 5)
Brust	*Liegestütz, 4-12 Wiederholungen* Die Arme zusammenführen (Übung 2) } 2-3 x
Rücken	Superman auf dem Boden (Übung 1) isometrisch bis zu 30 Sekunden halten und *anschließend 8-15 Wiederholungen dynamisch ausführen.*
Bauch	Vakuum (Übung 1) *Dynamisches Beinheben mit gebeugten Knien, 10-20 Wiederholungen* Die Barke (Übung 3)
Beine	*Dynamische Ausfallschritte, 10-20 Wiederholungen* Isometrisches Beinstrecken (Übung 4) Gegen die Knie drücken, innen und außen (Übung 5 und 6)

Home-Workout: Level 2

Ziel: Muskeln und Sehnen stärken, Gewebe straffen, Durchblutung anregen, Herz-Kreislauf-Training, Sauerstoffaufnahme optimieren. Für fortgeschrittene Sportler.

1. Aufwärmen

Hampelmänner oder *Seilhüpfen*

2. Das Workout

Brust	*Liegestütz, 8-15 Wiederholungen* *Explosiver Liegestütz, 5-8 Wiederholungen. Beispiel: Beim Hochdrücken in die Hände klatschen.* Isometrischer Liegestütz (Übung 1.2) 60-90 Sekunden Pause und das Ganze 2-3 x wiederholen Gestreckte Arme bei der Hüfte (Übung 6)
Schultern	Handstand (Übung 7), bis zu zwei Minuten halten 60-90 Sekunden Pause
Beine	*Kniebeugen, 15-20 Wiederholungen* Mabu (Übung 7), solange wie möglich } 2-3 x als *Ausfallschritt, 15-20 Wiederholungen, 2-3 Sätze* } Superset Mabu (Übung 7), bis zum Muskelversagen Zwei Minuten Pause
Bauch	*Beinheben liegend, 8-20 Wiederholungen* Plank (Übung 9), bis zu einer Minute halten *Crunches, 20 Wiederholungen* Side Plank (Übung 10), 30 Sekunden je Seite Die eiserne Brücke (Übung 7) Vakuum (Übung 1) Je nach Bedarf die Bauchübungen in einem weiteren Durchgang trainieren.

Ladies-Workout

Ziel: Eine Straffung der Muskulatur, die Herzgesundheit fördern, eine Verbesserung der Haltung, den Stoffwechsel anregen, das Lymphsystem reinigen, die Flexibilität steigern.

1. Aufwärmen

Alle Gelenke von Kopf bis Fuß im und gegen den Uhrzeigesinn 5-8 x drehen (Hals, Schultern, Hüfte, Knie, Knöchel).
Seilspringen

2. Das Workout

Kinn	Den Bereich von Hals und Kinn anspannen und die Spannung vier Sekunden halten, bis zu 5 x wiederholen. Diese Übung beugt dem Doppelkinn vor.
Brust-Bizeps-Trizeps	Die Arme zusammenführen (Übung 2) *Liegestütz/Frauenliegestütz* Trizeps an der Wand trainieren (Übung 6)
Bauch	Vakuum (Übung 1, komplette Bauchmuskulatur, Darmreinigung) *Crunches, 15-30 Wiederholungen oder isometrisch gehalten* (Übung 2, beide für die gerade Bauchmuskulatur, oberer Anteil) Side Plank (Übung 10, schräge Bauchmuskeln) *Beinheben liegend (untere Bauchmuskulatur)* (Legen Sie sich flach auf den Boden, heben Sie die gestreckten oder die im Knie gebeugten Beine hoch)
Beine	Gegen die Knie drücken innen/außen (Übung 5+6) Isometrische Bein Curls oder isometrisches Beinstrecken (Übung 3 o. 4) Wandsitz (Übung 10) *Zwei Minuten lang Ausfallschritte oder Treppensteigen*

3. Dehnen

Machen Sie einfache Dehnübungen, dehnen Sie dabei den ganzen Körper und nicht bloß einzelne Partien. Durch das Dehnen werden Verspannungen gelöst, Sie steigern die Flexibilität und das Training wird auf angenehme Weise abgeschlossen. Wenn Sie das Thema Dehnen interessiert, empfehle ich Ihnen mein Buch *Der Weg zum Spagat*.

Office-Workout

Ziel: Muskeln und Sehnen stärken, das Gewebe straffen, die Durchblutung anregen, Herz-Kreislauf-Training, die Sauerstoffaufnahme optimieren, Verspannungen vorbeugen, einem sitzenden Lebensstil entgegenwirken.

Nacken	*Die Halsmuskulatur durch langsame, kreisende Bewegungen lockern.* Mit den Händen gegen den Kopf drücken (Übung 1)	
Bizeps **Unterarme** **Schultern**	Isometrische Bizeps Curls am Pult (Übung 1) Ein Arm drückt den anderen (Übung 2) Einen Gegenstand auseinanderziehen (Übung 6) Am Sitz ziehen (Übung 8)	2 x
Rücken und Beine	*Hüfte und Knie durch kreisende Bewegung aufwärmen und lockern.* Am Türrahmen ziehen (Übung 5, Rücken) Superman auf dem Stuhl (Übung 2, Rücken) Gegen die Knie drücken innen/außen (Übung 5+6, Beine) Isometrisches Beinstrecken (Übung 4, Beine) Die Waden pressen (Übung 9, Beine)	

Sonstiges

In einem Büro sollte man stets für frische Luft sorgen, ausreichend trinken und darauf achten, die Mahlzeiten zu regelmäßigen Zeiten einzunehmen. So oft wie möglich das Auto stehen lassen und das Fahrrad nehmen oder zu Fuß gehen.

Die Form halten im Urlaub für Fitnesstreibende

Ziel: Den Muskeln genug Anstrengung geben, damit man nicht abbaut, Herz-Kreislauf-Training. Es werden nur große Muskelgruppen trainiert.

Oberkörper	Handstand halten (Übung 7, Schultern) *Liegestütz oder Klimmzüge (abwechselnd)*
Core	Plank (Übung 9, Bauch) Vakuum (Übung 1, Bauch)
Beine	Mabu (Übung 7)

Autoworkout

Ziel: Die Durchblutung fördern, die Muskeln aktivieren, die Muskeln „entkrampfen", physisch und mental aufwachen.

Nacken	Mit den Händen gegen den Kopf drücken (Übung 1, alle Varianten nacheinander)
Schultern	Türrahmen hochdrücken/hier Autodach (Übung 5) Einen Gegenstand auseinanderziehen/hier Lenkrad (Übung 6)
Unterarme	Zusammendrücken und halten/hier Lenkrad (Übung 3)
Oberarme	Ein Arm drückt den anderen (Übung 2)
Beine	Isometrisches Beinstrecken (Übung 4) Gegen die Knie drücken – außen und innen (Übungen 5+6) Die Waden pressen (Übung 9)
Bauch	Vakuum (Übung 1)
Rücken	Das Auto heben (Übung 7)
Sonstiges	Stehender Liegestütz gegen das Auto gelehnt Nach Bedarf Selbstmassage und einige tiefe Atemzüge nehmen

Die isometrische Methode sportartspezifisch einsetzen

Es folgen einige Tipps für verschiedene Sportarten, wie man das isometrische Training in die jeweilige Sportart integrieren kann.

Bodybuilding Bei einem Bodybuilder sollte das Posen auf dem Programm stehen, auch wenn man an keinen Wettkämpfen teilnimmt. Des Weiteren sind isometrische Intensitätstechniken sehr zu empfehlen. Darüber hinaus profitiert ein Bodybuilder vom Handstand, von den Übungen aus den Kapiteln „Rückenmuskulatur", „Griffkraft" genauso wie „Bauch" und „Körperspannung".

Boxen Für die **Schultern**, die beim Sparring isometrisch belastet werden, da man seine Hände zur Deckung oben halten muss, empfehlen sich Übungen: 1 statisches Frontheben, 2 statisches Seitheben und 6 einen Gegenstand auseinanderziehen. Auch ein Handstand kann trainiert werden.

Für den **Nacken**, der die Wucht der gegnerischen Schläge möglichst gut abfedern soll, eignen sich die Übungen 2-6 aus dem entsprechenden Kapitel.

Durch ein gutes **Core**-Training kann man die Schlagkraft verbessern. Außerdem schützt eine starke Core-Muskulatur die Organe besser vor gegnerischen Angriffen. Übungen 2, 3, 5-9 aus dem Kapitel „Bauch" und „Körperspannung" und Übungen 2 und 4 aus dem Kapitel zur „Rückenmuskulatur" können hierbei helfen.

Übung 7 aus dem Kapitel **Beinmuskeln** hilft, die Leichtigkeit der Schritte zu verbessern.

Calisthenics Für Calisthenics-Begeisterte eignen sich alle Übungen aus diesem Buch. Übungen, wie der Kopfstand, der freie Kopfstand, der Handstand, Fingerhandstand und andere Übungen, die nach meinem Punktesystem mit 4 oder mehr beurteilt sind, wären sicher eine tolle Herausforderung.

Gewichtheben Für die Gewichtheber ist das Training der drei Säulen der Kraft: Beine, Arme/Griffkraft und Core-Muskulatur von größter Wichtigkeit. Schauen Sie sich in den entsprechenden Kapiteln um. Isometrische Intensitätstechniken sind ebenfalls zu empfehlen.

Klettern Kletterer profitieren ungemein von jeglichem Fingertraining und dem Training der Griffkraft. Wer mit dem Klettern gerade erst anfängt, sollte unbedingt an seiner Fähigkeit, sich hochzuziehen, arbeiten. Um den Klimmzug zu lernen, schauen Sie sich die Übung 6 in Kapitel „Rückenmuskulatur" an. Übung 2 kann ebenfalls dazu benutzt werden, um den Rücken sowie die Griffkraft zu trainieren.

Kung-Fu Es gibt drei Übungen, die in jedem Kung-Fu-Training nicht fehlen dürfen: Handstand (Schultermuskulatur-Übung 7), die eiserne Brücke (Bauch und Körperspannung-Übung 6) und Mabu (Beinmuskulatur-Übung 7).

Reha Die isometrische Methode eignet sich in der Rehabilitationsphase nach einer Verletzung. Fragen Sie dazu Ihren Arzt oder Physiotherapeuten.

Tanzen Übungen zur Stärkung der Bauchmuskulatur und der Körperspannung für eine anmutige Haltung. Isometrisches Halten von schweren Posen, falls welche im Tanz vorkommen (beispielsweise der Schulterstand im Breakdance). Ich empfehle auch die Übung 7 (Mabu) aus dem Kapitel „Beinmuskeln" für das Training der Leichtigkeit in den Beinen.

Yoga Für Yogapraktizierende sind isometrische Übungen nichts Neues, sie sind oft Bestandteil des Trainings. Man kann jedoch gezielt an Schwächen arbeiten, indem man schwere Posen extra trainiert, um den Flow zu verbessern. Die Core- und Schultermuskulatur wird beim Yoga oft sehr gefordert. Schauen Sie in den entsprechenden Kapiteln nach den passenden Übungen.

Trainingsplan von Alexander Zass

Im Folgenden möchte ich Ihnen noch einen Trainingsplan von Alexander Zass vorstellen. Zass machte jede Übung bis zu 6 Sekunden und wiederholte das Ganze 2-5 x. Zwischen den Sätzen machte er entweder Atemübungen oder lief einfach umher. Hier ist sein isometrisches Programm.

Übung 1:

Eine Kette mit im Ellbogen gebeugten Armen auf Brusthöhe auseinanderziehen.

Übung 2:

Eine Kette auf etwa Schulterhöhe hinter dem Kopf auseinanderziehen. Die Position der Arme wird variiert.

Übung 3:

Hier braucht man zwei Ketten mit einer Schlaufe für die Füße und einer anderen für die Hände. Man steckt je einen Fuß durch die Schlaufe und versucht die Kette mit den Armen zunächst auf Schulterhöhe, dann über dem Kopf zu zerreißen.

Übung 4:

Man atmet tief aus, legt eine Kette um den Oberkörper (so als ob man den Brustumfang messen würde) und fixiert diese (beispielsweise mit Karabinerhaken). Daraufhin atmet man tief ein, spannt die Brust- und Rückenmuskulatur an und versucht so die Kette zu sprengen.

Übung 5:

Man stellt sich breitbeinig hin und beugt sich etwas vor. Ein Ende der Kette hält man mit einer Hand auf Knieebene, das andere beim Bauch. Aus der Position heißt es wieder auseinanderziehen.

Übung 6:

Eine Kette auf Hüfthöhe an der Wand befestigen und „Tauziehen".

Übung 7:

Eine Kette am Boden fest verankern. Dann beugt man sich vor, greift die Kette und versucht mithilfe der Bein- und Rückenmuskulatur sie so stark wie es geht nach oben zu ziehen.

Übung 8:

Ein Hufeisen oder ein Metallstück, welches u-förmig gebeugt ist, vor der Brust mit den Armen zusammendrücken oder auseinanderreißen.

Viele der vorgestellten Übungen sind auch gleichzeitig die Kunststücke von Alexander Zass. Wenn er sich eine Kette um die Brust legte, konnte er sie tatsächlich durch Anspannen der Brust- und Rückenmuskulatur zum Platzen bringen. Neben den isometrischen Übungen machte er natürlich auch dynamische Übungen. So trainierte er beispielsweise gerne mit einem Sandsack und machte damit solche Übungen wie Kniebeugen oder einarmiges Hochdrücken. Wie schon erwähnt, war er auch ein großer Befürworter von Atemübungen.

Literatur

Albrecht, M. & Rudolph F. (2014). *Tigersturz und Ringerbrücke: Effektive Trainingsmethoden für Kampfkunst und Sport.* (1. Auflage). Palisander.

Davies, C. & Davies, A. (2016). *Arbeitsbuch Triggerpunkt-Therapie: Die bewährte Methode zur Linderung von Muskelschmerzen.* (5. Auflage). Junfermann Verlag.

Faller, A. (1988). *Der Körper des Menschen: Einführung in Bau und Funktion.* (11. Auflage). Thieme Verlag.

Kersten, R. & Siebecke, R. (2010) *Gerätefitness: Das Lehrbuch zur Trainerausbildung.* (2. Auflage). Meyer & Meyer.

Lenhart, P. & Seibert, W. (1991). *Funktionelles Bewegungstraining: Muskuläre Dysbalancen erkennen, beseitigen und vermeiden.* (1. Auflage). Sportinforum.

Schäffer, A. & Schmidt, S. (1997). *Mensch, Körper, Krankheit: Anatomie, Physiologie, Krankheitsbilder; Lehrbuch und Atlas für die Berufe im Gesundheitswesen.* (2. Auflage). Gustav Fischer.

Chan, J. & Yang, J. (2002). *Jackie Chan: Ein Leben voller Action. Die Autobiografie.* (1. Auflage). Heyne

Haney, L. & Rosenthal, J. (1993). *Lee Haney´s Ultimate Bodybuilding.* (1st Edition). St. Martins Press, NY.

Hoffmann, B. (2012). *Functional Isometric Contraction.* (modern Reprint). CreateSpace.

Lee, B. & Little, J. (1998). *The Art of Expressing the Human Body.* (1st Edition). Tuttle Publishing.

Nordmark, D. (2010). *Power Isometrics: Isometric Exercises for Muscle Building and Strength Training for Everyone.* (1st Edition). CerateSpace.

Schwarzenegger, A. & Dobbins, B. (1998). *The New Encyclopedia of Modern Bodybuilding.* (Revised Edition). Simon & Schuster.

Stallone, S. & Hochman, D. (2005). *Sly Moves: My Proven Program to Lose Weight, Build Strength, Gain Will Power, and Live your Dream.* (1st Edition). Harper Collins Publishers.

Yang, J.M. (1994). *The Root of Chinese Qigong.* (1st Edition). YMAA.

Zass, A. (2011). *The Amazing Samson.* (modern Reprint). Strongmanbooks.com.

Синъин, Ши (2006). *уличное кунфу.* Phoenix.

Синъин, Ши & Чертовских, Е. (2006). *Школа шаолиньского кунгфу.* Phoenix.

Über den Autor

Artjom Maier, Jahrgang 1986, wurde in der UdSSR (im heutigen Kasachstan) geboren. Seine Familie zog nach dem Zerfall der UdSSR nach Süd-Russland und später nach Deutschland.

Sport ist ein wichtiger Teil seines Lebens. Über Ninjutsu, Wing Chun, Aikido und Muay Thai kam Artjom zum Wushu und den chinesischen Kampfkünsten. Artjom Maier war mehrere Monate in China ganztags an einer Kung-Fu-Schule bei Meister Yuan Yale, wo er authentische Trainingsmethoden kennenlernen durfte. Später trainierte er unter der Anleitung von Zhuo Haojun, einem der besten Wushu-Trainer Deutschlands, weiter.

Nach dem Internationel Business Communication-Studium entschied sich der Autor für den Sport und ist als Fitness- und Personal-Trainer tätig. Außerdem erscheinen von ihm als Autor regelmäßig Bücher und Blogbeiträge.

Der Autor ist verheiratet und Vater zweier Kinder.

Über die Fotografin

Elisabeth Maier macht eine Ausbildung im klassischen indischen Tanz Bharatanatyam. Sie studierte erfolgreich Psychologie in Tübingen und betreibt einen eigenen Blog.

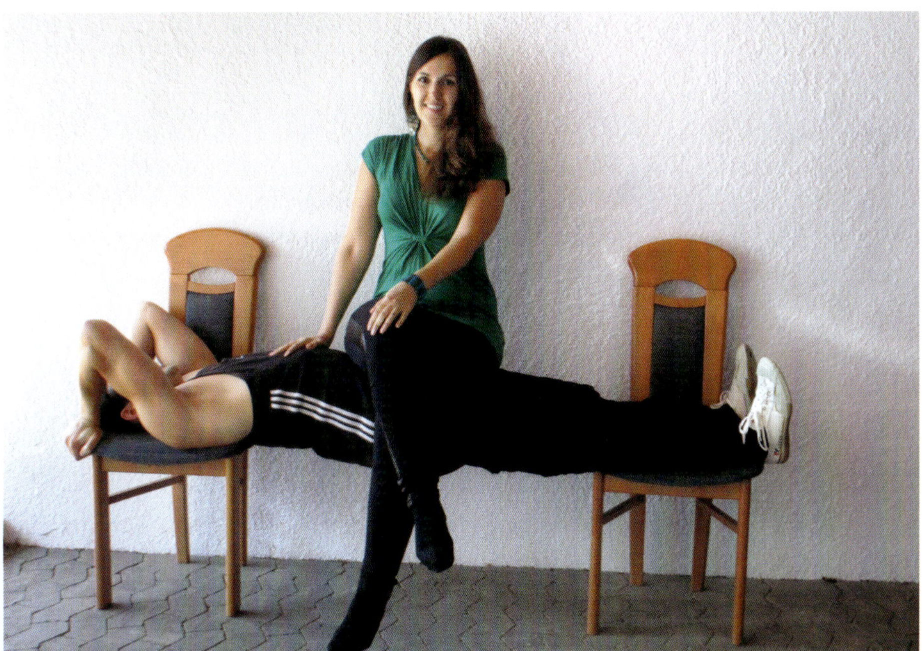

Bildnachweis

Fotos: S. 158 ©Imago

Übungsbilder: Elisabeth Maier

Anatomische Zeichnungen: S. 34-36 ©Paidotribo

Satz: Guido Maetzing, Bearbeitung 2. überarbeitete Auflage: Katerina Georgieva

Cover- und Umschlaggestaltung: Katerina Georgieva

Lektorat: Dr. Irmgard Jaeger, Satzfahne 2. überarbeitete Auflage 2024: Katrin Schubert

FITNESS & KRAFT

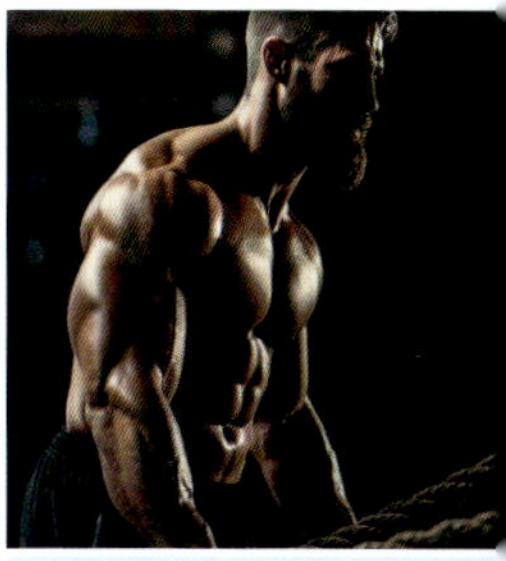

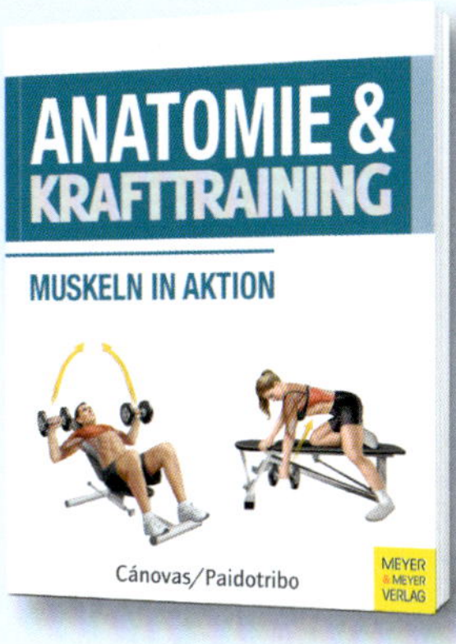

ISBN 978-3-8403-7934-5
€ [D] 25,00/€ [A] 25,70

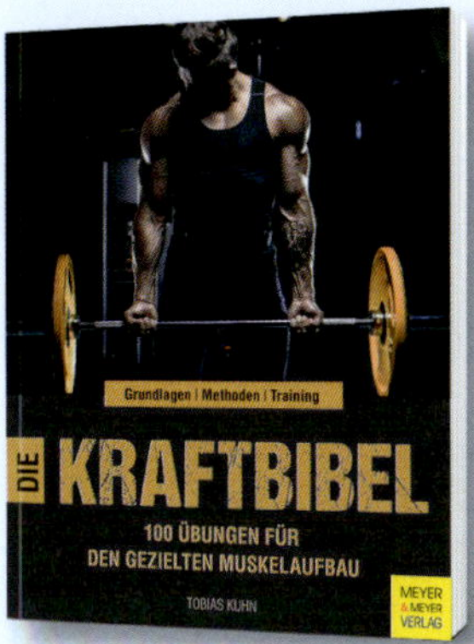

ISBN 978-3-8403-1368-4
€ [D] 28,00/€ [A] 28,80

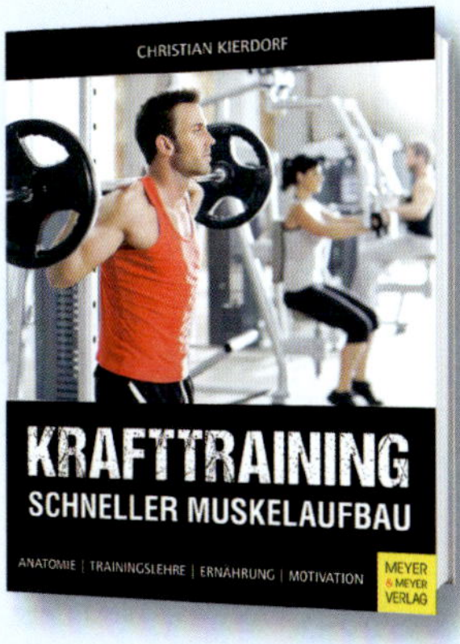

ISBN 978-3-89899-993-9
€ [D] 29,95/€ [A] 30,80

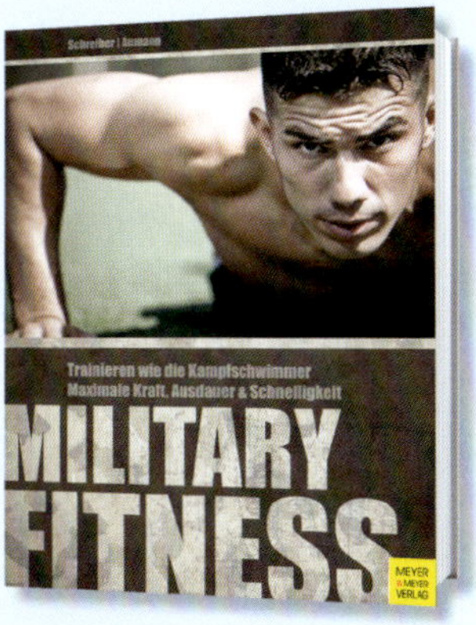

ISBN 978-3-8403-7833-1
€ [D] 26,00/€ [A] 26,80
4. Auflage 2022

* Preisänderungen vorbehalten und Preisangaben ohne Gewähr! ©Adobe Stock

MEYER & MEYER
Fachverlag GmbH
Von-Coels-Str. 390
52080 Aachen

Telefon	02 41 - 9 58 10 - 13
Fax	02 41 - 9 58 10 - 10
E-Mail	vertrieb@m-m-sports.com
Webseite	www.dersportverlag.de

Unsere Bücher erhalten Sie online oder bei Ihrem Buchhändler.

MEYER & MEYER VERLAG